PROF. DR. INGO FROBÖSE

RAUS AUS DER
TABLETTEN
FALLE

**Das Erfolgsprogramm für
ein Leben ohne Pillen & Co.**

INHALT

WIE ICH ZUM THEMA
TABLETTEN KAM

Wenn jemand wie ich sich beruflich mit Fitness, Sport und Gesundheit beschäftigt, enden viele Gespräche früher oder später bei genau diesen Themen. Und mit zunehmendem Alter passiert das immer öfter. Freunde und Bekannte berichten von ihren Wehwehchen oder Krankheiten und erzählen mit einem Seufzer, wie viele Tabletten sie inzwischen nehmen oder dass die Dosis schon wieder erhöht werden musste. Ich sage dazu meist nichts, weil ich nicht wie der »Herr Professor« oder der Besserwisser dastehen will.

Doch irgendwann fragt mich immer jemand: »Und wie steht's mit dir, Ingo? Sag du auch mal was! Was nimmst du eigentlich an Tabletten?« Ich antworte dann wahrheitsgemäß: »Gar keine!«, und ernte ein ungläubiges Staunen.

Das Gleiche passiert mir auch bei Arztbesuchen, wenn mich die Sprechstundenhilfe nach meinen aktuellen Medikamenten fragt: »Das kann doch nicht sein – Sie sind doch schon über 60!« Oder wenn ich dort einen langen Anamnesebogen zu eventuell vorhandenen Krankheiten ausfüllen soll, die ganz offensichtlich in unserer Gesellschaft Standard sind: Ich muss nirgendwo ein Kreuzchen machen und werde jedes Mal überaus verwundert angeschaut.

Das wiederum wundert mich dann und ich frage mich: »Wie kann es sein, dass es normal ist, krank zu sein, und dass die Leute alle so viele Tabletten schlucken?« Deswegen habe ich einmal genauer hingeschaut und das Ergebnis meiner Recherchen entsetzt mich bis heute.

WAS LÄUFT FALSCH? FOLGE DEM GELD!

Für 2017 summiert das Statistische Bundesamt die Ausgaben für Gesundheit in Deutschland zum ersten Mal auf über 1 Milliarde Euro – und jetzt kommt's: pro Tag! Kaum ein Wachstumsmarkt der letzten 20 bis 30 Jahre war so außergewöhnlich erfolgreich wie die gesamte Medizin und hier besonders die Pharmaindustrie. Damit meine ich nicht nur die rezeptabhängigen Medikamente, die bei bestimmten Krankheiten und Diagnosen wirklich nützlich sind. Auch der Umsatz der frei verkäuflichen Medikamente steigt stetig an und zweistellige Zuwachsraten pro Jahr sind keine Seltenheit. Es gibt mittlerweile Pillen für fast alles – und anscheinend werden sie alle gekauft. Haben es die Heilsversprechen der Pharmawerbung geschafft, die gesellschaftliche Meinung so stark zu beeinflussen, dass gute, bewährte Hausmittel durch Pillen ersetzt werden? Dass jeder denkt, Gesundheit könne nur durch die passenden Tabletten erkauft werden? Anscheinend sogar nach dem Motto »Viel hilft viel«?

Ist Pillenschlucken ganz normal?

Mein Schwiegervater ist mittlerweile über 80 und nimmt regelmäßig 11 Medikamente ein. Sie wirken völlig unterschiedlich und niemand weiß, ob und wie sie sich gegenseitig beeinflussen – auch seine Ärzte nicht. Vielleicht wissen sie nicht einmal von den Arzneien, die der jeweils andere dem Schwiegervater verschrieben hat. Ihm nur ein einziges Mittel auszureden, klappt aber nicht: Tabletten gehören einfach zu seinem Leben und er will damit ausreichend versorgt sein. Hier wurde über Jahrzehnte eine Abhängigkeit geschaffen, an der viele verdienen.

Mein Schwiegervater ist kein Einzelfall, wie der Arzneimittelreport der Barmer Krankenkasse von 2018 zeigt: Menschen zwischen 60 und 65 Jahren nehmen durchschnittlich drei bis fünf Medikamente täglich.

Ebenso fatal ist ein anderer Punkt in diesem Report: Bereits Kinder und Jugendliche nehmen viel zu früh viel zu viele Arzneien. Beispielsweise um Kopfschmerzen in der Schule zu bekämpfen oder um mit der viel besprochenen Hyperaktivität überhaupt Leistung für die nächste Prüfung zu ermöglichen. In was für einer Gesellschaft leben wir eigentlich, in der schon Teenager auf Antidepressiva zurückgreifen?!

Die meisten Medikamente lindern nur die Symptome, gehen aber nicht ihrer Ursache auf den Grund. Wenn wir die aber nicht abstellen, kommen die Beschwerden immer wieder und wir werden zum Langzeitpatienten mit Tabletten für jeden Tag.

Es scheint, als hätten wir uns daran gewöhnt, gegen und für alles eine Pille einzunehmen, als wäre dieses Verhalten schon zur gesellschaftlichen Norm geworden. Gerade das aber ist fatal, denn: keine Pille ohne Nebenwirkungen!

Nebenbei auch noch schädlich

Pillen, Tabletten und Pülverchen sind nichts anderes als hochpotente Überredungskünstler: Sie schleusen fremde Substanzen in unser ausgeklügeltes Biosystem und bringen unseren Körper zu bestimmten Reaktionen – und das sind leider nicht nur die erwünschten. So bekämpfen Antibiotika bekanntlich nicht nur die »bösen« Bakterien, die eine Krankheit verursachen, sondern nebenbei auch die »guten«, die uns im Darm helfen, unsere Nahrung aufzuspalten. Sie verscheuchen erfolgreich die Lungenentzündung, schädigen aber als Nebenwirkung nachhaltig den Verdauungstrakt.

Oder nehmen wir die Psychopharmaka mit ihren massiven Nebenwirkungen auf den gesamten Stoffwechsel (Metabolismus) und die Gewichtsregulation. Oder die weit verbreiteten Betablocker (siehe Seite 202) mit ihren starken Einflüssen auf die Vitalität und Leistungsfähigkeit oder auch die Cholesterinsenker, die sogenannten Statine (siehe Seite 244), deren massive Nebenwirkungen wissenschaftlich sehr gut beschrieben sind. Das sind nur einige wenige Beispiele von unzähligen Nebenwirkungen – bis hin zum Tod durch frei verkäufliche Schmerzmittel!

Davon redet leider selten jemand, doch das möchte ich mit diesem Buch ändern. Sie werden in den folgenden Kapiteln erfahren, wie die Pharmaforschung Medikamente entwickelt und mit Nebenwirkungen umgeht, und ich erkläre Ihnen sehr konkret, was die unterschiedlichen Arzneiwirkstoffe, die Sie gegen Schmerzen, Bluthochdruck und anderes nehmen, in Ihrem Körper anrichten können. Ich zeige Ihnen aber auch, wie es anders gehen kann.

Um größtmöglichen Nutzen aus diesem Buch zu ziehen, müssen Sie allerdings die Verantwortung für Ihre Gesundheit selbst übernehmen. Das tun Sie schon? Sind Sie sicher? Oder übernehmen Sie sie nur, wenn es bequem ist?

BEI WEM LIEGT DIE VERANTWORTUNG?

Erst kürzlich sprach ich mit einem 53-jährigen, stark übergewichtigen Mann: Er leidet unter Bluthochdruck und Diabetes Typ 2 – beides sind typische sogenannte Lifestyle-Erkrankungen, die allerdings tödlich enden können. »Klar weiß ich, dass ich mein Übergewicht loswerden und mich vielleicht auch mehr bewegen müsste. Aber meine Frau kocht so unheimlich gut und auf mein Feierabendbierchen kann ich nicht verzichten. Das habe ich mir nach einem anstrengenden Arbeitstag wirklich verdient. Außerdem tun mir auch die Gelenke schnell weh, wenn ich mal eine längere Strecke spazieren gehe. Aber mit den Medikamenten gegen Bluthochdruck und Diabetes bin ich ja gut eingestellt. Läuft doch alles ganz ordentlich so …«

Dieser Herr legt seine Gesundheit vollkommen in die Hand der Medizin und der Pharmazie. Er muss nur regelmäßig

Rezepte abholen und die Werte überprüfen lassen und natürlich brav seine Pillen nehmen. Nebenwirkungen? Dagegen gibt es zum Glück auch gute Medikamente. Von Eigenverantwortlichkeit kann nicht mehr die Rede sein, ganz im Gegenteil: Er hat die Verantwortung für seine Gesundheit komplett abgegeben.

Ich kann nicht beurteilen, ob er sich damit wirklich wohlfühlt. Ob ihn die Gelenkschmerzen nicht stören. Ob es ihm nichts ausmacht, dass er in seine alten Klamotten nicht mehr reinpasst oder dass er kurzatmig im Büro erscheint, wenn der Lift ausfällt und er die Treppe nehmen muss. Ich vermute, wenn er wirklich ehrlich zu sich wäre, hätte er es gern anders. Mit der richtigen Ernährung und Bewegung wäre das auch mittelfristig problemlos möglich. Allerdings bedeutet es, den eigenen Lebensstil gründlich zu durchforsten und umzustellen. Das ist gerade in den ersten Wochen unbequem, denn wir alle hängen sehr an liebgewonnenem Verhalten wie dem Feierabendbierchen oder der Belohnungsschokolade. Eine Umstellung klappt nur unter der Voraussetzung, dass Sie die Verantwortung für Ihre Gesundheit wieder übernehmen!

Es geht mir nicht um Schuld

Klar, lebensstilbedingte Erkrankungen – und das ist der Großteil der Krankheiten in westlichen Gesellschaften – entstehen, weil die Betroffenen auf eine Weise leben, die ihrem Organismus nicht zuträglich ist. Trotzdem liegt es mir fern zu sagen: »Du bist doch selbst schuld!« Ich will Ihnen kein schlechtes Gewissen machen, denn das bringt niemanden weiter. Ich will Ihnen stattdessen erläutern, warum es sich generell lohnt, sich von Tabletten zu verabschieden, und Ihnen dann an einigen weitverbreiteten Gesundheitsproblemen zeigen, wie Sie es hinkriegen.

Tatsächlich sehe ich sehr genau, dass wir es in der modernen Welt schwer haben mit den Themen Essen und Bewegung. Essen wird bei uns überall appetitanregend und günstig präsentiert und Autos nehmen uns längere, aber auch kurze Wege ab. China ist ein gutes Beispiel dafür, wie sehr Lebensstil und Übergewicht zusammenhängen. Das explosionsartige Wirtschaftswachstum und der zunehmende Wohlstand hat auch die Chinesen träge und bequem gemacht – und dick. Zu Tai-Chi oder Tanz im Park treffen sich immer weniger Menschen, die Massen an Fahrrädern sind in den großen Städten verschwunden, stattdessen gibt es jetzt Unmengen von Autos. Dazu passt: Die Zahl der Herzinfarkte und Schlaganfälle ist deutlich gestiegen. Hier wiederholt sich, was wir bei uns schon kennen: Der »faule« Lebensstil greift um sich und ihm zu widerstehen oder ihm etwas entgegenzusetzen ist oft schwierig.

Zumal die Pharmaindustrie es uns so leicht macht. Sie liefert uns die schnellen Mittel gegen Beschwerden und macht uns kurzfristig fit. Wer will da schon nach Ursachen forschen oder sie gar direkt bekämpfen?

Die Langzeitfolgen oder Nebenwirkungen von Arzneien werden nicht wie die positiven Effekte in bunten Bildern beworben. Wäre das auf jeder Medikamentenpackung Pflicht so wie schon länger bei Zigaretten, sähe es mit dem Tablettenkonsum vielleicht anders aus.

Keine Medikamentenschelte

Damit keine Missverständnisse aufkommen: Ich will in diesem Buch keinesfalls alle Medikamente oder die moderne Medizin insgesamt verteufeln! Ich schätze wirklich die Fortschritte der letzten Jahre und Jahrzehnte in diesem Bereich sehr und es wurde unendlich gute Forschung und Arbeit geleistet. Beispielhaft denke ich an die Erfolge bei der Bekämpfung von HI-Viren und Aids. Die Fortschritte der Medizin sind also auch aus meiner Sicht ein Segen für die Menschheit und das gilt ebenso für die Tabletten gegen Bluthochdruck, Diabetes und Schmerzen. Es ist gut, dass es diese Mittel gibt, denn sie haben schon viele Leben gerettet.

Deswegen habe ich mich zusammen mit meinem wissenschaftlichen Team daran gemacht, Studien und Forschungen aus der ganzen Welt zu den verbreitetsten Alltagsmedikamenten zu suchen und zu bewerten. Besonders aufmerksam haben wir uns den gesamten Markt der Pillen gegen Beschwerden wie Rückenschmerzen, Kopfweh oder zu hohen Cholesterinspiegel angesehen. Es fielen uns ganz schnell erstaunliche Dinge auf: So werden zum Beispiel mit nur einem einzigen Alltagsmedikament zur Behandlung von Sodbrennen, mit einem »Protonenpumpenhemmer«, pro Jahr mehr als 500 Millionen Euro umgesetzt. Sehr viel Geld zur Bekämpfung eines Phänomens, das zu 100 Prozent durch einen falschen Lebensstil verursacht wird!

Die Medikalisierung unserer Gesellschaft hat in den letzten Jahrzehnten immer stärker zugenommen, gleichzeitig stiegen genau die bekämpften Krankheiten an, die sogenannten Volksleiden. Wir bekommen diese Erkrankungen eben nicht mit Tabletten in den Griff. Stattdessen müssen wir bei den Ursachen ansetzen.

Hinter die Kulissen zu blicken, hat mich sehr ernüchtert. Nach der Arbeit an diesem Buch frage ich mich nun erst recht, ob uns das Gesundheitssystem wirklich das Beste und Richtige zuteil werden lässt und ob es überhaupt darauf angelegt ist, uns gesund zu machen.

Letztlich ist unser Lebensstil die einfachste und beste Methode, viele gesundheitliche Probleme gar nicht erst auftreten zu lassen oder eben ganz schnell in den Griff zu bekommen. Wir brauchen nicht immer Medikamente, auch wenn es anfangs oberflächlich betrachtet die einfachste Lösung zu sein scheint.

WACHSTUMSMARKT KRANKHEIT

800 Millionen Packungen frei verkäufliche Medikamente mit einem Umsatz von 14 Milliarden Euro, die zweithöchsten Ausgaben für Gesundheit in der EU und trotzdem jährlich über 150 000 Tote durch Diabetes Typ 2: Wie passt das zusammen? Was ist los mit unserer Gesundheit? Warum sind wir Pillenschlucker und doch nicht gesünder? Trotz aller medizinischen Fortschritte werden unsere Kinder immer früher krank und auch bei Erwachsenen hat sich in den letzten zehn Jahren die Einnahme von Schmerzmedikamenten verdreifacht!

JEDES JAHR MEHR

Nehmen Sie auch regelmäßig Tabletten? Sind es außerdem in den letzten 10 bis 15 Jahren immer mehr geworden? Oder wurde die Dosis eines Medikaments stetig erhöht? Dann befinden Sie sich in bester Gesellschaft, denn allein von den 8,5 Millionen Versicherten der Barmer Krankenkasse (BEK) erhielten 6,6 Millionen im Jahre 2017 eine medikamentöse Therapie. 78 Prozent der BEK-Versicherten, also mehr als drei Viertel, nahmen 2017 ein Medikament! Diese Zahlen erfassen jedoch nur die verschreibungspflichtigen Arzneimittel. Dazu kommen noch die frei verkäuflichen Mittel wie Schmerztabletten, Hustensaft und Nasensprays sowie die Nahrungsergänzungsmittel. Deren Umsätze sind noch beeindruckender: Davon werden jährlich 800 Millionen Packungen verkauft mit einem Gesamtumsatz von sagenhaften 14 Milliarden Euro! Nur ein Drittel davon läuft über Apotheken, weil es von Vitaminen bis Nasenspray inzwischen all das auch in Drogerien, in Supermärkten, bei Discountern und natürlich übers Internet zu kaufen gibt. Interessant ist außerdem, dass nur 20 Produkte für 25 Prozent des Umsatzes verantwortlich sind.

TOP 20 DER MEISTVERKAUFTEN MEDIKAMENTE[1]

Rang	Medikament	Hersteller	Wirkstoff	Anwendung
1	Ibuflam®	Winthrop	Ibuprofen	Schmerzen, Entzündungen, Fieber
2	Nasenspray-ratiopharm®	ratiopharm	Xylometazolin	Schnupfen
3	Novaminsulfon*	Winthrop	Metamizol	Schmerzen und Fieber

Rang	Medikament	Hersteller	Wirkstoff	Anwendung
4	Voltaren®	Novartis	Diclofenac	Schmerzen, Entzündungen
5	Bepanthen®	Bayer	Dexpanthenol	Wundheilung
6	Paracetamol-ratiopharm®	ratiopharm	Paracetamol	Schmerzen und Fieber
7	Sinupret®	Bionorica	pflanzl. Kombiwirkstoff	Erkältung
8	Ramilich®*	Winthrop	Ramipril	Bluthochdruck
9	L-Thyroxin Henning®*	Sanofi-Aventis	Levothyroxin	Thyroxinmangel
10	Pantoprazol	Actavis	Pantoprazol	Sodbrennen
11	Nasenspray AL	Aliud	Xylometazolin	Schnupfen
12	Ibu	1A Pharma	Ibuprofen	Schmerzen, Entzündungen, Fieber
13	Thomapyrin®	Boehringer Ingelheim	Kombiwirkstoff	Schmerzen, v. a. Kopfschmerzen
14	ACC®	Hexal	Acetylcystein	Hustenlöser
15	Nasic®	MCM Klosterfrau	Xylometazolin, Dexpanthenol	Schnupfen
16	Iberogast®	Bayer	pflanzl. Kombiwirkstoff	Magenbeschwerden
17	Otriven®	Novartis HC	Xylometazolin	Schnupfen
18	Prospan®	Engelhard	pflanzlich (Efeuextrakt)	Husten
19	Amlodipin*	Dexcel	Amlodipin	Bluthochdruck
20	Mucosolvan®	Boehringer Ingelheim	Aboxol	Husten

* rezeptpflichtig

GESUNDHEIT AUF HOHEM NIVEAU – ODER DOCH NICHT?

Wir haben in Deutschland ein hochklassiges Gesundheitswesen, auf das wir stolz sein können – zumindest im Großen und Ganzen. Selbst wenn wir aktuell das Thema Zweiklassenmedizin sicher zu Recht diskutieren, ist in puncto Grundausstattung die Versorgung bei uns sehr viel besser als in zahlreichen anderen Ländern um uns herum. Wir haben allerdings auch das mit Abstand teuerste Gesundheitswesen in Europa: Auf Ausgaben von 1 Milliarde Euro pro Tag kommen unsere europäischen Nachbarn längst nicht. Wie wollen wir das langfristig finanzieren? Eher noch sollten wir überlegen: Wie machen die das? Ist die Medizin in diesen Ländern wirklich schlechter?

LIEBER MÖGLICHST ALT ODER MÖGLICHST GESUND?

Was ist Ihnen wichtig: Möchten Sie möglichst lange fit und gesund Ihr Leben genießen können? Oder sagen Sie: Hauptsache, ich werde möglichst alt, egal wie ich mich dann fühle? Ich vermute, Sie denken da wie ich und die meisten Menschen, mit denen ich über dieses Thema spreche: Wir möchten auch im Alter noch etwas unternehmen können und nicht relativ unbeweglich, aber durch Medikamente schmerzfrei ans Haus oder gar ans Bett gefesselt und ständig auf Hilfe angewiesen sein.

Leider sind die Aussichten dafür bei uns längst nicht so gut wie in unseren Nachbarländern. Das belegen Statistiken der OECD von 2015 ganz eindeutig: Ein 65-jähriger Deutscher kann noch mit 19,7 Lebensjahren rechnen. Nicht schlecht, aber davon wird er nur 7 Jahre gesund sein – und damit liegen wir Deutschen unter (!) dem EU-Durchschnitt von 19,8 Lebensjahren und 8,6 gesunden Jahren. Dagegen führen die Franzosen

GESUNDHEITSAUSGABEN IN EUROPA[2]

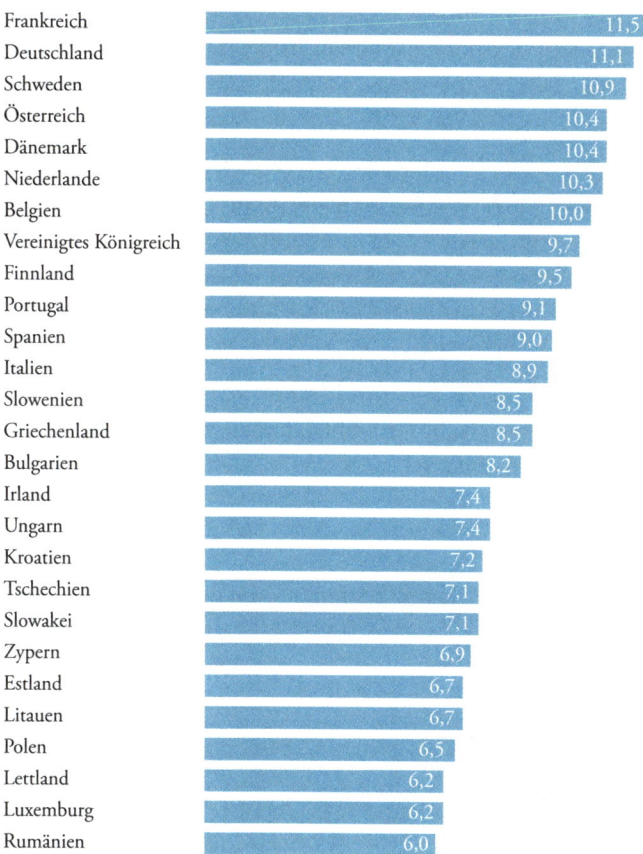

Frankreich	11,5
Deutschland	11,1
Schweden	10,9
Österreich	10,4
Dänemark	10,4
Niederlande	10,3
Belgien	10,0
Vereinigtes Königreich	9,7
Finnland	9,5
Portugal	9,1
Spanien	9,0
Italien	8,9
Slowenien	8,5
Griechenland	8,5
Bulgarien	8,2
Irland	7,4
Ungarn	7,4
Kroatien	7,2
Tschechien	7,1
Slowakei	7,1
Zypern	6,9
Estland	6,7
Litauen	6,7
Polen	6,5
Lettland	6,2
Luxemburg	6,2
Rumänien	6,0

Angaben in Prozent des Bruttoinlandsprodukts.

mit 21,6 Jahren die statistische Lebenserwartung in der EU an und haben immerhin 10,3 gesunde Jahre. Das beste Verhältnis zwischen Lebenserwartung und gesunden Jahren haben die Bewohner der skandinavischen Halbinsel und die Isländer. Letztere zusammen mit den Norwegern ganz vorneweg mit jeweils 20 Lebensjahren, von denen sie drei Viertel – also mehr als doppelt so viel wie wir Deutschen! – auch gesund verbringen.

Spannend an diesen Daten ist, dass Länder wie Schweden und Großbritannien deutlich vor Deutschland liegen, obwohl sie die Kosten ihrer Gesundheitssysteme begrenzen. Auch in puncto Vorsorge gibt beispielsweise Deutschland genauso viel Geld aus wie Schweden (je 3,2 Prozent des Bruttoinlandsprodukts) und sogar mehr als Norwegen (2,8 Prozent) oder gar Frankreich (2 Prozent) – doch das scheint keine positive Wirkung zu haben. Im Gegenteil: Laut OECD ist es auffällig, dass einige chronische Krankheiten wie Herz-Kreislauf-Probleme, Krebs, Diabetes und psychische sowie auch Demenz-Erkrankungen bei uns klar über dem EU-Durchschnitt liegen. »Der Anteil der Personen im Alter von 50 bis 56 Jahren mit schwerwiegenden gesundheitlichen Problemen ist in Deutschland höher als in vergleichbaren Ländern«, so die OECD.

LEBENSERWARTUNG IN EUROPA AB 65 JAHREN[3]

Land	Jahre gesamt	davon gesunde Jahre
Island	20,0	15,1
Norwegen	20,0	14,9
Schweden	20,1	13,4
Dänemark	19,1	12,2
Irland	19,5	11,5
Belgien	19,7	10,9
Luxemburg	20,6	10,7
Großbritannien	19,8	10,7

Land	Jahre gesamt	davon gesunde Jahre
Schweiz	21,0	10,5
Frankreich	21,6	10,3
Portugal	19,9	9,4
Niederlande	19,8	9,3
Spanien	21,4	9,3
Österreich	20,0	8,8
Tschechien	17,7	8,7
Finnland	20,1	8,7
EU-Schnitt	**19,8**	**8,6**
Polen	18,0	7,5
Griechenland	20,2	7,4
Italien	20,9	7,4
Slowenien	19,5	7,4
Deutschland	19,7	7,0
Ungarn	16,8	6,1
Estland	18,2	5,5
Slowakei	17,0	3,9

Diese Zahlen sind doch sehr ernüchternd und wenn wir nicht auf die alten, sondern auf die jungen Deutschen blicken, wird das keinesfalls besser.

SCHON KINDER MIT Ü-50-ERKRANKUNGEN!

Unter so vielen gravierenden und chronischen Erkrankungen wie in den letzten zehn Jahren litten Kinder und Jugendliche noch nie. Sie zeigen Veränderungen an den Blutgefäßen, erleiden Herzinfarkte oder Schlaganfälle und mittlerweile hat auch Diabetes vom Typ 2, der bisher immer Altersdiabetes genannt wurde, Kinder und Jugendliche erreicht – alles Wohlstandserkrankungen, die früher die gestresste, überernährte und bewegungsfaule Ü-50-Generation trafen. Wenn diese jungen Menschen dann endlich ihre Berufsausbildung oder das Studium abgeschlossen haben, leiden sie oft schon unter derart vielen Krankheitssymptomen, dass es fast schon zu spät ist, das alles wieder in Richtung Gesundheit zurückzuführen und zu korrigieren.

Wie können wir Kinder und Jugendliche, die Zukunft unserer Gesellschaft, derart krank machen, dass sie ein Leben lang von einer Behandlung durch Medikamente abhängig werden? Das ist nicht nur ethisch höchst verwerflich, wir können es uns auch gesellschaftlich nicht leisten.

VIEL GELD FÜR
VIEL FALSCHES

Wie gut ist unser Gesundheitssystem also wirklich? Warum schneiden wir trotz unserer enormen Ausgaben so schlecht ab im europäischen Vergleich? Für mich ist die Antwort klar: Wir haben die falschen Therapieansätze! Ganz besonders bei den vielfältigen chronischen Krankheiten gehen wir nur symptomatisch vor und verschreiben Medikamente. Die bessern zwar die Symptome, doch gehen sie auf keinen Fall an die Wurzeln der Erkrankung. Und noch viel weniger versuchen wir, diese Krankheiten durch gezielte und wirksame Maßnahmen erst gar nicht auftreten zu lassen – obwohl das möglich und gar nicht so schwierig wäre, wie das Beispiel Rauchen zeigt (siehe Seite 27).

Vom Grundgedanken der Medizin, dem Heilen, hat sich unser Gesundheitswesen weit entfernt. Stattdessen haben wir ein System der Reparatur und der Symptombehandlung aufgebaut – mit aufwendigen, ebenso kostenintensiven wie einträglichen Diagnoseapparaten und -verfahren –, das bei den lebensstilbedingten chronischen Erkrankungen langfristig und nachhaltig aber leider überhaupt keinen Effekt hat! Ganz im Gegenteil: Wer sich heute ständig auf Medikamente verlässt, wird später noch stärker unter seiner Erkrankung leiden – und vielleicht zusätzlich noch unter den Nebenwirkungen der stetig erhöhten Wirkstoffmengen. Anders als jene Menschen, die versuchen, ihre Krankheit wirklich loszuwerden.

Für die Medizin und die Pharmaindustrie ist die aktuelle Situation bei uns fast ein Paradies, denn bei immer mehr chronisch Kranken ist der Verdienst langfristig gesichert. Wir sind nur als Patienten wirtschaftlich interessant, die weiterhin leben. Aber wie dieses Leben aussieht, ist der Gesundheitsindustrie leider ziemlich egal. Es ist schließlich ein sehr lukratives Geschäft, wenn alle Symptome beim Absetzen der Pillen sofort wieder da sind und auch noch schwerwiegender als zuvor!

Außer uns selbst hat niemand ein wirkliches Interesse daran, dass wir gesund bleiben und unser Leben möglichst lange fit und vital genießen können!

Das ist fatal für jeden Einzelnen von uns, aber auch für unser Prinzip der Solidargemeinschaft: Das Gesundheitssystem wird immer teurer und am Ende müssen wir alle die Zeche bezahlen – in Form von höheren Beiträgen nämlich.

WARUM LIEBER MEDIKAMENTE?

Ein überzogenes Vertrauen in die Macht von Tabletten und Pillen ist sicher der Hauptgrund dafür, dass sich Ärzte und auch Patienten gleichermaßen eher für das Medikament als für die Änderung des Lebensstils im Sinne von gesünderer Ernährung und mehr Bewegung aussprechen. So ergab eine Befragung von 16 000 Menschen weltweit, dass mehr als 60 Prozent der Teilnehmer Medikamenten mehr vertrauen und deshalb lieber dort zugreifen, statt selbst etwas für ihre Gesundheit zu unternehmen. Die meisten Patienten glauben zum Beispiel fälschlicherweise, dass Statine das Cholesterin im Körper viel besser senken und wirkungsvoller sind, als den Lebensstil zu verändern. Sie setzen ganz viel Hoffnung in diese Medikamente und werden dann doch meistens enttäuscht, weil der Effekt eben nicht so groß ist oder sich zu viele Nebenwirkungen einstellen (siehe Seite 244).

TERROR VOLKSKRANKHEIT

Stellen Sie sich vor, Terroristen würden in Deutschland jeden Tag 400 Menschen umbringen – also 146 000 im Jahr! Eine schreckliche Vorstellung! Unsere Gesellschaft würde einstimmig aufschreien, die Politik würde massive Maßnahmen ergreifen und die Polizei mit Sondereinheiten maximal aufrüsten. Mit allen zur Verfügung stehenden Mitteln würde nach einer Lösung gesucht. Das Ziel wäre klar: ein Ende dieser terroristischen Aktivitäten! Es würde zu *dem* übergeordneten politischen gesellschaftlichen Ziel werden und niemand würde dieses Ziel infrage stellen. Schließlich möchten wir alle sicher in unserem schönen Land leben.

Tatsächlich sterben bei uns jährlich über 150 000 Menschen an den Folgen von Diabetes Typ 2, wie die Forscher vom Deutschen Diabetes-Zentrum an der Universität Düsseldorf 2018 herausfanden. Haben Sie davon gehört oder gelesen? Vermutlich nicht. Wo bleibt der Aufschrei bei so vielen Toten? Selbst die 3285 Verkehrstoten, die der ADAC für 2018 meldete, haben mehr Presse bekommen! Dabei sollten uns diese Diabetes-Opfer wirklich aufrütteln. Weltweit sind es pro Jahr sogar 5,1 Millionen und die Tendenz zeigt deutlich und steil nach oben.

Diabetes wird in Zukunft in beinahe jeder Familie zu finden sein, also fast zur gesellschaftlichen Norm werden. Und was tun wir? Eine Zuckersteuer, wie sie die Deutsche Diabetes-Gesellschaft fordert, wurde erst 2018 wieder abgelehnt. Wir entwickeln Medikamente, die sicherlich durchaus ihre Wirkung entfalten und für den Einzelnen eine Hilfe sind. Doch gerade diese Diabetes-Medikamente bei Typ 2 ignorieren die Ursachen der Erkrankung völlig, nämlich den unangemessenen Lebensstil mit falscher Ernährung und viel zu wenig Bewegung. Im Gegenteil: Durch die Medikamente können die Patienten so weiterleben wie bisher. Nur leider bezahlen sie dafür später mit einer Leidenszeit, die auf jeden Fall lang und beschwerlich werden wird. Dabei lässt sich das vermeiden.

DIABETES IN EUROPA[4]

Land	2010	2011	2013	2015	2017	Prozent der Zu-/Abnahme (2010–2017)
Portugal	9,9	12,7	13,0	13,6	13,9	4,0 %
Malta	9,8	9,5	10,1	13,9	13,2	3,4 %
Türkei	7,4	7,4	14,6	12,5	12,8	5,4 %
Rumänien	8,4	9,2	5,1	10,6	12,4	4,0 %
Deutschland	12,0	8,0	12,0	10,6	12,2	0,2 %
Zypern	10,4	10,1	10,2	10,4	10,5	0,1 %
Slowenien	9,9	10,3	10,3	10,7	10,4	0,5 %
Spanien	8,7	8,1	10,8	10,4	10,4	1,7 %
Slowakei	7,7	6,7	10,2	9,9	9,7	2,0 %
Tschechien	8,7	6,9	9,2	9,9	9,5	0,8 %
Ungarn	8,8	7,6	7,6	9,3	9,5	0,7 %
Dänemark	7,7	7,5	8,6	9,9	9,3	1,6 %
Finnland	8,3	8,7	8,8	9,0	9,2	0,9 %
Österreich	11,2	9,1	9,3	9,5	9,1	-2,1 %
Bulgarien	9,0	9,3	7,6	8,4	7,9	-1,1 %

Land	2010	2011	2013	2015	2017	Prozent der Zu-/Abnahme (2010–2017)
Niederlande	7,7	7,3	7,5	7,9	7,8	0,1 %
Italien	8,8	7,8	8,0	7,9	7,6	-1,2 %
Polen	9,3	10,6	6,5	7,6	7,6	-1,7 %
Frankreich	9,4	7,3	7,5	7,4	7,3	-2,1 %
Griechenland	8,8	7,0	7,0	7,5	7,2	-1,6 %
Kroatien	9,2	6,6	7,0	6,8	7,0	-2,2 %
Lettland	9,9	9,7	6,2	7,3	7,0	-2,9 %
Schweden	7,3	5,7	6,4	6,3	7,0	-0,3 %
Belgien	8,0	6,6	6,5	6,7	6,1	-1,9 %
Vereinigtes Königreich	4,9	6,8	6,6	6,2	5,9	1,0 %
Estland	9,9	9,1	7,7	6,0	5,7	-4,2 %
Luxemburg	7,0	5,6	5,8	5,7	5,7	-1,3 %
Litauen	9,7	9,6	4,9	5,5	5,2	-4,5 %
Irland	5,7	6,1	6,5	5,3	4,3	-1,4 %

Natürlich weisen die behandelnden Ärzte auch immer darauf hin, dass es notwendig ist, sich mehr zu bewegen und auf seine Ernährung zu achten. Aber wenn ich ein Medikament für die Behandlung verschrieben bekomme, das es jetzt unnötig macht, mein Leben zu ändern, warum soll ich es dann tun? Raus aus der Komfortzone und rein in die Veränderung ist schließlich immer unbequem und das gilt ganz besonders für grundlegende Änderungen des Lebensstils.

Warum also, wenn die Krankenkasse die Pillen bezahlt? Das gilt nicht nur für Diabetes Typ 2, sondern für alle »Volkskrankheiten«, also beispielsweise auch für Adipositas, Rückenschmerzen, Bluthochdruck und andere Stoffwechselerkrankungen.

Hier ist aber nicht nur ein Umdenken der Patienten gefordert, sondern auch in der Gesundheitspolitik: Würde sie sich so sehr gegen Volkskrankheiten einsetzen wie gegen Terroristen, sähe es sicher bald anders aus. Das hieße, den Schutz unserer Gesundheit über die Interessen der Wirtschaft zu stellen und die gesetzlichen Möglichkeiten auszuschöpfen. Ich nenne nur die Stichwörter höhere Steuern und Werbeverbote für ungesunde Lebensmittel. So etwas passiert übrigens gerade in Chile, das den unrühmlichen ersten Platz auf der Hitliste der meisten Bürger mit Adipositas besetzt und feststellen musste, dass reine Aufklärungskampagnen nichts gebracht haben. Auch bei uns gibt es Ähnliches: die Maßnahmen gegen das Rauchen. Sie zeigen, dass so etwas funktioniert. Deswegen ist es für mich umso erschreckender und unverständlicher, dass die deutsche Gesundheitspolitik nicht auch andere Bereiche wie etwa den Zucker konsequent angeht.

Es geht auch anders

Die Norweger zeigen, dass es durchaus auch anders möglich ist. Das Gesundheitsministerium in Norwegen hat in vier regionalen Gesundheitszentren das Programm »Behandlung ohne

Medikamente« angeregt. In einem psychiatrischen Krankenhaus in der Stadt Tromso verzichtet man nicht nur auf Medikamente, sondern man unterstützt Patienten auch bei der Abgewöhnung. Wie? Mit körperlicher Aktivität und künstlerischer Betätigung und indem man sie auf die Rückkehr ins alltägliche Leben vorbereitet.

BEISPIEL RAUCHEN – SO GEHT KRANKHEITSVERMEIDUNG

Ein wunderbares Beispiel für die Vermeidung von Volkskrankheiten ist das Rauchen. 1953 konnte eine Langzeitstudie zu den Rauchgewohnheiten englischer Ärzte den kausalen Zusammenhang zwischen Rauchen und Lungenkrebs eindeutig belegen: Wer mehr als 25 Zigaretten am Tag raucht, hat ein um 25-mal höheres Risiko, an Lungenkrebs zu sterben, als Nichtraucher! Diese Studie war die Basis für all das, was wir heute zum Thema Rauchen wissen und wie wir damit umgehen. Wir versuchen, den Lungenkrebs bereits im Keim zu ersticken. Zu den unterschiedlichen Maßnahmen wie Kampagnen und Aufklärung gehören auch ein Werbeverbot, Rauchverbot in Gaststätten, abschreckende Bilder und Warnungen auf den Verpackungen sowie eine über die Jahre stetig angestiegene Tabaksteuer, die inzwischen bei 75 Prozent liegt. Der Erfolg gibt gerade diesen letzten Maßnahmen recht, bei denen die Politik regelnd eingegriffen hat: 79 Prozent der Deutschen verzichten mittlerweile auf das Rauchen!

NEBENWIRKUNGEN INKLUSIVE

Studieren Sie immer den Beipackzettel, bevor Sie ein neues Medikament nehmen? Lieber nicht? Dann lesen Sie dieses Kapitel. Ich wette mit Ihnen: Danach lesen Sie jeden Beipackzettel von oben nach unten, von vorn und hinten, vom ersten bis zum letzten Wort. Oder noch besser: Vielleicht entscheiden Sie sich nach diesem Kapitel auch dafür, erst einmal ohne Tabletten gegen Ihre Beschwerden anzugehen.

EINE WIRKUNG KOMMT SELTEN ALLEIN

Neulich saß ich mit meiner Frau in der Notaufnahme, weil sie sich den Arm gebrochen hatte. Es war Wochenende, entsprechend viel los, die Wartezeit lang. Wir kamen mit anderen Patienten ins Gespräch: starker Schwindel, plötzliche Ohnmacht, schlimme Verdauungsbeschwerden – und das, obwohl man sich nicht überanstrengt, genug getrunken und auch nichts Falsches gegessen hatte. Vielleicht geht ein Virus um?

Vielleicht … vielleicht waren das aber auch Beschwerden, die durch die Einnahme von Medikamenten entstanden sind. Tatsächlich kommen 8 Prozent aller Patienten in die Notfallambulanz eines Krankenhauses, weil ihre Arzneien unerwünschte Nebenwirkungen verursacht haben. Das hat eine aktuelle Studie des Klinikums Fürth ergeben. Rechnen wir das hoch, bedeutet das für Deutschland rund 1,6 Millionen Fälle pro Jahr! Ganz abgesehen vom zusätzlichen und ja eigentlich unnötigen Leiden der Patienten: Die Kosten dafür betragen etwa 2,5 Milliarden Euro! Das sind neben den ursprünglichen Kosten für das Medikament und die falsche Behandlung also zusätzliche Kosten für die erneute Therapie. Beides muss von uns allen, von der Solidargemeinschaft, bezahlt werden.

TOD STATT LINDERUNG

Es kann aber noch viel, viel schlimmer kommen: Erinnern Sie sich noch an den Tod des King of Pop, Michael Jackson? Da gab es 2009 viele Spekulationen: War es Mord? Oder Selbstmord? Die Todesursache war eine akute Vergiftung durch Propofol, ein Narkosemittel. Der Musiker litt schon lange unter Schlaflosigkeit und nahm dagegen Benzodiazepine ein. Diese Medikamente wirken angst- und krampflösend, entspannen und fördern den Schlaf. In Kombination mit dem Narkosemittel entstand ein tödlicher Wirkstoff-Cocktail. Falls Sie jetzt denken:»Ach, das ist typisch Amerika. So was kommt doch bei uns nicht vor«, liegen Sie komplett falsch!

Professor Harald Dormann, Chefarzt der Notaufnahme der Klinik Fürth, schätzt, dass mindestens 30 000 Todesfälle pro Jahr durch Nebenwirkungen von Medikamenten in Deutschland ausgelöst werden. Fast zehnmal mehr als im Straßenverkehr! Eine sehr erschreckende Zahl, oder? Im Umkehrschluss bedeutet das: Durch die medizinische Versorgung entsteht eine Todesursache, die in den Top Ten der Todesursachen in Deutschland ganz weit oben rangiert. Allerdings taucht sie – bis jetzt – in gar keiner Statistik auf. Ein Schelm, wer Böses dabei denkt …

Wie es zu so einer Situation kommen kann, untersucht gerade eine Forschergruppe der Universität Witten/Herdecke um Professor Andreas Sönnichsen. In einer großen EU-Studie mit rund 4000 Patienten und 300 Hausärzten will er mit seinem Team herausfinden, wie sich die Verschreibung von mehreren unterschiedlichen Medikamenten auf ältere Menschen auswirkt. Erste Ergebnisse zeigen, dass fast jedes dritte Medikament für den Patienten nicht geeignet ist. Das kann unterschiedliche Gründe haben:

◇ Es gibt **keinen wissenschaftlichen Nachweis** für den Nutzen des Mittels.
◇ Der **Schaden**, den das Mittel anrichtet, ist größer als sein Nutzen.
◇ Es kommt zu **Wechselwirkungen** mit anderen Mitteln.
◇ Das **Mittel ist falsch** gewählt.
◇ Die **Dosierung ist falsch**.

Sind das nicht Gründe genug, um sich die Einnahme wirklich jedes Medikaments ganz genau zu überlegen und sie kritisch zu hinterfragen? Wenn Sie ganz großes Pech haben, werden die Nebenwirkungen einer Arznei sogar als eigene Krankheit diagnostiziert und wiederum mit einem weiteren Medikament behandelt. So haben Sie noch eins mehr, ohne dass die Ursache – der Lebensstil oder das falsche Zusammenspiel Ihrer Arzneien – behoben wurde!

WECHSELWIRKUNGEN VERMEIDEN MIT DEM MEDIKATIONSPLAN

Wenn Sie mehrere Medikamente mindestens für 28 Tage oder länger einnehmen sollen, fragen Sie nach einem Medikationsplan. Auf den haben Sie seit 2016 Anspruch. Er soll alle Arzneimittel aufführen, die Sie einnehmen, und zwar mit Namen, Inhaltsstoffen, Dosierung, Hinweisen zur Einnahme und dem Grund der Einnahme. Der bundeseinheitliche Plan hat einen Barcode, den Ärzte und Apotheker einlesen und aktualisieren können. Wenn Sie diesen Plan zu jedem Besuch beim Arzt oder Apotheker mitnehmen, können Wechselwirkungen von Medikamenten am besten vermieden werden.

Der Bundestag hat die Einführung eines bundeseinheitlichen Medikationsplanes mit dem sogenannten eHealth-Gesetz beschlossen, um damit alle Patienten bei der korrekten Einnahme ihrer Arzneimittel zu unterstützen. Aktuell gibt es den Medikationsplan nur in einer Papierversion. In absehbarer Zeit soll er dann auf der elektronischen Gesundheitskarte gespeichert werden können, wenn der Patient der Speicherung zustimmt (Datenschutz!).

BEIPACKZETTEL DURCHARBEITEN –
MUSS DAS SEIN?

Lesen Sie immer den Beipackzettel, bevor Sie ein neues Medikament nehmen? Oder gehören Sie zu den Menschen, die das nicht tun, weil sie der Ansicht sind: »Da wird man ja schon krank vom Lesen«? Oder gar zu jenen, die meinen, ein Medikament, das gut wirkt, muss auch viele Nebenwirkungen haben, und hoffen: »Die werde ich schon nicht bekommen.« Ich kann Ihnen nur raten: Studieren Sie den Zettel genau, denn dadurch können Sie Nebenwirkungen eventuell selbst verhindern.

Nebenwirkungen sind gesetzlich genau definiert, und zwar als »schädliche und unbeabsichtigte Reaktionen auf ein Arzneimittel«. Seit der Überarbeitung des Arzneimittelgesetzes 2012 gelten auch solche Reaktionen als Nebenwirkungen, die etwa auf Überdosierung, falschen Gebrauch, Missbrauch oder auf andere Medikationsfehler zurückzuführen sind. Seitdem sollen alle, die im Bereich Gesundheit arbeiten, jeden auch noch so kleinen Verdacht einer Nebenwirkung melden. Ärzte sind dazu nach den Regeln der Ärztekammern verpflichtet. Zuständig sind die Bundesoberbehörden, das Bundesinstitut für

NEBENWIRKUNGEN MELDEN

Nicht beabsichtigte Wirkungen von Medikamenten werden heutzutage ernst genommen. Deswegen können seit der Gesetzesnovelle auch Verbraucher Nebenwirkungen nicht nur beim Arzt oder in der Apotheke melden, sondern auch direkt beim Paul-Ehrlich-Institut unter https://nebenwirkungen.pei.de. Nutzen Sie das – auch gerade für Arzneimittel, die Sie rezeptfrei gekauft haben. Sie helfen damit indirekt anderen Patienten.

Arzneimittel und Medizinprodukte (BfArM) beziehungsweise das Paul-Ehrlich-Institut (PEI).

Unerwünschte Arzneimittelwirkungen und auch der reine Verdacht darauf können spontan und unbürokratisch gemeldet werden. Davon erhofft man sich eine hohe Medikamentensicherheit, denn erst im realen Leben nehmen wirklich viele Patienten die Medikamente ein. Diese Menschen entsprechen meist nicht den sorgfältig ausgewählten Testpersonen aus den Zulassungsverfahren (siehe ab Seite 45). Sie leben und essen ganz unterschiedlich, nehmen die Arzneien vielleicht über einen langen Zeitraum ein, zusammen mit anderen Tabletten oder auch falsch oder für andere Beschwerden (Off-Label-Use). Durch all dies kann es zu unvorhergesehenen Reaktionen kommen, zu Gewöhnungen, Abhängigkeiten, Wechselwirkungen mit Lebensmitteln oder mit anderen Medikamenten. Auch Wirkungen auf andere Beschwerden als vorgesehen zu melden, ist wichtig. All diese Hinweise fördern den sicheren Einsatz von Arzneien.

Als Off-Label-Use bezeichnet man den Einsatz eines Medikaments außerhalb der Zulassung. So wird zum Beispiel die – bisher nicht erlaubte! – Nutzung von Methadon gegen Krebs heiß diskutiert.

Wer isst und trinkt, lebt mit Medikamenten gefährlich!

Es klingt paradox, aber ausgerechnet durch Essen und Trinken, diese unabdingbaren Notwendigkeiten unseres Lebens, können sich unangenehme oder sogar gefährliche Nebenwirkungen ergeben. Die meisten Medikamente werden zum Frühstück, zum Mittag- oder Abendessen eingenommen. Doch gerade diese Kombination ist manchmal sehr problematisch, weil sie den Effekt des Medikaments verstärkt, es komplett unwirksam macht oder sich sogar eigenständige Nebenwirkungen daraus ergeben. Zum Glück gilt das nur für bestimmte Lebensmittel und Getränke. So stört Milch beispielsweise die Aufnahme von

Thyroxin, das zur Unterstützung der Schilddrüse verschrieben wird. Laut Professor Martin Smollich schwächt die Einnahme von Antibiotika mit Milchprodukten deren Wirkung, wie auch die Gerbstoffe im Kaffee oder schwarzen Tee einen negativen Effekt auf Antidepressiva und Neuroleptika haben. Dass die Einnahme bestimmter Schmerzmittel bei gleichzeitigem Trinken von Alkohol schlimmstenfalls eine lebensgefährliche Verbindung darstellt, ist bekannt. Aber wussten Sie auch, dass die Grapefruit die Wirkung etwa von Kalziumantagonisten (siehe Seite 205) verstärkt und man sie daher im Zusammenhang mit deren Einnahme keinesfalls zu sich nehmen sollte?! Dies sind nur einige Beispiele.

Deswegen kann ich nur empfehlen: Fragen Sie beim Arzt und in der Apotheke lieber einmal mehr nach als zu wenig – und ich sage es noch einmal: Lesen Sie den Beipackzettel.

Die Apotheken haben zum Thema Medikamente und Ernährung eine sehr informative Broschüre verfasst: »Sicher is(s)t sicher!« Da uns die Zusammenhänge oft nicht bewusst sind, lohnt ein Blick hinein. Oder schauen Sie im Internet rein.[5] Was Sie nicht verstehen, erklärt Ihnen hoffentlich gern Ihr Arzt oder Apotheker.

SCHLUCKEN MACHT SÜCHTIG

Ein schwerer Unfall, danach eine OP mit Hauttransplantation und eine lange Genesungsphase, die ohne Schmerzmittel kaum auszuhalten wäre. Auch zu Hause, wenn das Leben Tag für Tag wieder ein kleines Stückchen mehr in seinen gewohnten Tritt kommt, sind noch Schmerzmittel nötig. »Als es mir besser ging, fand ich es so toll, dass mir nichts, gar nichts wehtat. Auch meine sonstigen Zipperlein wurden ja durch das Schmerzmittel betäubt: keine Kopfschmerzen, kein verspannter Rücken. Am liebsten hätte ich das dauerhaft weitergenommen ... aber ich wusste ja, dass es abhängig macht, also habe ich es wieder ausgeschlichen. Aber ich konnte zum ersten Mal gut verstehen, warum so viele Menschen medikamentenabhängig sind.«

Zum Glück war meine Mitarbeiterin vernünftig und hat den Absprung aus der Tablettenfalle gut geschafft. Aber das gelingt leider längst nicht jedem, denn der Wunsch nach kompletter Schmerzlosigkeit oder guten Gefühlen ist oft stärker: 2,65 Millionen Bürger in Deutschland haben einen problematischen Umgang mit Medikamenten, stellte der ESA des Bundesgesundheitsministeriums im Jahr 2015 fest.

Seit 1980 untersucht der Epidemiologische Suchtsurvey (ESA) regelmäßig das Suchtverhalten der Bevölkerung. Dazu werden repräsentativ 9000 Menschen befragt.

Vier bis fünf Prozent der häufig verordneten Medikamente besitzen Suchtpotenzial. Neben Schmerzmitteln können vor allem Beruhigungs- und Schlafmittel abhängig machen, und zwar oft schon in geringer

Dosis und nach kurzer Zeit: Schon wenige Tage hintereinander führen in die Sucht! Die Deutsche Hauptstelle für Suchtgefahren schätzt in ihrem »Jahrbuch Sucht 2018«, dass etwa 1,2 bis 1,5 Millionen Erwachsene in Deutschland von Tranquilizern und Schlafmitteln abhängig sind. Dazu kommen noch 300 000 bis 400 000, die von anderen Medikamenten abhängig sind. Viele Betroffene sind sich ihrer Abhängigkeit selbst nicht bewusst. Solange die Medikamente vom Arzt verschrieben werden, betrachten die Patienten sie als Teil einer notwendigen Therapie. Konkret in Zahlen liest sich das im Bericht der Drogenbeauftragten von 2018 so:

◇ **Psychopharmaka:** 21,4 Prozent nehmen mindestens einmal wöchentlich ein Präparat.
◇ **Schmerzmittel:** 17,9 Prozent nehmen täglich derartige Mittel und 47,1 Prozent mindestens einmal pro Monat.
◇ **Antidepressiva:** 4,1 Prozent nehmen täglich Antidepressiva und 7,9 Prozent einmal wöchentlich.
◇ **Schlaf-/Beruhigungsmittel:** 2,7 Prozent nehmen sie täglich.
◇ **Anregungsmittel/Stimulanzien:** 0,4 Prozent nehmen sie täglich.
◇ **Appetitzügler:** 0,2 Prozent nehmen sie täglich.

Hier wünsche ich mir von den Ärzten viel mehr Aufklärung und vielleicht auch mal ein Nein, wenn der Patient nach einem Folgerezept fragt. Aber klar: Das ist leicht verdientes Geld. Und sonst geht der Patient womöglich woanders hin und bekommt dort seine Schlaftabletten, oder? Doch passt das zum hippokratischen Eid, mit dem alle Ärzte geschworen haben, Schaden von den Patienten abzuwenden? Idealerweise könnte der Arzt vor der Ausstellung eines neuen oder »nächsten« Rezeptes mit dem Patienten über dessen Lebensstil sprechen und mit ihm gemeinsam zunächst nach einer einfacheren Lösung suchen.

MEDIKAMENTENEINNAHME PRO WOCHE[6]

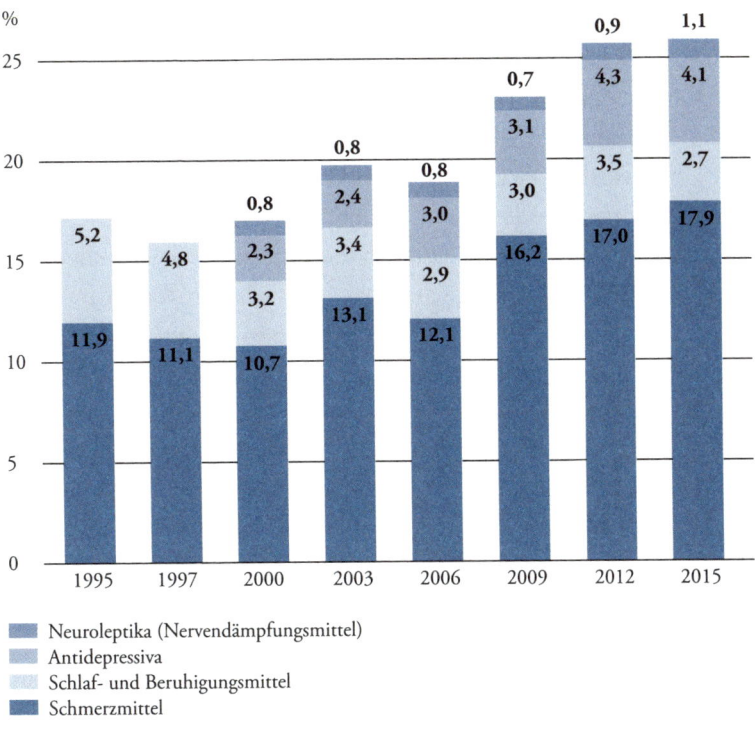

Legende:
- Neuroleptika (Nervendämpfungsmittel)
- Antidepressiva
- Schlaf- und Beruhigungsmittel
- Schmerzmittel

Mindestens wöchentliche Einnahme von Medikamenten bei 18- bis 59-Jährigen in Deutschland

KEIN HALT VOR BABYS UND KINDERN

Im Unterschied zu anderen Substanzen, die abhängig machen, ist der Missbrauch von Medikamenten ein Phänomen, das zu einem großen Teil ältere Menschen und mehr Frauen als Männer betrifft. Ganz besonders die Abhängigkeit von Schlaf- und Beruhigungsmitteln nimmt mit steigendem Alter zu.

Werfen wir allerdings einen Blick in die USA, zeichnet sich ein weiterer Trend ab, der mich sehr beunruhigt und uns alle, uns als Gesellschaft, aufrütteln sollte: Der Konsum von psychiatrischen Drogen ist dort auf dem Vormarsch. Einer von sechs Amerikanern nimmt derzeit irgendeine Art von Medikamenten aus dieser Kategorie ein. Das Schlimme daran ist die hohe Zahl von Kindern unter sechs Jahren: Fast 275 000 von ihnen sind jünger als ein Jahr! Also bekommen sogar schon Babys Psychopharmaka! Die Zahl der betroffenen Kleinkinder steigt im Alter von zwei bis drei Jahren auf über 370 000 Kinder.[7] Die Daten zeigen, dass sich die Situation mit zunehmendem Alter der Kinder noch verschlimmert: Über 4,1 Millionen Kinder im Alter von sechs bis zwölf Jahren nehmen irgendeine Art von Psychopharmaka ein!

Was Eltern und Ärzte mit der Gabe von Psychopharmaka dem kindlichen Organismus antun, werden wir spätestens in 30 bis 50 Jahren wirklich erkennen können, vermutlich sogar schon viel früher.

Die Wahrscheinlichkeit, dass diese Kinder als Erwachsene von Medikamenten – oder auch noch von ganz anderen Drogen – abhängig sind, ist extrem hoch. Welche Veränderungen aber der junge Organismus durch diese Substanzen in letzter Konsequenz erfährt und welche Erkrankungen das nach sich zieht, ist noch nicht vollständig abzusehen.

Ich hoffe immer noch, dass dieser Trend nicht in vollem Ausmaß zu uns herüberschwappt. Aber die ersten Anzeichen sind längst da. Eine Studie des Kinder- und Jugendpsychiaters Professor Christian Bachmann belegt einen Anstieg der Psychopharmakaeinnahme bei Kindern und Jugendlichen bis 19 Jahren um 40 Prozent![8] Unter zehn Jahren hält man sich anscheinend noch mit der Verschreibung zurück, aber darüber ist die Zunahme ganz deutlich.

GIBT FORSCHUNG SICHERHEIT?

Warum vertrauen Sie Medikamenten? Sie denken,
alle sind so gründlich erforscht, dass Ihnen damit
nichts passieren kann? Schön wär's! Tatsächlich kommt
die Pharmaforschung schnell an ihre Grenzen –
und wenn Sie die kennen, setzen Sie sicher genau
wie ich auf mehr Eigeninitiative!

EIN MEDIKAMENT
KOMMT AUF DIE WELT

Übelkeit am Morgen, und zwar jeden Tag aufs Neue – das kennen die meisten Schwangeren zu gut. Umso größer war die Freude, als man ein wirksames Mittel dagegen gefunden hatte. Es brachte zahlreichen werdenden Müttern Erleichterung und sie konnten ihre Schwangerschaft viel besser genießen. Umso größer war dann der Schock bei der Geburt: Viele Babys kamen mit massiven Fehlbildungen an Armen oder Beinen auf die Welt: Hände oder Füße schienen direkt aus dem Körper zu wachsen – eine schwere Behinderung, mit der die Neugeborenen bis zu ihrem Tod würden leben müssen.

Erst durch die Häufung der Fälle suchten Ärzte nach dem Übeltäter und fanden ihn ziemlich schnell: der Arzneistoff Thalidomid, in Deutschland unter dem Namen Contergan verkauft. Es wurde in 46 Ländern der Welt vertrieben, in einigen sogar frei verkäuflich! Dadurch waren Tausende von Säuglingen betroffen. In Deutschland wurde Contergan von Oktober 1950 bis November 1961 verkauft – ein Medikament, das nur an nicht trächtigen Säugetieren getestet worden war!

Der Wirkstoff Thalidomid ist weiterhin auf dem Markt und wird unter strengen Sicherheitsrichtlinien angewandt. Er ist beschränkt auf bestimmte Erkrankungen, für die es bisher keine andere wirksame Behandlung gibt. In Deutschland ist sein Einsatz »fachkundigen« Ärzten vorbehalten, die ein sogenanntes T-Rezept, das besonderen Vorgaben genügen muss, nutzen müssen, das auch an das Bundesinstitut für Arzneimittel und Medizinprodukte weitergeleitet wird.

Der Conterganskandal hat maßgeblich dazu beigetragen, dass die Entwicklung und Zulassung von Arzneimitteln sehr viel stärker gesetzlich geregelt und die Kontrollen verschärft wurden. Dann ist sicher heute, gut 60 Jahre später, alles bestens, oder? Schauen wir mal…

FORSCHUNG – DAS DAUERT … UND DAUERT

Wenn Pharmaunternehmen nach neuen Wirkstoffen gegen bestimmte Krankheiten oder Beschwerden suchen, ist dies ein langwieriger Prozess – und oft endet er in einer Sackgasse. Von etwa 10 000 hoffnungsvollen Ideen und Ansätzen, die in den Forschungslabors getestet werden, landen am Ende nur ein bis zwei als fertiges Medikament in den Apotheken. Von der Idee bis zur Marktreife und Zulassung als Medikament vergehen nicht selten bis zu zehn Jahre intensiver Forschungsaktivitäten. Das verschlingt natürlich sehr viel Geld, das wieder erwirtschaftet werden muss. Die interessantesten Bereiche sind deswegen aus Sicht der Unternehmen die massenhaft auftretenden Erkrankungen: Hier kann ein gutes Mittel sehr viel Geld einspielen.

Es gibt für viele seltene Erkrankungen noch überhaupt keine Wirkstoffe: Die hohen Investitionen in die Forschung lohnen sich ökonomisch für die Pharmafirmen einfach nicht.

Bevor die Forschung losgeht, überlegt sich das Unternehmen also sehr genau, wofür oder wogegen es ein Medikament entwickeln will. Dann ist die Forschungsabteilung dran und sucht zuerst nach einem sogenannten »Target«: Wo im Krankheitsgeschehen gibt es einen Angriffspunkt, den ein Wirkstoff nutzen könnte? Die Forscher richten ihre Aufmerksamkeit meist auf Rezeptoren, also Andockstellen an Körperzellen, an Enzymen oder an anderen Proteinen. Da aber die direkte Ursache für die Krankheit oft unbekannt bleibt, richten sich viele

Maßnahmen nur auf Symptome, ohne das Problem an der Wurzel zu packen. Das gilt zum Beispiel für die Senkung des Blutdrucks oder die Ausschüttung von Hormonen wie bei Diabetes oder auch für die Blockierung von bestimmten Botenstoffen bei Entzündungen. Die meisten Medikamente beheben also nicht die Krankheitsursache, sondern nur deren Auswirkungen und Reaktionen im Körper. Das sehe ich als echtes Problem, denn in der Regel bleibt die Krankheit weiterhin bestehen. Sie ist vielleicht nicht mehr so belastend in ihren Auswirkungen für die Betroffenen, aber trotzdem ist sie weiterhin präsent.

Medikamente heilen meist nicht, sondern helfen nur dabei, mit der Erkrankung für eine gewisse Zeit einigermaßen zurechtzukommen.

Die Nadel im Heuhaufen finden

Ist das Target gefunden, geht die Suche nach einem geeigneten Wirkstoff los: Im Labor wird nun getestet und getestet. Dieses Verfahren nennt man Screening. Roboter unterstützen die Wissenschaftler, sodass pro Tag 250 000 bis 300 000 unterschiedliche Wirkstoffe auf ihre Eignung und Passung analysiert werden können. Nur etwa jede 200. bis 500. Probe wirkt tatsächlich überhaupt auf das Target und nicht selten ist diese Wirkung nur äußerst minimal oder gar kontraproduktiv und damit ungeeignet. Es ist wie die Suche nach der Nadel im Heuhaufen, bis man endlich einen brauchbaren Treffer landet.

Im nächsten Schritt wird die Substanz abgewandelt, damit sie möglichst gut wirkt. Computersimulationen helfen abzuschätzen, wie eine chemische Veränderung hier oder da jeweils die Wirkung im Körper beeinflusst. Erst danach geht es ins Labor und die Veränderungen werden am Wirkstoff und dem Target real ausprobiert. Immer wieder werden zu diesem Zeitpunkt kleinste Veränderungen durchgeführt, um den Wirkstoff noch weiter zu optimieren.

TIERVERSUCHE: EIN NOTWENDIGES ÜBEL?

Tierversuche werden vom Deutschen Arzneimittelgesetz vorgeschrieben. Dahinter steckt der Gedanke, dass die ersten Testpersonen eines neuen Wirkstoffs dadurch besser vor Schäden an ihrer Gesundheit geschützt werden. Wie notwendig Tierversuche wirklich sind, wird von Befürwortern und Gegnern heiß diskutiert. So hält die Organisation »Ärzte gegen Tierversuche« die Ergebnisse nicht für übertragbar. Dafür gibt es viele Beispiele, aber auch für die Übertragbarkeit. Die Deutsche Forschungsgemeinschaft geht davon aus, dass »70 Prozent der unerwünschten Wirkungen« auch beim Menschen auftauchen.

Die ersten Tests: Wie reagieren Zellen oder Tiere?

Dann geht es in die erste heiße Phase, die präklinische Studie. Diese ersten Laborstudien werden in der Regel an ausgewählten Zellkulturen und manchmal auch an Tieren durchgeführt. Zu diesem Zeitpunkt geht es darum, die Reaktionen des Wirkstoffs exakter kennenzulernen, zu beschreiben und auch erste Erfahrungen zur Dosierung und zu Nebenwirkungen zu gewinnen. Schon jetzt muss auch eine Aussage zur Sicherheit des Produkts getroffen werden. Nur Substanzen, die hier alle Sicherheitsprüfungen bestanden haben, dürfen in den nun anstehenden klinischen Studien konkret am Menschen eingesetzt werden.

Phase 1: Was passiert im menschlichen Körper?

Zum ersten Mal wird der neue Wirkstoff beim Menschen eingesetzt, aber nicht an Menschen mit der Zielkrankheit, sondern an 40 bis 60 gesunden Männern im Alter von 20 bis 40 Jahren.

Man will jetzt zunächst herausfinden, wie sich die Substanz im menschlichen Organismus verhält. Entspricht das Ergebnis den präklinischen Wirkungen an Zellen oder Tieren?

Häufig müssen die Forscher diese Frage mit Nein beantworten. Allerdings werden wir, die Öffentlichkeit, und sogar die Forscher anderer Unternehmen oder wissenschaftlicher Institute das nicht erfahren. Ein negatives Ergebnis gilt als Firmengeheimnis! Keine Chance also für mehr Erkenntnisse in der wissenschaftlichen Community, die zukünftig helfen würden, Fehler zu vermeiden und Entwicklungen zu beschleunigen. Es werden nur positive Ergebnisse veröffentlicht nach dem Motto: »Seht her, was wir geschafft haben!« Das stellt aus meiner Sicht die gesamte Publikationslandschaft infrage. Schließlich lernt man meist mehr aus Fehlern als aus Erfolgen. Und einmal begangene Fehler brauchen nicht wiederholt zu werden. Genau deswegen fordere ich seit vielen Jahren ein Studienregister für alle Studien, damit bekannt wird, was gerade erforscht wird.

Zur Erforschung neuer Medikamente bessert sich die Lage aktuell, weil diese Problematik erkannt worden ist. Die wichtigsten Informationsquellen in Europa hierzu sind:

◇ Das **Deutsche Register Klinischer Studien (DRKS).**
 Dieses Register dokumentiert klinische Studien und ist von der WHO als einziges deutsches Primärregister anerkannt.
◇ **Evidence Based Medicine Database (Cochrane Library).**
 Hier werden systematische Übersichtsarbeiten in einer Datenbank zur Verfügung gestellt. Sie soll objektive Entscheidungen in der klinischen Tätigkeit ermöglichen.
◇ Das **EU Clinical Trials Register** ist Teil von Eudra-Pharm, der Datenbank der EU über zugelassene Arzneimittel. Es werden Informationen über klinische Studien mit noch nicht zugelassenen Arzneimitteln publiziert. Eine Suche ermöglicht den Zugriff auf klinische Daten aller registrierten Studien der Phasen 2 bis 4 (siehe Folgendes).

PILLE, SALBE ODER SPRITZE?

In der ersten klinischen Testphase eines Wirkstoffs wird auch diskutiert, wie er verabreicht werden soll. Die sogenannte Darreichungsform, also ob es eine Tablette, eine Spritze oder eine Salbe wird, hat großen Einfluss auf die Dosierung und Wirkung einer Substanz und auch auf mögliche Nebenwirkungen. Viele Wirkstoffe lassen sich besser spritzen, weil sie als Pille starke Nebenwirkungen im Magen-Darm-Trakt auslösen. Bei anderen reicht es, sie auf die Haut zu streichen, damit sie begrenzt und nicht im ganzen Organismus wirken.

Phase 2 und 3: Wie reagieren Kranke?

Hat das neue Medikament Phase 1 gemeistert, wird es an Kranken getestet, für die es entwickelt wurde. – Wie alle Teilnehmer an Medikamententests machen sie freiwillig mit und werden über die Risiken aufgeklärt. – In Phase 2 sind das nur 100 bis höchstens 500 Menschen mit der passenden Krankengeschichte, um die optimale Dosierung, die Wirkung und die Verträglichkeit des Präparats zu ermitteln. Vergleichbares passiert noch einmal in Phase 3, doch jetzt bezieht man in der Regel mehrere Tausend Patienten in die klinische Studie ein. Gleichzeitig schaut man noch genauer, ob sich seltene Nebenwirkungen ergeben können oder unerwünschte Wechselwirkungen mit anderen Medikamenten.

In diesen beiden Phasen vergleichen die Pharmaforscher den Effekt des neuen Mittels mit einem bereits zugelassenen bewährten Medikament für die gleiche Krankheit. Diese sogenannte aktiv kontrollierte klinische Studie ermöglicht einen direkten Vergleich der Wirksamkeit. Manchmal wird nach dem

»Crossover-Prinzip« zwischen dem neuen und dem alten Wirkstoff gewechselt, um herauszufinden, bei welchem Medikament sich der Patient subjektiv besser fühlt. Der Proband erhält also zuerst für einen bestimmten Zeitraum das eine und dann das andere Medikament genauso lang. Vorteile: Er kann direkt vergleichen und die Arzneimittel wirken unter denselben Voraussetzungen, nämlich im selben Körper mit denselben Lebensumständen.

Oder man vergleicht mit einem Placebo, also mit einem identisch aussehenden Präparat ohne Wirkstoff. Idealerweise wissen weder der Patient noch der behandelnde Arzt, welche therapeutische Intervention der jeweilige Proband erhält. Diese sogenannten Doppelblindstudien gelten als »Goldstandard« der Wissenschaft, weil es keine unbewusste Beeinflussung durch Vorwissen von Arzt oder Patient gibt.

Zulassung: Lasst den Rubel rollen!

Endlich – alle Tests sind abgeschlossen und der Hersteller kann die Zulassung des Medikaments beantragen. Dem Antrag muss er die durchgeführten Studien und Studienergebnisse beilegen. Der Einfluss des Pharmakonzerns ist sehr groß, denn er entscheidet, welche Ergebnisse überhaupt weitergereicht werden.

Die meisten Unternehmen reichen den Zulassungsantrag für ihr neues Produkt direkt bei der Europäischen Arzneimittel-Agentur EMA (*E*uropean *M*edicines *A*gency) ein. Es gibt allerdings auch die Möglichkeit, das Medikament nur für den deutschen Markt anzumelden. Dann sind das Bundesinstitut für Arzneimittel und Medizinprodukte (BfArM) sowie das Paul-Ehrlich-Institut (PEI) zuständig. Die Institutionen teilen sich ihre Arbeit auf. Anträge für

Unerwünschte oder negative Ergebnisse sind natürlich nicht unbedingt ein Vorteil bei dem Wunsch nach Zulassung des Medikaments und können zurückgehalten werden. Transparenz und Verantwortung dem Patienten gegenüber sehen anders aus!

AUSNAHME STANDARDZULASSUNG

Gar nicht so wenige Medikamente sind aufgrund einer so-genannten Standardzulassung in den Apotheken zu finden. Dabei bezieht sich der Hersteller in seinem Antrag auf die Zulassung bestimmter Rezepturen, die vom Gesetzgeber festgelegt worden sind. Das erspart ihm viel Forschungsarbeit und so können diese Medikamente in der Regel viel preiswerter angeboten werden. Dazu gehören zum Beispiel Acetylsalicylsäure- (gegen Schmerzen) und Phenobarbital-Tabletten (Schlafmittel).

Arzneimittel zur Anwendung an Menschen sind beim BfArM einzureichen und das PEI kümmert sich unter anderem um Impfstoffe, Immunseren, Blutprodukte, Gewebe sowie Arzneimittel für Gen- und Zelltherapie. Haben die Behörden keine Einwände, darf das neue Medikament verkauft werden.

Phase 4: Studien nach der Zulassung

»Starke Nebenwirkungen durch Antibiotika«, »Antibiotika mit Risiken«, titelten die Medien, als das BfArM im Frühjahr 2019 den Einsatz von Fluorchinolonen sehr stark einschränkte (nur wenn kein anderes Mittel hilft) und damit großes Aufsehen erregte. Die hochwirksamen Antibiotika, von denen in Deutschland die Wirkstoffe Ciprofloxacin, Levofloxacin, Moxifloxacin, Norfloxacin oder Ofloxacin zugelassen sind, wurden häufig bei Entzündungen der Harnwege, der Mandeln und der Bronchien verordnet. Die Heilung haben manche Patienten jedoch teuer bezahlt: Sehnenrisse, Gelenk- und Muskelschmerzen, Schwierigkeiten beim Gehen, Probleme beim Sehen oder Hören,

Gedächtnisstörungen, Müdigkeit und Depressionen gehören zu den Nebenwirkungen, die fatalerweise auch erst Monate nach der Behandlung auftreten können und deswegen oft auch nicht in Zusammenhang mit der Antibiotika-Behandlung gebracht werden. So konnten sie auch bei den Tests vor der Zulassung unbemerkt durchrutschen.

Gerade seltene Nebenwirkungen treten meist in den Phasen der Entwicklung nicht oder nur in sehr geringem Ausmaß auf. Sie fallen erst ins Gewicht, wenn ein Wirkstoff im Alltag bei vielen Patienten eingesetzt wird. Behörden können dann Studien nachfordern oder auch die Zulassung entziehen.

Die Verantwortung der Pharmafirmen und auch der Behörden endet also nicht mit der Zulassung eines Arzneimittels, denn die Zulassung gilt zunächst nur für fünf Jahre. Dann werden Nutzen und Risiken erneut vom BfArM bewertet.

Pharmaunternehmen führen auch von sich aus zusätzliche Studien durch, vor allem wenn der Wirkstoff auch für die Behandlung einer anderen Krankheit eingesetzt werden könnte. Dann starten sie dafür wieder mit Phase 2, denn ein Arzneimittel wird immer nur für eine Krankheit zugelassen. Für jede weitere müssen wieder neue kontrollierte Tests an Menschen gemacht und die Ergebnisse den Zulassungsbehörden vorgelegt werden.

IMMER NOCH VORSCHNELLE ZULASSUNGEN?

Die Veränderung der gesetzlichen Vorschriften seit Contergan scheint die Entwicklung und Zulassung von Medikamenten doch heutzutage stark verbessert zu haben. Jetzt wird vor der Zulassung sehr gründlich geforscht und geprüft. Oder doch nicht? Tatsächlich sind seitdem zahlreiche Substanzen auf den Markt gekommen, die Patienten nachhaltig geschädigt haben. Mancher Kranke musste die Einnahme sogar mit seinem Leben bezahlen. Nehmen wir nur das Beispiel von Avandia (Wirkstoff Rosiglitazon):

Das neue Medikament für Typ-2-Diabetiker kam im Jahr 2000 auf den Markt. Es sollte den Blutzuckerspiegel deutlich besser kontrollieren und wurde dafür von den europäischen und amerikanischen Prüfbehörden zugelassen. Was mit Studien belegt wurde, bestätigte sich im alltäglichen Einsatz: Avandia machte seine Arbeit überdurchschnittlich gut und wurde bald als Jahrhundertlösung für Diabetiker weltweit gefeiert – und der Hersteller rieb sich angesichts des großen wirtschaftlichen Erfolges die Augen.

Aber: Typ-2-Diabetiker leiden in der Regel auch unter zahlreichen anderen Beschwerden, die der Diabetes hervorgebracht hat, und haben ein höheres Herzinfarkt- und Schlaganfallrisiko. Deswegen forderten die Zulassungsbehörden nach der Zulassung vom Hersteller zusätzliche Studien. Und es kam, wie es kommen musste: Bereits nach kurzer Zeit zeigte sich eine größere Anzahl unerwünschter negativer Effekte wie Herz- und Hirninfarkt. Sogar die Weltgesundheitsorganisation WHO schaltete sich 2004 ein und forderte den Hersteller auf, dringend die Bedeutung und Evidenz der Herzkomplikationen zu prüfen. Der Hersteller bestätigte dann sogar das erhöhte Risiko. Das tat aber dem Erfolg und der Verbreitung des Medikaments keinen Abbruch. Es dauerte sechs lange Jahre, bis die Zulassungsbehörden im September 2010 endlich den Einsatz des Medikaments beschränkten, und zwar auf jene Patienten, deren Diabetes Typ 2 mit anderen vergleichbaren Medikamenten nicht therapierbar war. Bereits einen Monat später empfahl die Europäische Zulassungsbehörde EMA, Avandia bis Ende 2010 komplett vom Markt zu nehmen.

»Zehn Jahre nach der Freigabe von Rosiglitazon können wir immer noch nicht genau abschätzen, welchen Risiken wir unsere Patienten damit aussetzen«, schrieb damals John Yudkin vom University College in London.

Haben die Zulassungsbehörden dazugelernt? Zyniker würden sagen: Zumindest teilweise, denn bei Zinbryta lagen nur gut anderthalb Jahre zwischen Zulassung und Widerruf der Zulassung: Das Medikament zur Behandlung von multipler Sklerose mit dem Wirkstoff Daclizumab kam in Europa im Juli 2016 auf den Markt und wurde im März 2018 weltweit wieder vom Markt genommen. In dieser Zeit war es zu schwersten Nebenwirkungen wie Leberschäden oder Hirnhautentzündungen und zu einigen Todesfällen gekommen.

Avandia und Zinbryta sind aber keinesfalls »Ausrutscher« oder Einzelfälle. Ich könnte hier noch viele weitere Beispiele beschreiben, aber das würde den Rahmen dieses Buches sprengen. Die beiden Mittel zeigen, dass Medikamente nicht selten mit »dünner« Studienlage vorschnell zugelassen werden. Wenn sie dann noch viel zu voreilig zu einem Massenmedikament werden, sind Sicherheit und Schutz der Patienten nicht gewährleistet und dann wird es problematisch.

ALTE MEDIKAMENTE HATTEN ES LEICHT

Erst seit dem Jahr 1978, als das »Gesetz über den Verkehr mit Arzneimitteln« (Arzneimittelgesetz, AMG) in Kraft trat, müssen Pharmafirmen überhaupt die Wirksamkeit, Qualität und Unbedenklichkeit ihres Produkts oder Wirkstoffs anhand von Studien belegen und nachweisen. Aber natürlich werden Medikamente schon viel, viel länger verkauft. Aspirin® gibt es zum Beispiel schon seit 1899, also seit 120 Jahren! Wie steht es um deren Sicherheit?

Vor 1978 wurden diese Produkte nur vom Bundesgesundheitsamt registriert und zählen seitdem zu den sogenannten registrierten Arzneimitteln ohne wissenschaftliche Nachweisführung. Das erkennen Sie an der Registriernummer (»Reg.-Nr.«), die auf der Arzneimittelpackung steht. Betroffen sind die alten chemischen Medikamente wie Aspirin®, aber vor allem pflanzliche und alternative Heilmittel.

PFLANZLICHE MITTEL HABEN ES
DEUTLICH SCHWERER

Pflanzliche Arzneimittel brauchen keinen Wirksamkeitsnachweis einzureichen, wenn zum einen ihre Wirksamkeit durch eine langjährige, mindestens 30-jährige Anwendung in Europa traditionell und plausibel dargestellt werden kann und wenn zum zweiten der Nachweis erbracht werden kann, dass sie unschädlich sind. Gleiches gilt auch für homöopathische und anthroposophische Arzneimittel. Sie alle erhalten nur eine Registriernummer, weil sie nach den üblichen Kriterien nicht bewertet werden können, aber dennoch traditionell Anwendung gefunden haben.

Hersteller von registrierten pflanzlichen Arzneimitteln, den sogenannten Phytotherapeutika, mussten bis zum Jahr 2005 Nachweise für Wirksamkeit und Unbedenklichkeit ihrer Mittel nachträglich vorlegen, wenn sie es weiterhin verkaufen wollten. Doch die meisten dieser oft kleineren Unternehmen konnten sich die umfangreichen Studien nicht leisten und mussten – leider – viele ihrer alternativen Präparate vom Markt nehmen.

Die Hersteller von pflanzlichen Medikamenten haben aber auch aus ganz anderen Gründen mit den geforderten wissenschaftlichen Nachweisen viel mehr Probleme als klassische Pharmaunternehmen, die mit chemischen Wirkstoffen agieren: Die chemischen Mittel basieren in der Regel auf ein bis maximal zwei Substanzen, die in Reinkultur vorliegen. Dagegen ist in Pflanzen zwangsläufig ein sehr komplexes Wirkstoffgemisch zu finden. Hinzu kommt, dass dieser Wirkstoffmix nie ganz einheitlich ist: Er unterscheidet sich in den Pflanzenteilen Blatt, Blüte, Samen, Stängel und Rinde und nicht selten nach Saison und Anbaugebiet.

Um diesem Problem zu begegnen, wurde 1978 eine Expertengruppe, die sogenannte Kommission E, ins Leben gerufen. Sie hat rund 380 Heilpflanzen und ihre unterschiedlichen Zubereitungsarten begutachtet und deren Funktion und Wirkung mit möglichen Nebenwirkungen in Form von »Steckbriefen« (sogenannten Monografien) beschrieben. Nachdem dann die Kommission E 1994 ihre Arbeit eingestellt hatte, übernahm ihr Nachfolger, das BfArM, diese Aufgabe. Seit 2004 ist das HMPC, das Committee on Herbal Medicinal Products, dafür zuständig. Dieses Gremium ist der Europäischen Arzneimittel-Agentur (EMA) unterstellt und es ist für die Zulassung pflanzlicher Arzneimittel in der EU zuständig. Seine Ergebnisse gelten für alle EU-Staaten.

Das Interesse an pflanzlichen Arzneimitteln ist in letzter Zeit allerdings stetig gewachsen und so intensiviert sich aktuell auch die Forschung in diesem Bereich. Deswegen können wir davon ausgehen, dass in den nächsten Jahren auch immer mehr wirksame pflanzliche Arzneimittel den Markt erreichen werden – und die sind bei richtiger Anwendung in der Regel nebenwirkungsarm oder -frei.

MEDIKAMENTE NUR FÜR DIE HÄLFTE DER BEVÖLKERUNG

Es fühlt sich an wie ein böser Traum: Sie liegen im OP und hören, was Ärzte und OP-Schwestern sagen. Plötzlich: »Oh Gott, sie wird schon wach! Spritz schnell noch was nach!« Dann ist Ruhe: Die Narkose wirkt wieder. Was klingt wie ein schlechter Horrorthriller, ist einer Freundin tatsächlich passiert. Vermutlich ist sie mit dieser höchst unangenehmen Erfahrung nicht allein, denn es ist bekannt, dass Frauen schneller aus einer normalen Narkose aufwachen als Männer. Wie Frauen überhaupt auf zahlreiche Medikamente anders reagieren als Männer. Bei Kindern ist es ganz ähnlich: Ihr Körper entwickelt sich noch und ist deswegen besonders empfindlich. Trotzdem werden sie meist mit Medikamenten für Erwachsene behandelt. Für Fachleute sind das »nur« Unterschiede in der Pharmakodynamik, also in der Wirkung der Arzneistoffe auf einen Organismus. Doch wenn die Betroffenen ganz anders als geplant reagieren, kann das fatale Folgen haben. Dabei wird gern vergessen, dass es sich nicht um kleine Gruppen oder Minderheiten von Patienten handelt. Im Gegenteil: Frauen und Kinder bilden zusammen schließlich weit mehr als die Hälfte unserer Bevölkerung!

FRAUEN SIND ANDERS

Jahrhundertelang haben Wissenschaftler geglaubt, dass Frauen biologisch lediglich eine »kleinere« Ausgabe des Mannes sind.

Das menschliche Modell war daher immer ein männliches Modell. Das lag natürlich daran, dass die Gesellschaft fast ausschließlich von Männern dominiert war.

In der medizinischen Forschung hat das Ausklammern von Frauen jedoch auch einen handfesten Vorteil, und zwar bis heute: Die Hormonschwankungen und die Menstruation im Verlauf des Zyklus halten den weiblichen Körper pausenlos auf Trab und verändern seine Chemie ständig. Auch in den Wechseljahren ist dort sehr viel los. Deswegen gibt es auf zellulärer Ebene eine Menge Unterschiede zwischen Frauen und Männern. Das macht es für Ärzte und Pharmaindustrie natürlich viel komplizierter, denn für vergleichbare Ergebnisse muss auch immer der jeweilige Hormonspiegel bei der Auswertung berücksichtigt werden.

Außerdem fürchtete man nach den Erfahrungen mit Contergan (siehe Seite 40) bei einer eintretenden Schwangerschaft Auswirkungen auf das ungeborene Kind. Dagegen ergeben Tests an jungen Männern eindeutige Ergebnisse. Das vereinfacht die Auswertung deutlich und spart vor allem sehr viel Geld, das die Pharmaunternehmen für Versuche mit weiblichen Probanden zusätzlich ausgeben müssten.

Auch in den Tierversuchen vor Phase 1 (siehe Seite 43) setzen Forscher in der Regel bis heute nur auf männliche Tiere.

Erst in den 1980er-Jahren änderte sich das langsam, weil auch in der pharmazeutischen Forschung immer mehr Frauen arbeiteten. Vor allem in den USA erzwangen Frauen die Wende und lenkten die Aufmerksamkeit der medizinischen Forschung auch auf das weibliche Geschlecht. Die Forscherinnen akzeptierten einfach nicht länger, dass die Ergebnisse männlicher Testpersonen unter 40 Jahren – zu dieser Gruppe zählt bis heute immer noch der Großteil aller Probanden! – auf die gesamte Bevölkerung übertragen wurde. Endlich wurden neue Richtlinien erarbeitet und erlassen.

Besonders in den 1990er-Jahren zeigte sich dann, wie notwendig eine geschlechtsbezogene Forschung tatsächlich ist: Bei der Behandlung des HI-Virus wurde deutlich, dass die eingesetzten Medikamente nie an Frauen getestet worden waren. Die angesetzte antivirale Therapie verbesserte zwar die Gesundheit der Männer, aber bei Frauen bewirkte sie das Gegenteil: Sie erkrankten durch die Therapie deutlich intensiver! Nachträgliche Forschungen zeigten, dass die verabreichte Dosis für den weiblichen Körper zu hoch war und daher mehr schadete als nutzte.

Gleichberechtigung auch bei Arzneimitteltests?

Inzwischen wurden glücklicherweise die Vorgaben auch in Deutschland und Europa geändert und es muss nun an beiden Geschlechtern getestet werden. Wenn Arzneien nur an einem Geschlecht erforscht werden, bekommt das Mittel auch nur für dieses Geschlecht die Zulassung. Das ist beispielsweise bei einigen Medikamenten gegen Osteoporose oder Brustkrebs der Fall, weil diese Krankheiten fast ausschließlich Frauen betreffen.

Die EMA legt dazu fest, dass Medikamente in dem Ausmaß an beiden Geschlechtern getestet werden müssen, wie Männer und Frauen prozentual von der Erkrankung betroffen sind. Sie könnte also Studien mit einem zu geringen Frauenanteil in den Experimenten ablehnen. Bisher ist aber nicht bekannt geworden, dass die Zulassungsbehörde jemals ein Medikament deswegen zurückgewiesen hat.

Es gibt immer noch ein Hintertürchen für die Pharmaindustrie: »Potenziell schwangere Frauen« dürfen auch heute nicht oder nur in Ausnahmen in Medikamententests einbezogen werden.

Besonders in den Anfängen der klinischen Prüfung, also in den Phasen 1 und 2, werden auch heute kaum Frauen (10 bis 20 Prozent) in die Forschung integriert. Schließlich wissen die Forscher in Phase 1 noch gar nicht und in Phase 2 nur sehr ungenau, welche Auswirkungen neue Wirkstoffe, die bisher nur am Tier ausprobiert wurden, auf Menschen haben könnten. In Japan zum Beispiel liegt genau deswegen die Frauenquote in dieser Testphase nahezu bei null, aber auch in Deutschland und Europa ist sie äußerst gering und oft nicht genügend aussagekräftig, wie es die Kardiologin Jeanette Strametz-Juranek und der Urologe Michael Eisenmenger analysiert haben.

Genau da liegt das Problem: Vor allem in Phase 1 wird die Auswirkung und der Abbau des Medikaments im Körper untersucht und daraufhin die Dosierung vorläufig festgelegt. Doch gerade die Verstoffwechselung von Wirkstoffen passiert häufig geschlechtsspezifisch! Manche Medikamente wie die weitverbreiteten Betablocker werden von Frauen viel langsamer abgebaut als von Männern. Das bedeutet, dass Frauen eine deutlich niedrigere Dosis benötigen. Bei anderen Medikamentengruppen kann es aber auch umgekehrt sein. Das liegt daran, dass Frauen in der Regel eine höhere Herzfrequenz haben als Männer, und das zieht eine Stoffwechselbeschleunigung nach sich. Weitere Unterschiede fanden Forscher auch beim Gehirnstoffwechsel oder beim Schmerzempfinden der Geschlechter.

Ich bin ja sowieso dafür, möglichst wenig Tabletten zu nehmen, aber gerade Frauen kann ich dazu nur raten: Beugen Sie lieber mit einem gesunden Lebensstil vor, statt Ihren Körper mit Medikamenten zu konfrontieren, die nicht einmal für Ihr Geschlecht konzipiert wurden!

Besonders problematisch wird es bei allen älteren Medikamenten – in der Regel bei einer Zulassung vor 2003 –, denn bis dahin wurden Arzneien an Frauen gar nicht oder äußerst selten getestet. Die Pharmaunternehmen verweisen in diesen Fällen auf den Beipackzettel und die dort beschriebenen geschlechtsspezifischen Unterschiede. Aber ob diese auf validen Forschungen basieren, bleibt unklar. Sie gründen wohl zum größten Teil auf Erfahrungen von Frauen in der Alltagsanwendung und auf gemeldeten Nebenwirkungen.

HERZKRANKHEITEN – EIN FRAUENPROBLEM

Der aktuelle Herzbericht von 2018 zeigt, wie unterschiedlich das Herz von Männern und Frauen reagiert, obwohl es doch im Aufbau gleich ist: 51,9 Prozent Frauen starben an Herzerkrankungen und 48,1 Prozent Männer, aber die Ursachen waren unterschiedlich: Zwar starben 2016 mehr Männer an akutem Herzinfarkt, doch bei Herzrhythmusstörungen übertrafen die Frauen mit rund 16 000 Todesfällen die 10 700 der Männer deutlich und bei Herzschwäche waren es 25 300 Frauen und »nur« 15 000 Männer. Selbst Fachleute wurden von diesen großen Unterschieden überrascht und forderten nicht nur mehr Frauen in klinischen Studien, sondern auch im Vorfeld schon mehr weibliche Versuchstiere.

KINDER SIND KEINE KLEINEN ERWACHSENEN

Wenn Sie als Mutter oder Vater jetzt weiterlesen, werden Sie bei jedem Besuch des Kinderarztes vermutlich noch mehr Ängste ausstehen, als Sie sowieso schon um Ihren Nachwuchs haben. Es gibt nämlich im Grunde nur sehr wenige Medikamente für Kinder! Kinderärzte können deswegen oft gar nicht anders, als die Medikamente für Erwachsene zu nehmen und die Dosierung mit Blick auf Gewicht und Größe des kleinen Patienten und gemäß ihrer Erfahrung aus der Praxis herunterzurechnen. Dabei ist der junge Organismus in all seinen biologischen und biochemischen Prozessen ganz anders als unsere »fertigen« Körper: Kinder wachsen schnell, brauchen viel Energie und Baustoffe, die ihr Stoffwechsel schnellstens verarbeiten muss. Das Immunsystem bildet sich noch und muss viele Fremdstoffe noch kennenlernen. Deswegen können Kinder beispielsweise Wirkstoffe aus Arzneimitteln oft nicht so gut abbauen.

Tests mit Kindern und Jugendlichen finden in der Regel erst statt, wenn Phase 3 abgeschlossen ist und das Medikament schon eine höhere Sicherheitsstufe besitzt. Die Ausnahme davon ist, dass auch bei minderjährigen Patienten in Phase 3 schon getestet werden muss, wenn es um eine Krankheit geht, die auch in dieser Altersgruppe zu finden ist. Das gilt allerdings in Europa erst seit 2007, sodass alle vor dieser Zeit zugelassenen Medikamente diesen Nachweis und diese Phase nicht durchlaufen haben. Diese Medikamente – und das sind die meisten! – wurden niemals für die junge Zielgruppe erprobt!

Aber selbst wenn der Kinderarzt ein neueres Mittel nutzt, ist es meist nicht für Babys oder kleine Kinder zugelassen. Denken Sie nur an Kortisonpräparate, die inhaliert werden müssen! Sie sind eigentlich erst für Jungen und Mädchen ab sechs zugelassen, aber natürlich leiden auch deutlich jüngere Kinder an Asthma – und das sogar immer öfter!

Besonders schwierig wird es auch, wenn zu früh geborene Säuglinge hochwirksame Arzneien benötigen wie zum Beispiel Herzmedikamente.

KINDERSTUDIEN – MEIST UNMORALISCH

Jedem, auch der Pharmaindustrie, ist klar, dass Studien an Kindern extrem wichtig sind, um nachhaltige Schäden im jungen Organismus zu vermeiden. Optimal wäre es sogar, ein neues Medikament in den verschiedenen Altersstufen zu überprüfen. Dabei stehen die Entwickler zunächst vor der Herausforderung, Testreihen auszuarbeiten, die nicht zu lange dauern. Gerade jüngere Kinder verändern sich ja so schnell, dass die Ergebnisse bei langen Testphasen nicht vergleichbar wären.

Viel schwieriger aber ist es, geeignete Testkinder zu finden. Eltern müssen die Teilnahme natürlich schriftlich erlauben, doch welche Mutter und welcher Vater wollen schon das eigene Kind als Versuchskaninchen zur Verfügung stellen? Deswegen führten einige Pharmafirmen bis in die 1970er-Jahre ihre Tests an Heimkindern durch: Eltern mussten nicht gefragt werden und für die Heimleitung war die Vergütung der Tests eine einfache zusätzliche Einnahmequelle. Leidtragende waren die unmündigen Kinder, die meist nicht einmal wussten, warum sie ihre Medizin nehmen sollten. Dieses unrühmliche Kapitel in der Pharmaforschung ist zum Glück Vergangenheit, aber ob es gegenwärtig besser läuft, können Sie selbst beurteilen:

Vor allem für kleine Kinder muss auch oft die Zubereitung eines Wirkstoffs geändert werden. Statt einer Tablette, die sie nicht schlucken können, wird ein leckerer Saft hergestellt oder vielleicht ein Zäpfchen.

TESTVAGABUNDISMUS IN AFRIKA, INDIEN, SÜDAMERIKA

Alle Versuche an und mit Menschen müssen in Europa vorher von einer Ethikkommission genehmigt werden. Das erschwert vieles und so wandern Pharmakonzerne mit ihren Medikamentenstudien oft in andere Länder ab, um diese ethischen Richtlinien zu umgehen. Gerade wenn es um die Zulassung von Medikamenten für Kinder geht, sind Entwicklungsländer für die Pharmaunternehmen ein lohnendes Pflaster. In ärmeren Ländern speziell in Afrika haben Eltern oft überhaupt keinen Zugang zu einer guten medizinischen Versorgung für ihre Kinder. Das ändert sich, wenn sie an klinischen Studien teilnehmen können. Für die Medikamentenentwickler ist das eine Chance, relativ unkontrollierte Versuche an und mit Kindern durchzuführen – oder genauer: Versuche, die in Europa nicht genehmigt worden wären. Auch in Indien werden viele Studien mit Kindern durchgeführt, weil die Ethikkommissionen dort deutlich geringere Maßstäbe für solche Forschungen ansetzen.

Diesen »Prüfungstourismus« in ärmere Länder will die EU-Kommission eindämmen, indem sie – ausgerechnet – die Vorgaben für Arzneimitteltests vereinfacht. Der Vorsitzende der Bundesärztekammer Frank Montgomery befürchtet eine Aufweichung der strengen Regeln, denn die Pläne sehen vor, die Verpflichtung zur Ethikkommission abzuschaffen. Er fordert stattdessen für alle Länder eindeutige Richtlinien für die Prüfung und Zulassung von Medikamenten. Die Sicherheit der Testpersonen müsse auf jeden Fall gewährleistet bleiben.

Auch die Studien der Medikamente für Erwachsene finden zu einem großen Teil in Südamerika, China, Indien oder Afrika statt, weil Tests dort billiger und die Vorschriften nicht so streng sind wie in Europa.

OBJEKTIVE FORSCHUNG: NUR EIN TRAUM?

Nur saubere und objektiv einwandfreie Studien zur Wirkung von Arzneimitteln bringen wirkliche Erkenntnisse über die therapeutischen Effekte einer neuen chemischen Substanz. Wenn diese Eigenschaften nicht gewährleistet sind, können Medikamente niemals mit bestem Wissen und Gewissen neutral entwickelt und zur Marktreife gebracht werden. Aktuell wird fast immer nur eine einzige Studie zu einem neuen Medikament durchgeführt. Die kann aber nur in seltenen Fällen ausreichende Erkenntnisse liefern. Dafür wären fast immer mehrere Studien nötig. Aber das würde sehr viel mehr Aufwand bedeuten und damit deutlich höhere Kosten. Für Pharmaunternehmen ist das aber ökonomisch nicht interessant.

Blicken wir auf den Lobbyismus der Pharmaindustrie in Berlin und in Brüssel, dann können wir schnell den durchdringenden Einfluss dieser Branche in allen politischen Entscheidungen erkennen. Unabhängigkeit sieht anders aus! Im Bericht von Corporate Europe Observatory[9] wird deutlich, welche Macht die Pharmalobby besitzt: In Brüssel gab die Pharmabranche im Jahr 2015 rund 40 Millionen Euro aus, um mit Politikern und einflussreichen Entscheidern der Politik in Kontakt zu treten. Das Resultat davon ist, dass die Branche bei sämtlichen wichtigen Sitzungen mit am Tisch sitzt.

Solange die Pharmaindustrie immer noch der größte Forschungsförderer der Bundesrepublik Deutschland ist und sich sogar in renommierte Exzellenzuniversitäten als Großsponsor einkaufen kann, müssen wir davon ausgehen, dass Neutralität der

Wissenschaft in diesem Sektor nur ein schöner Traum ist. Grundsätzlich brauchen wir aber eine neutrale Forschung und objektive, nicht geschönte Ergebnisse! Nur dann ist Forschung glaubwürdig und nur dann können Medikamente wirklich sicher sein.

HER MIT DEN »NEGATIVEN« ERGEBNISSEN!

Ich komme noch einmal auf das zurück, was ich auf Seite 44 bereits angedeutet habe. Betrachte ich die naturwissenschaftliche Forschungslandschaft, springt mir ins Auge, dass es nur Studien mit positiven Ergebnissen gibt. Komisch, denn das ist an meinem Institut anders: Längst nicht immer verläuft ein Versuch wie vermutet und oft führt uns das Ergebnis nicht weiter. Trotzdem war diese Forschung dann nicht wertlos: Auch das Widerlegen einer These ist ein wichtiger Erkenntnisgewinn, zeigt es doch, dass der eingeschlagene Weg falsch war und weiter gesucht werden muss!

Tatsächlich werden in Deutschland nur die Hälfte aller Studien überhaupt veröffentlicht: Forscher wählen nur die zielführenden aus, wir haben ganz eindeutig eine positive Publikationsselektion. Nur positive Ergebnisse sind anscheinend gute Ergebnisse.

Der bekannte Biologe Rupert Sheldrake vertritt sogar die Ansicht, dass nur maximal 10 Prozent aller medizinischen Studien veröffentlicht werden. Im Umkehrschluss kämen dann 90 Prozent der Forschungsergebnisse niemals an die Öffentlichkeit. Wenn bis zu 90 Prozent der Daten verschwiegen werden, muss sich die Pharmaindustrie die Frage gefallen lassen, welche Auswirkungen diese sehr selektive Berichterstattung auf uns Patienten besitzt.

Auch der frühere Direktor des deutschen Cochrane Zentrums, Professor Dr. Gerd Antes, spricht von einem riesigen Leck an fehlenden Daten und Ergebnissen. Seiner Kenntnis nach werden maximal 50 Prozent aller Studien überhaupt veröffentlicht.

Irgendwo zwischen 50 und 90 Prozent liegt sicher die Realität – und das sind eindeutig viel zu viele unveröffentlichte Studien! Genau deswegen plädiere ich, wie schon erwähnt, seit Jahren für ein Studienregister, in dem alle Studien von Anfang an angemeldet werden müssen – und das am besten bei einer neutralen und objektiven Institution, wie es seit einigen Jahren in den USA schon gemacht wird.

Grobe Fehler in medizinischen Studien

Im Frühjahr 2019 erschien unter dem Namen »COMPare-Project« eine große Studie vom Zentrum für evidenzbasierte Medizin an der Universität Oxford unter Leitung von Ben Goldacre. Seine Untersuchung von 67 klinischen Studien sorgte für großes Aufsehen, denn er attestiert darin den wissenschaftlichen Standards von 58 Pharmastudien durchgängig große Mängel! Zudem moniert er, dass Medikamente oft viel positiver und wirksamer dargestellt werden, als sie tatsächlich sind!

Besonders problematisch sei, dass die meisten Studien vorab nur selten ein klares Ziel ihrer Untersuchung festlegten. Dann würde mit den Ergebnissen flexibel umgegangen, je nachdem welches Ergebnis man gut publizieren könne. Am Beispiel eines Antidepressivums für Jugendliche zeigte sich die gesamte Problematik dieses Vorgehens: Innerhalb der Studie wurden sechs Ziele formuliert, aber keins davon konnte das neue Medikament erreichen. Die Autoren veränderten ihre ursprüngliche Methodik im Nachhinein und ergänzten die Studie um weitere 19 Ziele. Davon erreichte das Arzneimittel dann bei einigen wenigen einen geringen Effekt. Dies führte aber dazu, dass dieses Medikament jahrelang jungen Patienten verabreicht wurde, obgleich es letztlich überhaupt keine Verbesserung gegenüber dem Vorgänger brachte und nicht besser als ein Placebo wirkte, dafür allerdings teilweise sehr heftige Nebenwirkungen hatte.

WISSENSCHAFT ALS HANDELSWARE

Erst kürzlich bekam ich die Aufforderung zu einer Publikation in einem sehr bekannten Journal. Sie war aber verbunden mit folgendem Vorschlag: Wenn ich eine Studie innerhalb von sieben Tagen, egal ob kurz oder lang, einreichen würde, entstünden mir keine Veröffentlichungskosten. Ich kam mir vor wie auf einem wissenschaftlichen Jahrmarkt mit Skonto – und das widerspricht grundsätzlich meinem Verständnis von Wissenschaft.

Tatsächlich publizieren viele, selbst hochkarätige Magazine und wissenschaftliche Journale nur dann Artikel, wenn dafür bezahlt worden ist. Da kann jeder abschätzen, welche Ergebnisse Eingang in die Zeitschriften finden und somit in die Scientific Community. Der »kleine«, neutrale Forscher wird es schwer haben, an die Öffentlichkeit durchzudringen.

Neue Forschung schon veraltet?

Bis die Daten von Studien normalerweise veröffentlicht werden, durchlaufen sie mindestens drei Filter:

◇ Erstens entscheidet der **Wissenschaftler selbst,** welche Daten er überhaupt veröffentlicht.

◇ Dann im nächsten Schritt richten in meist sehr aufwendigen **anonymen Review-Verfahren** Gutachter darüber, wie und ob bestimmte Ergebnisse dargestellt und publiziert werden dürfen und können.

◇ Im letzten Schritt dann entscheiden die **Redaktionen der Zeitschriften,** wie und wann diese Publikation den Weg in die Zeitschrift findet.

Das kann unter Umständen im Gesamtprozess mehrere Jahre dauern und im Falle von Medikamenten und deren Zulassung sogar über Leben und Tod entscheiden. Professor Antes geht

NEUTRALE MEDIZIN-INFORMATIONEN

Wenn Sie sich neutral und umfassend informieren möchten, dann empfehle ich Ihnen zwei Institutionen:

Cochrane Library – Cochrane Deutschland Stiftung (CDS). Die Cochrane Library ist ein unabhängiges Informationsportal zu evidenzbasierten medizinischen Themen für die Öffentlichkeit und für alle Gesundheitsberufe, besonders für Ärzte und Wissenschaftler, aber auch für Patienten. In den Datenbanken finden Sie sämtliche Informationen und auch Studien zu nahezu allen Themen der studienbasierten Medizin und damit auch klinische Studien und Übersichtsarbeiten zu Effekten und Wirkungen von Medikamenten. Die bereitgestellten Zusammenfassungen der aktuellen Studien können kostenlos eingesehen werden und die langen, vollständigen Texte einer Publikation sind ein Jahr nach Veröffentlichung ebenfalls kostenfrei anzusehen. www.cochrane.de

IQWiG. Das Institut für Qualität und Wirtschaftlichkeit im Gesundheitswesen (IQWiG) ist ein unabhängiges wissenschaftliches Institut, das den Nutzen, aber auch den Schaden von medizinischen Maßnahmen für Patienten untersucht. Diese Ergebnisse werden dann in Form von allgemeinen Gesundheitsinformationen für alle Bürger oder als spezielle wissenschaftliche Berichte veröffentlicht. www.iqwig.de

sogar noch weiter und sagt, das so hochgelobte »Forschungsland Deutschland« liege im Tiefschlaf. Ich meine: In der deutschen Forschung herrscht Stillstand auf der ganzen Linie! Denn gerade in der medizinischen Forschung, so Antes' Einschätzung, trifft falsches oder nur stark verzögertes Wissen den Bürger nicht nur als Steuerzahler, sondern vor allem als Patient oder auch als Gesunden, der in Vorsorgemaßnahmen gedrängt wird, die keinerlei Evidenz besitzen und oft nur wenig nützen, wie die Mammografie, die Bestimmung des PSA-Wertes zur Entdeckung von Prostatakrebs oder auch Herzkatheter-Untersuchungen.

Das IQWiG hält viele sogenannte Vorsorgeuntersuchungen in Arztpraxen für absolut fragwürdig und eher für das »Portemonnaie des Arztes« entwickelt. Bisher konnte nicht wissenschaftlich nachgewiesen werden, dass die manuelle Tastuntersuchung der Prostata, der allgemeine Check-up beim Hausarzt, die Knochendichtemessung zur Prävention einer Osteoporose und sogar das stark angepriesene Hautkrebs-Screening zu einer Reduzierung der entsprechenden Krankheitsfälle führte. Und Kritiker dieser »Angebote« argumentieren zunehmend, dass Vorsorgeuntersuchungen nicht selten sogar zu Fehldiagnosen führen bis hin zu unnötigen Operationen und langjährigen Behandlungen, von den damit einhergehenden teils gravierenden Persönlichkeitsbeeinträchtigungen und psychischen Belastungen der Betroffenen gar nicht zu reden.

NEUE KRANKHEITEN,
ALTE THERAPIEN

»Sie sind nur so lange gesund, bis ich Sie gründlich untersucht habe!« Im ersten Moment staune ich nicht schlecht, als ein Professorenkollege diesen Satz zu mir sagt. Schließlich fühle ich mich doch topfit und habe überhaupt keinen Grund, zum Arzt zu gehen! Tatsächlich aber beschreibt mein Kollege damit die Lage unserer hochmodernen Medizin und unseres Gesundheitswesens sehr treffend: Die aktuelle Medizin ist technikorientiert und richtet ihr Augenmerk in erster Linie auf die mechanistischen Aspekte von Gesundheit und Krankheit, weil sie diese chirurgisch, kardiologisch, orthopädisch, internistisch, radiologisch, endokrinologisch, onkologisch, neurologisch, urologisch, gynäkologisch, proktologisch, immunologisch oder einfach nur medikamentös behandeln kann.

In meinem Fall könnte das bedeuten: Der Kollege würde mich ins CT stecken und bei der Auswertung der Bilder feststellen, dass einer meiner Brustwirbel eingebrochen ist. Vielleicht würde er eine Operation vorschlagen, so wie es damals tatsächlich passierte, als ich nach einem schweren Mountainbike-Unfall in den norditalienischen Alpen im Krankenhaus landete. Bis heute birgt eine solche OP viele Risiken und ich entschied mich damals dagegen und setzte stattdessen auf gezielte Gymnastik und tägliches Muskeltraining – und bis heute habe ich keine Schmerzen an diesem Wirbel: Ich bin einfach nur ein wenig »krumm«.

Ich habe es am eigenen Leib erlebt und deshalb bin ich so kritisch, denn mein Beispiel zeigt: Alles, was nicht im Blick der jeweiligen Disziplin oder außerhalb des Rasters liegt, bleibt viel zu oft unbeachtet. Dabei stellen wir doch immer öfter fest, dass gerade individuelle Aspekte unsere Gesundheit extrem beeinflussen. So geht es nicht nur um gesunde Ernährung und genug Bewegung, sondern auch darum, wie wir uns fühlen: Sind wir verliebt oder traurig? Gestresst oder guter Dinge? Unzufrieden, überlastet oder ausgeruht? All das beeinflusst unsere Gesundheit, unser Schmerzempfinden und auch die Genesung.

WO BLEIBT DER MENSCH?

Kaputte Zähne, arthrotische Gelenke, verstopfte Arterien, tumoröse Zellen, »falsch« schlagende Herzen: Die Medizin sieht uns Menschen – und auch alle anderen lebenden Organismen – vor allem als physikalisch-chemische Maschinen an. Das können Sie schon an den medizinischen Begriffen erkennen wie Stütz- und Bewegungsapparat oder Fußstatik und auch an den Untersuchungsmethoden, die – teilweise mit teuerster Technik – meist nur nach optisch sichtbaren Veränderungen suchen oder im Blut nach Abweichungen von der sogenannten Norm schauen. Mit einem komplizierten Knochenbruch oder einem eigentlich todbringenden Tumor werden Sie bestens bei uns versorgt, aber mit zu hohem Blutdruck oder Cholesterinspiegel geraten Sie in den Teufelskreis der Tabletten und man stellt Ihnen keine Heilung in Aussicht, sondern behandelt nur Symptome.

Dieser mechanistische Grundansatz, bei dem es vor allem um die rein funktionale und mechanische Seite des Körpers geht, greift heutzutage viel zu kurz. Das beweisen die Krankheitsstatistiken, denn sie dokumentieren eindrucksvoll zwei Dinge:

◇ den **Wandel der Krankheiten und Probleme** in unserer Gesellschaft von lebensbedrohlichen Infektionen hin zu lebensstilbedingten Volkskrankheiten sowie

◇ den **teilweise ausbleibenden Erfolg** oder nennen wir es besser den Misserfolg des Systems.

Trotzdem werden weiterhin in großem Umfang Gelder in molekulare oder genetische Forschungsprojekte gesteckt. Das aber entspricht nicht mehr den Bedürfnissen unseres Gesundheitswesens mit seinen neuen Problemen und Krankheiten. Wir brauchen heutzutage eine Medizin, die nicht nur unseren Körper »repariert«, sondern auch unsere Gefühle und unsere Seele einbezieht, also eine ganzheitliche Medizin. Diese Ansätze haben es schwer bei uns: Sie erfordern mehr Einsatz vom Arzt, aber auch vom Patienten. Außerdem haftet ihnen – trotz zunehmender Erfolge – häufig ein Hauch von Esoterik, Voodoo oder Zauberei an. So wird die Akupunktur bei bestimmten Beschwerden von der Krankenkasse bezahlt, weil Studien ergeben haben, dass sie dabei gut hilft. Aber wie sie tatsächlich wirkt, weiß niemand genau. Also wird diese sanfte Methode nur in Ausnahmefällen eingesetzt.

Wenn bei der Therapie Gefühle nicht zählen

Wie wichtig es ist, dass wir unseren Blick auf den ganzen Menschen richten, zeigt der letzte Gesundheitsbericht des Bundes.[10] Er listet psychische und gesundheitliche Probleme in einer Dimension auf, die vor 20 Jahren noch gar nicht oder doch deutlich seltener bei uns vorkamen:

◇ **Stress:** 14 Prozent der Frauen klagen über chronischen Stress und auch 8 Prozent der Männer.

◇ **Burn-out:** 2 Prozent der Frauen und 1 Prozent der Männer waren in den vorhergehenden 12 Monaten wegen Burnout krankgeschrieben.

◇ **Depression:** 13 Prozent der Frauen und 6 Prozent der Männer waren im vorhergehenden Jahr wegen einer Depression krankgeschrieben.

◇ **Angst:** Bei 21,4 Prozent der Frauen und 9,3 Prozent der Männer waren Angststörungen im vorhergehenden Jahr ein Problem.

◇ **Zu hohes Gewicht:** Übergewichtig waren 53 Prozent der Frauen und 67 Prozent der Männer. Sogar adipös waren 23 Prozent der Männer und 19 Prozent der Frauen – mit zunehmender Tendenz bei beiden Geschlechtern!

◇ **Bluthochdruck:** Mittlerweile sind 20 Millionen Erwachsene Hypertoniker, jeder Dritte hat also einen zu hohen Blutdruck.

Die auffällige Zunahme psychischer Erkrankungen wird immer noch nicht richtig ernst genommen! Dabei ist schon lange bekannt, dass sich unsere Gefühle auch in unserem Körper »festsetzen«. (Dauerstress erzeugt zum Beispiel eine ständig angespannte Muskulatur.) Sie sind *die* entscheidende Ursache für viele körperliche Beschwerden, die wir dann medikamentös behandeln. Dazu gehören Rückenschmerzen oder auch zahlreiche Herz-Kreislauf-Erkrankungen, wie hoher Blutdruck, Herzinfarkt und Schlaganfall, oder Stoffwechselstörungen, Übergewicht und Adipositas.

All diese »Volkskrankheiten« verlangen ein gänzlich anderes Vorgehen im Gesundheitswesen: eine deutliche Einbeziehung der Persönlichkeit und der individuellen Umweltfaktoren sowie eine Abkehr von der mechanistischen Denkweise.

Wenn das individuelle Verhalten und der Lebensstil der Patienten im Mittelpunkt stehen, drängen sich fast automatisch ganz andere Behandlungsansätze geradezu auf, die deutlich weniger oder sogar keine Nebenwirkungen haben. Mit diesem Buch will ich Ihnen solche Alternativmaßnahmen zeigen und Sie »raus aus der Tablettenfalle« führen. Nicht zuletzt geht es dabei über das körperliche Wohlbefinden hinaus doch immer auch um das seelische Wohlbefinden.

KRANKSCHREIBUNGEN WEGEN PSYCHISCHER PROBLEME[11]

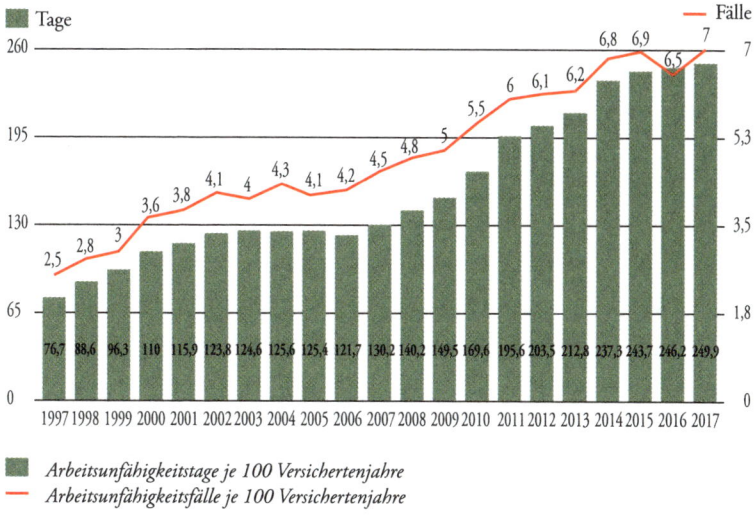

Arbeitsunfähigkeitstage je 100 Versichertenjahre
Arbeitsunfähigkeitsfälle je 100 Versichertenjahre

ZU WENIG BEACHTET: SELBSTHEILUNG

Wenn Sie sich geschnitten oder eine Schürfwunde zugezogen haben, finden Sie es ganz normal, dass sich die Haut schnell wieder verschließt. Gebrochene Knochen heilen und Muskelrisse repariert der Körper selbst und viele Zellen werden rasch durch neue und leistungsfähige Zellen ersetzt, wenn sie ihre Funktionsfähigkeit verloren haben. So regeneriert sich das Blut zum Beispiel dreimal im Jahr komplett, um den Körper optimal zu versorgen. Auch bei der Darmschleimhaut sichert ein ständiger Reparatur- und Erneuerungsprozess bis ins ganz hohe Alter die einwandfreie Arbeit der Verdauung. Selbst Immunzellen werden im Körper ständig auf- und abgebaut, damit unsere Abwehr uns schützt und Eindringlinge wie Viren und Bakterien zielsicher und effektiv bekämpft. Ja, wir werden sogar immun gegen bestimmte Angreifer, wenn wir die Krankheit einmal durchgemacht haben: So lern- und anpassungsfähig ist unser Immunsystem.

UNTERSCHIEDLICHE LEBENSDAUER VON VERSCHIEDENEN KÖRPERZELLEN

Zellart	Lebensdauer
Dünndarmzellen	2 Tage
Weiße Blutkörperchen	4 Tage
Magenschleimhautzellen	7 Tage
Lungenzellen	8 Tage
Dickdarmzellen	10 Tage
Lippenzellen	14 Tage
Hautzellen	14–50 Tage
Rote Blutkörperchen	120 Tage
Leberzellen	6–12 Monate
Herzzellen	1–2 % der Zellen erneuern sich pro Jahr
Knochenzellen	10–15 Jahre
Muskelzellen	15 Jahre
Augenlinsenzellen	lebenslang
Sinneszellen im Ohr	lebenslang
Schweißdrüsen	lebenslang
Haarfollikelzellen	lebenslang

Umgekehrt wissen wir auch, dass selbst bei einer guten medizinischen Versorgung die Heilung sich nur dann einstellt, wenn der Betroffene wirklich gesunden will und dadurch sein Organismus mithilft.

Die innere Einstellung heilt mit: Placebo- und Nocebo-Effekt

Wie wichtig die innere Einstellung tatsächlich ist, zeigen die Forschungen um den Placebo-Effekt. »Ich werde gefallen«, ist die deutsche Übersetzung des lateinischen Worts Placebo und sie umschreibt das Phänomen ganz gut: Wenn uns etwas gefällt, also wenn wir eine positive Erwartungshaltung gegenüber einem Medikament oder einer Behandlung haben, reagiert unser Körper entsprechend positiv – und zwar auch, wenn überhaupt keine Behandlung stattgefunden hat!

Das Phänomen kennen Sie sicher von Tabletten und anderen Arzneimitteln. Wie weit jedoch unsere innere Einstellung tatsächlich reicht, zeigen die Tests mit umfangreichen Placebo-Operationen: Da öffnet man bei Menschen mit koronarer Herzerkrankung operativ den Brustkorb und verschließt ihn wieder, ohne etwas gemacht zu haben. In Kniegelenke von Menschen mit Arthrose schaut man hinein und macht letztlich nichts. Auch bei einer Vergleichsgruppe von Patienten werden Brustkorb oder Kniegelenk geöffnet und dann wird das getan, was mit dem Patienten verabredet ist und was er erwartet: eine medizinische Behandlung. Das Verrückte ist aber, dass sich sowohl die wirklich

Alternative Heilmethoden wie homöopathische Mittel und Bach-Blüten enthalten so winzige Mengen an Wirkstoffen, dass Kritiker ihre heilende Wirkung mit dem Placebo-Effekt begründen. Doch reagieren auch Tiere auf diese Methoden positiv. Ob das dann wirklich nur an der Zuwendung liegt, wie die Kritiker behaupten? Oder reagiert unser Körper doch auf winzigste Wirkstoffmengen?

behandelte Gruppe als auch die scheinbehandelte Gruppe nach dem Eingriff deutlich besser fühlte und sogar die Herzen und Knie der unbehandelten Patienten danach wieder besser funktionierten.

Umfangreiche Studien belegen, dass Tabletten, die aus Zucker bestehen, Spritzen, die nur Wasser injizieren, oder kleine operative Schnitte ohne anschließende Behandlung und sogar inaktivierte elektrische Geräte, die einfach nur angeschlossen wurden, unmittelbar positive Heilungsprozesse nach sich ziehen.

Das Ganze funktioniert auch umgekehrt und heißt dann negativer Placebo- oder auch Nocebo-Effekt (lateinisch nocebo, »ich werde schaden«) und kommt in Medikamentenstudien mit Placebos gar nicht selten vor: Vor einer Studie werden alle Teilnehmer über mögliche Nebenwirkungen aufgeklärt. Im Schnitt bekommen etwa ein Fünftel bis ein Viertel der Probanden, die ein Placebo erhielten, Nebenwirkungen, weil sie damit rechnen und weil sie darauf »warten«.

GESUNDHEIT IST KEIN ZUFALL

»Ich habe eben schlechte Gene!« Damit erklärt sich
so mancher seine Zipperlein oder den »stämmigen«
Körper – und hat eine gute Ausrede, nichts weiter zu
unternehmen. Doch das war gestern. Heute gilt: Wir
können die Programmierung unserer Gene verändern –
und damit auch unsere Gesundheit. Unser Lebensstil
ist der Dreh- und Angelpunkt, die Antwort auf die
Frage nach Gesundheit oder Krankheit.

DIE GENE?
DIESE AUSREDE
ZÄHLT NICHT

Sergey Brin, einer der Google-Gründer, weiß, dass er ein genetisch erhöhtes Risiko für Parkinson hat. Da seine Mutter daran erkrankte, ließ er eine Genanalyse durchführen – und erhielt dieses Ergebnis, das die meisten Menschen wohl umgeworfen hätte. Doch er zog konkrete Konsequenzen daraus: Er veränderte seinen Lebensstil komplett und achtet seitdem auf genügend Bewegung, gesunde Ernährung und nicht zu viel Stress. Damit hat er sehr gute Chancen, dem Parkinson ein Schnippchen zu schlagen.

Der Einfluss der Gene auf die Gesundheit liegt nämlich tatsächlich nur bei knapp 7 Prozent! Das ist das Ergebnis einer 2018 veröffentlichten Studie. Da der Google-Gründer erstklassigen Zugang zu den neuesten Informationen der Welt hat, weiß er sicher, dass Gene an- und abgeschaltet werden können, und setzt mit seiner Lebensstiländerung zielstrebig die neuesten Erkenntnisse der Wissenschaft um. Unsere molekularbiologischen Strukturen – und dazu zählen auch die Gene – verändern sich nämlich nahezu unentwegt. Was

Die Gesamtheit aller epigenetischen Strukturen einer Zelle wird Epigenom genannt. Dieses Epigenom legt letztlich fest, welches der etwa 23 000 Gene jeder menschlichen Zelle benutzt wird oder ungenutzt und »abgeschaltet« bleibt.

niemand bisher in diesem Ausmaß vermutete: Sie reagieren auf Umwelteinflüsse und vor allen Dingen auf unser Verhalten. Die übrigen etwas mehr als 90 Prozent bestimmt also unser alltägliches Leben – und das haben wir im Großen und Ganzen selbst in der Hand!

Diese Vorgänge erforscht die Epigenetik, ein relativ neues Fachgebiet, das gerade in den letzten Jahren bahnbrechende Erkenntnisse brachte. Sie erklären viele bisher undurchsichtige Zusammenhänge und dazu gehört auch die Frage, warum unser Lebensstil unsere Gesundheit so sehr beeinflusst.

EPIGENETIK – NEU UND UMWÄLZEND

»An, neben oder über der Vererbung« – so können Sie den Begriff Epigenetik übersetzen. Dann verstehen Sie, dass es nicht um die Erbsubstanz selbst geht, also nicht um unsere DNA, die wir von unseren Eltern bekommen haben, sondern um biochemische Vorgänge rundherum. Allerdings sind diese Vorgänge so bedeutsam, dass sie darüber bestimmen, wie sich Gene in unserem Leben auswirken. Am einfachsten ist es an Krankheiten zu erklären: Wenn Sie das Gen für Krebs geerbt haben, heißt das nicht automatisch, dass Sie auch Krebs bekommen. Sie haben nur die Veranlagung dafür geerbt. Ob die Erkrankung ausbricht oder nicht, bestimmen epigenetische Faktoren – und die können Sie beeinflussen! Deswegen erwischt der Krebs auch Menschen ohne genetische Veranlagung: Sie haben dann ihr individuelles Limit an Belastung überschritten.

Gene – Zeugen unseres Lebens

Die Zwillingsforschung lieferte dazu beeindruckende Ergebnisse: Eineiige Zwillinge haben die gleiche DNA und stimmen im Alter von 3 Jahren auch noch fast epigenetisch überein. Mit 50 Jahren klafft bei beiden die Epigenetik umso weiter auseinander, je unterschiedlicher sie ihr Leben geführt haben.

Zu den epigenetischen Faktoren gehört praktisch alles, was uns im Leben widerfährt, und zwar beginnend mit unserem Leben als Embryo im Mutterleib. Gerade diese frühkindliche Phase halten Genetiker für besonders prägend. Aber auch im weiteren Verlauf unseres Lebens beeinflussen wir unser Epigenom ständig auf verschiedene Arten:

◇ durch die **Umweltbedingungen:** Lärm, Chemikalien in unserer Umgebung und Ernährung,
◇ durch das **individuelle Verhalten:** Ernährung, Bewegung, Stress und Entspannung,
◇ durch unsere **gesellschaftlichen Bedingungen:** Arbeit, Familie, Freunde und unsere Zufriedenheit damit.

Wie umfassend die Bedeutung dieser Prozesse für unseren Organismus ist, beginnen wir gerade erst zu verstehen. Unsere körperliche Fitness, unsere Gesundheit, unsere Widerstandskraft und unsere psychische Stabilität sind bis ins hohe Alter das Ergebnis und die Reaktion auf unser ganz reales Leben – und wir können sie durch eine Veränderung unseres Lebens beeinflussen: zum Positiven und zum Negativen.

Unsere Zellen und unsere Gene erinnern sich an alles, was wir in unserem Leben getan haben. Sie speichern eine bereits Jahre oder Jahrzehnte zurückliegende Botschaft. Diese Botschaft ist quasi molekularbiologisch in unsere Zellen geschrieben. Deswegen wirkt ein unverarbeitetes Trauma aus der Kindheit wie Missbrauch oder Angst bis ins Alter weiter, und zwar keineswegs nur in unserem Unterbewusstsein und in den Tiefen unserer Seele, sondern ganz klar auch auf körperlicher Ebene. Dort kann es zum Beispiel eine Spannung der Muskeln und darüber Schmerzen auslösen oder auch Atembeschwerden, Autoimmunerkrankungen und Essstörungen.

Durch die Gene, die wir von unseren Eltern geerbt haben, kommen auch noch die Informationen und Erfahrungen unserer

Vorfahren, also das Leben unserer Eltern und Großeltern hinzu. Aus ethischen und zeitlichen Gründen wird das vor allem an Ratten und Mäusen erforscht und wurde bei ihnen auch eindeutig nachgewiesen. In den Niederlanden wurden die Menschen untersucht, die im Hungerwinter des Zweiten Weltkriegs 1944/45 geboren wurden, sowie deren Enkel: Beide Generationen sind häufig untergewichtig, obwohl ihnen heutzutage genug Essen zur Verfügung steht.

BEWEGUNG BEEINFLUSST
DIREKT UNSERE GENE

Wir wissen, dass Bewegung viele positive gesundheitliche Prozesse im Körper anregt und dafür sorgt, dass zahlreiche Erkrankungen einfach deutlich seltener, sehr viel später oder erst im hohen Alter eintreten. Dass aber körperliche Aktivität unsere Gene direkt beeinflusst, wusste auch ich lange nicht. Besonders beeindruckt hat mich eine Studie des Karolinska-Instituts an der Universität in Stockholm mit dem Projektnamen »EpiTrain« – Epigenetik im Training aus dem Jahr 2014. 23 junge, trainierte Probanden mussten auf einem Fahrradergometer ihre Beinmuskulatur stärken und kräftigen. Das Besondere an diesen Fahrrädern war, dass sie nur ein Pedal besaßen und dadurch nur ein Bein trainiert wurde. Die Probanden fuhren über 12 Wochen jeweils 4-mal pro Woche für 45 Minuten einbeinig Rad. Um den epigenetischen Effekt des Trainings analysieren zu können, entnahmen die Wissenschaftler den Sportlern Gewebeproben aus der Beinmuskulatur und bestimmten das Erbgut der Muskelzellen. Besonders interessiert waren die Forscher an speziellen biochemischen Strukturen wie Acetyl-, Phosphor- und Methylgruppen: Sie steuern in der Muskelzelle, welche ihrer Gene die Zelle benutzt und welche abgeschaltet bleiben. Ändert sich durch Training das Epigenom, so verändert sich insgesamt auch das Leben und die Identität der betroffenen Zelle: Wie bei einem Computer wechselt die Zelle in ein anderes Programm – sie arbeitet dann ab sofort nach einer anderen Gebrauchsanweisung.

Das einbeinige muskuläre Training zeigte natürlich seine Wirkung: Schon von außen konnte man sehen, dass die Muskeln stärker und kräftiger wurden. Aber auch das Innenleben der Muskulatur änderte sich gravierend. Der Metabolismus, also der Stoffwechsel der Muskelzellen stellte sich auf eine andere Form der Energiebereitstellung um. Das alles sind aus meiner Sicht ganz nette Effekte, aber die waren zu erwarten.

Interessant für die schwedische Physiologin Malene Lindholm war aber die Analyse des epigenetischen Gedächtnisses der Muskelzellen im trainierten Bein: Tatsächlich waren die epigenetischen Schalter in den Zellkernen der Muskelzellen des aktiven Beins im Vergleich zum inaktiven Bein umgelegt: Den Sportlern standen andere und neue Gene zur Verfügung. Es waren neue Genaktivierungsmuster entstanden und so wurden aus bisher inaktiven Muskelfasern sportliche und gut belastbare Muskelfaserstrukturen – aber nur in dem trainierten Bein. Im Epigenom des untrainierten Beins veränderte sich nichts. Beide Beine waren vor dem Experiment genetisch identisch ausgestattet – das hatte Lindholm natürlich überprüft.

Bemerkenswert ist, wie umfangreich die Veränderungen waren: Insgesamt entdeckten die Forscher an exakt 4076 Stellen des Erbguts Unterschiede zwischen dem untrainierten und dem trainierten Bein. Natürlich blieb der DNA-Code grundsätzlich unverändert, aber es veränderte sich – und das ist entscheidend! – die Steuerung dieses Codes!

Diese Studie zeigt eindrucksvoll, dass sich selbst durch eine einfache sportliche Betätigung extrem viele Gene für unsere Gesundheit aktivieren und verändern lassen. Das beweist, wie wichtig unser Verhalten für unsere Gesundheit ist!

Unser Lebensstil und die Umwelt verwandeln mitunter nachhaltig unsere komplette Genregulation: Sie entscheiden darüber, ob ein Gen, das wie bei Sergey Brin ein Risiko für Parkinson beinhaltet, an- oder abgeschaltet wird. Lebensstil und Umwelt entscheiden auch, ob wir ein Gen so grundsätzlich verändern, dass es zu einem Risiko für unsere Gesundheit wird.

Unsere Umwelt können wir nur in Grenzen beeinflussen. Da unser Verhalten aber nicht angeflogen kommt, sondern wir es bewusst steuern, sind wir (bis auf die Umwelteinflüsse) selbst die Chefin oder der Boss unserer Gene. Wir schalten durch unseren Lebensstil unser genetisches Programm von gesund auf krank und auch umgekehrt von krank auf gesund! Die Ausrede »Meine Mutter hatte auch Bluthochdruck. Das sind die Gene« zählt also nicht mehr. Das weisen epigenetische Forschungen jeden Tag aufs Neue nach.

Unser Verhalten baut direkt und vor allem auch langfristig unser Erbgut biochemisch um.

IM FOKUS:
UNSER LEBENSSTIL

Warum wird eine krank, die immer gesund gelebt hat? Warum wird einer wie Churchill 90 Jahre alt, obwohl er starkes Übergewicht hatte und rauchte wie ein Schlot? Ist Gesundheit vielleicht doch nur Zufall?

Ob wir krank werden oder nicht, ist sicher manchmal einfach nur Glück oder Pech. In den meisten Fällen jedoch hat eine Krankheit eine ganz konkrete Entstehungsgeschichte – und die können wir durchaus beeinflussen. Wir können verhindern, dass die Erkrankung sich einnistet, immer schlimmer und sogar chronisch wird.

Wie das gehen soll? Im Grunde ganz einfach: durch einen gesundheitsfördernden Lebensstil.

Trotz der immensen Ausgaben unseres Gesundheitswesens werden lebensstil- oder zivilisationsbedingte Krankheiten nicht weniger, sondern eher mehr. Wie passt das zusammen? Wir kommen mit unserer mechanistischen Medizin, die auf Pillen und Operationen setzt, hier nicht weiter. Stattdessen muss der Fokus sehr viel stärker auf unseren Lebensstil, auf Prävention und auf Heilung gerichtet werden. Die wichtigsten Gesundheitsrisiken sind immer noch die Klassiker:

◇ Bewegungsmangel
◇ falsche Ernährung
◇ Rauchen
◇ Alkohol
◇ chronischer Stress

Diese fünf sind die Ursachen für die meisten gesundheitlichen Probleme. Durch individuelle Voraussetzungen und Lebenssituationen ergeben sich bei nahezu identischen Risiken ganz unterschiedliche Krankheiten: Bei dem einen entwickelt sich durch chronischen Stress ein massives Übergewicht bis hin zu Adipositas und bei dem anderen entsteht bei der gleichen Ausgangssituation möglicherweise Bluthochdruck oder eine psychische Erkrankung.

Mit dem mechanistischen Ansatz der Medizin lassen sich diese Unterschiede meist nicht erklären. Deswegen brauchen wir einen anderen Blick: einen umfassenderen und ganzheitlichen Blick auf die Erkrankung und den Patienten, einen Blick, der auch die Persönlichkeit, das Verhalten und sämtliche kulturellen und umweltbezogenen Einflüsse berücksichtigt.

WENIGE URSACHEN FÜR VIELE KRANKHEITEN

Der aktuelle Gesundheitsbericht des Robert-Koch-Instituts (RKI)[12] sagt eindeutig, »dass eine relativ geringe Zahl von Krankheiten die Krankheitslast in Deutschland maßgeblich bestimmt. Diese weisen gemeinsame Risikofaktoren und Determinanten auf«. Dabei bezieht sich das RKI auf die »Global Burden of Disease Study« (GBD) von 2010, die gesunde Lebensjahre, sogenannte DALYs, in verschiedenen Ländern vergleicht.

DALY ist die Abkürzung für »Disability-Adjusted Life Years«, also behinderungsbereinigte Lebensjahre. Dieses Maß ist international verbreitet und ermöglicht es, den Verlust an gesunden Lebensjahren durch Krankheit und frühen Tod zu messen und zu vergleichen.

Die Big Five der Krankheiten in Deutschland werden angeführt von Herz-Kreislauf- und Krebserkrankungen, gefolgt von Beschwerden des Muskel- und Skelettsystems. Besorgniserregend finde ich, dass psychische Probleme bereits auf Platz vier stehen. Schließlich ist das seelische

Wohlbefinden ja eng verknüpft mit dem körperlichen, wie wir bereits gesehen haben. Und auf Platz fünf befindet sich Diabetes. Das RKI führt in seiner Untersuchung weiter aus: »Tabakgebrauch, schädlicher Alkoholkonsum, körperliche Inaktivität und ungesunde Ernährung sind laut WHO die vier führenden Risikofaktoren für die Krankheitslast.« Leider gibt es solche umfassenden Gesundheitsbetrachtungen nur alle paar Jahre. Doch auch neuere Zahlen bestätigen das Bild: Unser Lebensstil macht uns krank!

Wie entwickelt sich unser Gesundheitsverhalten?

Seit 2010 untersuche ich gemeinsam mit der Deutschen Krankenversicherung (DKV), wie gesund die deutsche Bevölkerung

DIE BIG FIVE DER KRANKHEITEN IN DEUTSCHLAND[13]

Krankheiten	DALY* Gesamt	Rang	DALY* Frauen	Rang	DALY* Männer	Rang
Herz-Kreislauf-Erkrankungen	4 623 567	1	2 072 319	2	2 551 248	1
Krebs	4 260 565	2	1 807 685	3	2 452 880	2
Erkrankungen von Muskeln und Skelett	3 771 654	3	2 092 654	1	1 679 000	3
Psychische und Verhaltensstörungen	2 765 881	4	1 460 018	4	1 305 863	4
Diabetes, urogenitale, blutassoziierte und endokrine Störungen	1 470 391	5	737 065	5	733 326	5

* DALY = Disability-Adjusted Life Years (deutsch: beeinträchtigungsbereinigte Lebensjahre)

lebt. Seitdem fragen wir alle zwei Jahre repräsentativ nach körperlicher Aktivität, Sitzen, Ernährung, Rauchen, Alkoholkonsum und Stressverhalten. 2018 haben wir erstmals auch die Aspekte Lärm, Einsamkeit und Regeneration erfasst. Mittlerweile haben wir etwa 15 000 Menschen befragt und kommen zu einem tragischen Ergebnis: Unser Gesundheitsverhalten wird immer schlechter! Nur noch 9 Prozent der Deutschen leben tatsächlich rundum gesund. Das ist ein neuer Negativrekord! Bei unserer ersten Umfrage 2010 waren es noch 14 Prozent.

WAS BEDEUTET GESUND LEBEN?

Wer bewerten will, wie gesund ein Mensch lebt, braucht dafür einen Maßstab, wissenschaftlich Benchmark genannt. Anhand der Empfehlungen der jeweiligen Fachgesellschaften wie WHO und DGE haben wir für den DKV-Report fundierte Kriterien entwickelt, um den Lebensstil zu bewerten. Wer alle Richtwerte erreicht, führt ein rundum gesundes Leben.

AUS DEM TRITT GERATEN: IST BEWEGUNG BALD EIN FREMDWORT?

Unsere Untersuchung für die DKV hat es ganz klar gezeigt: Die körperliche Aktivität nimmt weiter ab. Waren es 2010 noch 60 Prozent der Befragten, die sich ausreichend bewegten, so ist dieser Wert 2018 auf nur noch 43 Prozent gesunken. Das ist nicht einmal die Hälfte der Deutschen!

Dazu passt, dass 65 Prozent der Frauen und 56 Prozent der Männer übergewichtig sind. Dabei sind die Richtlinien der WHO für Bewegung im Grunde ganz einfach zu erfüllen:

Erwachsene sollten über alle Lebensbereiche – Arbeit, Transport, Freizeit – mindestens 600 MET-Minuten (siehe Kasten gegenüber) pro Woche erreichen. Die können sich unterschiedlich zusammensetzen:

◇ **mindestens 150 Minuten** moderate (4 MET) körperliche Aktivität oder
◇ **mindestens 75 Minuten** intensive (8 MET) körperliche Aktivität oder
◇ eine **Kombination** aus moderater (4 MET) und intensiver (8 MET) körperlicher Aktivität.

Dabei ist es egal, in welchen Lebensbereichen Sie körperlich aktiv werden. Außerdem reicht es, wenn die Bewegungsphasen mindestens 10 Minuten lang sind. Wie wenig Bewegung nötig ist, wird deutlich, wenn Sie die WHO-Maße auf sieben Tage umrechnen: Das sind nur 22 moderate oder 11 intensive Bewegungsminuten täglich! Das sollte doch zu schaffen sein und trotzdem erreichen 57 Prozent der Deutschen das nicht!

Laut Gesundheitsbericht 2014/15 des Bundes sind 16 Prozent der Kinder übergewichtig und 6 Prozent adipös. 72 Prozent der Kinder erreichen die WHO-Vorgaben von 60 Minuten intensiver körperlicher Aktivität pro Tag nicht.

Der Bewegungsmangel ebnet den Weg für viele zivilisationsbedingte Erkrankungen wie Rückenschmerzen, Adipositas, Bluthochdruck, verschiedene Krebsarten, Diabetes Typ 2 und andere. Dagegen verringern Sie mit 600 MET-Minuten pro Woche Ihr Diabetes-Typ-2-Risiko um 2 Prozent, mit 3600 MET-Minuten aber um 19 Prozent! Ähnlich sieht es mit anderen Erkrankungen aus. Für einen nachhaltigen Effekt ist also etwas mehr Bewegung nötig, als die WHO empfiehlt. Es muss übrigens nicht nur Sport sein: Haus- und Gartenarbeit, Spaziergänge, der Weg zum Einkaufen mit dem Rad und Ähnliches zählen auch.

MET ALS MASSSTAB FÜR BEWEGUNG

MET ist die internationale Abkürzung für Metabolic Equivalent of Task, also metabolisches Äquivalent. Diese Einheit wurde entwickelt, um den Energieverbrauch verschiedener Aktivitäten miteinander zu vergleichen. 1 MET entspricht dem Energieverbrauch eines Erwachsenen im Ruhezustand (Ruheumsatz). Es ist definiert als Aufnahme von 3,5 Milliliter Sauerstoff pro Kilogramm Körpergewicht pro Minute oder – bezogen auf den Energieverbrauch – als 1 Kilokalorie je Kilo Körpergewicht pro Stunde. Beispiel: Eine Aktivität mit einem MET-Wert von 4 bedeutet einen viermal höheren Energieverbrauch als im Ruhezustand.

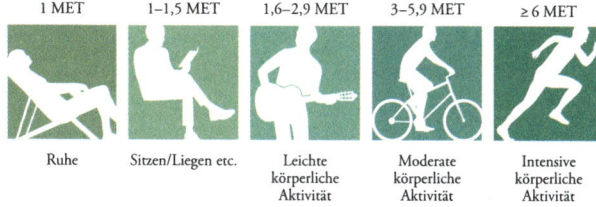

1 MET	1–1,5 MET	1,6–2,9 MET	3–5,9 MET	≥ 6 MET
Ruhe	Sitzen/Liegen etc.	Leichte körperliche Aktivität	Moderate körperliche Aktivität	Intensive körperliche Aktivität

Energieverbrauch (MET) bei verschiedenen Tätigkeiten

Sind Sie 30 Minuten moderat körperlich aktiv (4 MET), haben Sie 120 MET-Minuten (30 Minuten × 4 MET) gesammelt. Sie können diese aber auch durch 15 Minuten intensive körperliche Aktivität (8 MET; 15 Minuten × 8 MET) erreichen.

Mangelnde körperliche Aktivität wirkt sich aber nicht nur negativ auf die körperliche Gesundheit aus, sondern auch auf das subjektive Wohlbefinden: Bewegung in der Freizeit ist nachgewiesenermaßen eine sehr gute Methode zum Stressabbau. Wenn Sie also kaum körperlich aktiv sind, kann Ihr Organismus womöglich den Alltagsstress nur unzureichend ausgleichen und wird dadurch anfälliger für psychosomatische Leiden.

Action! Unser Körper will mehr Aktivität

Es ist erst gut 100 Jahre her: Alle Menschen in unseren Breiten bewegten sich Tag für Tag viel – und brauchten den Sonntag zum Ausruhen. Sowohl im Haushalt als auch bei der Arbeit musste fast alles von Hand erledigt werden. Es gab keine Waschmaschinen und Staubsauger, keine Autos, kaum Telefone – für fast jede Erledigung musste man sich bewegen. Laufen, um von A nach B zu kommen, war völlig normal und kein Problem: Die Natur hat uns schließlich als Bewegungswesen konzipiert. Und schauen wir über den Tellerrand unseres westlichen Luxus in die armen Gebiete dieser Welt, ist das dort bis heute nicht anders: Ohne Bewegung geht dort nichts.

Wir dagegen zählen Schritte statt Kilometer, denn körperliche Aktivität ist bei vielen von uns komplett aus dem Alltagsleben verschwunden. Die zunehmende Digitalisierung in den letzten Jahren hat das massiv verschlechtert. Zwischen 2001 und 2016 stieg laut WHO die körperliche Inaktivität in Deutschland um mehr als 15 Prozent. Deutschland gehört damit laut WHO neben Brasilien, Bulgarien, den Philippinen und Singapur zu den Ländern mit der größten und schnellsten Steigerung des Bewegungsmangels. Die Folgen sind katastrophal und münden in viele Beschwerden:

◇ Schwächung von Herz und Kreislauf
◇ Schwächung des Immunsystems und des Stoffwechsels
◇ Erhöhung des Diabetesrisikos
◇ Muskelschwund
◇ Osteoporose

◇ Übergewicht und Adipositas
◇ Alzheimer und Demenz
◇ Erhöhung des Krebsrisikos
◇ Rückenschmerzen und Wirbelsäulenschäden
◇ Arthrose und Gelenkerkrankungen
◇ depressive Verstimmungen
◇ Verringerung der Leistungsfähigkeit
◇ frühzeitige Erwerbsminderung
◇ geringere Stressresistenz und psychische Belastbarkeit
◇ frühzeitige Pflegebedürftigkeit durch Verlust der Mobilität und Selbstständigkeit

Hätten Sie an all das gedacht? Und diese Liste lässt sich noch um viele weitere negative Auswirkungen ergänzen. Bewegung ist also ein unverzichtbares Lebenselixier für uns Menschen und verringert die Risikofaktoren für ganz viele Erkrankungen deutlich oder sie unterstützt die Genesung. Wie effektiv Bewegung und Sport sich auf das Auftreten bestimmter Krankheiten auswirken, wurde in vielen wissenschaftlichen Studien bereits unbestritten nachgewiesen (siehe Übersicht auf der nächsten Seite).

Sitzen – die neue Gefahr

Wer lange sitzt, wird früher krank! Darauf deuten neueste Forschungsergebnisse hin. Das haben Sie sich jetzt schon gedacht, nachdem Sie gerade über Bewegung gelesen haben, denn es erscheint logisch? Stimmt, aber das Besondere an den neuen Studienergebnissen ist Folgendes: Die negativen Auswirkungen des Dauersitzens können kaum ausgeglichen werden, jedenfalls nicht durch die Mindestaktivitätsempfehlungen der WHO. Um Dauersitzen auszugleichen, ist deutlich mehr körperliche Aktivität nötig. Deswegen heißt es neuerdings: »Sitzen ist das neue Rauchen«, denn Sitzen gilt als zusätzlicher Risikofaktor neben zu wenig Bewegung im Allgemeinen.

WISSENSCHAFTLICH ERWIESEN: SPORT HILFT[14]

Krankheit	Evidenzgrad*
Koronare Herzkrankheit (Primär- und Sekundärprävention)	IA
Bluthochdruck (Senkung um –4 bis –8 mmHG)	IA
Herzinsuffizienz (Anstieg der Auswurffraktion)	IA
Krebs (Dickdarm, Mamma, »Fatigue«)	IA
Krebs (Prostata)	IIb
Tumorleiden, je nach Art	IA
Chronische Bronchitis (COPD)	IA
Andere Lungenkrankheiten	IB
Osteoporose (besonders Frauen)	IA
Sturzneigung	IA
Metabolisches Syndrom, Diabetes mellitus	IA
Fibromyalgie und Fatigue-Syndrom	IA
Periphere arterielle Verschlusskrankheit	IA
Depressionen	IB
Gestörte kognitive Funktion	IA
Neurologische Erkrankungen (Parkinson)	IA

* Der Evidenzgrad gibt an, wie gut die Wirkung einer Therapie nachgewiesen ist. Die Klassen reichen von IA, IB, IIA, IIB, III, IV bis V. Dabei ist IA das Beste.

In unserer DKV-Studie gaben 48 Prozent der Befragten an, 8 Stunden und mehr an einem Werktag zu sitzen. Von diesen »Vielsitzern« erreichten zudem 62 Prozent nicht die Mindestaktivitätsempfehlungen. Somit sind insgesamt betrachtet 28 Prozent der Befragten dieser Erhebung sowohl Vielsitzer als auch Bewegungsmuffel! Aber es kommt noch schlimmer: Gerade die Jüngeren sitzen besonders viel! Wenn sich das nicht ändert, werden wir in 30 Jahren – oder auch schon deutlich früher – noch viel mehr Patienten mit Zivilisationserkrankungen haben. Wo bleibt die Lebensqualität? Wer soll das bezahlen?

SO VIEL SITZEN DIE DEUTSCHEN WERKTAGS

◇ 18 bis 29 Jahre: **8 Std. 19 Min.**

◇ 30 bis 45 Jahre: **8 Std. 31 Min.**

◇ 46 bis 65 Jahre: **8 Std. 9 Min.**

◇ 66 Jahre und älter: **6 Std. 24 Min.**

Dabei ließe sich das recht einfach ändern, wenn die Betroffenen es wollten: Die häufigsten Gründe fürs lange Sitzen sind nämlich Fernsehen, Arbeit, Freizeit, Computer und Transport – und zwar in dieser Reihenfolge. Wird übers Fernsehprogramm nicht sowieso ständig gemeckert? Dann wäre es doch ein Leichtes, statt vor der Glotze zu hocken, mal spazieren zu gehen oder Sport zu treiben.

Was Dauersitzern blüht, zeigt eine Untersuchung der Mayo Clinic in Arizona von 2018: Sie verglich die Gesundheit von Menschen, die höchstens zwei Stunden am Tag vor dem

Fernseher saßen, mit der von Menschen, die mehr als vier Stunden fernsahen. Dabei wurde von den Wissenschaftlern strikt darauf geachtet, dass sich die Teilnehmer ähnlich ernährten und etwa gleich viel oder wenig Sport trieben. Das erschreckende Ergebnis: Die Dauersitzer hatten ein um 125 Prozent erhöhtes Risiko für Herzerkrankungen!

An der Universität Regensburg hat Professor Michael Leitzmann im selben Jahr in einer Meta-Studie 43 Untersuchungen zur sitzenden Lebensweise analysiert. Fast 70 000 Krebsfälle wurden in diesen Studien beschrieben. Je länger Menschen saßen, desto höher war ihr Risiko, an Darmkrebs, Gebärmutterkrebs und Lungenkrebs zu erkranken.

Das sind nur zwei Studien von vielen ähnlichen und alle kommen zu einem Ergebnis: Zu wenig körperliche Aktivität schadet unserer Gesundheit nachhaltig! Deswegen kann ich Ihnen nur ans Herz legen, ein bewegtes Leben zu führen!

WIR ESSEN DAS FALSCHE

48 Prozent der Bundesbürger ernähren sich gesund, so das Ergebnis unserer DKV-Studie. Darin wurden zur Ernährung zehn Fragen gestellt, die sich an den Empfehlungen der Deutschen Gesellschaft für Ernährung (DGE) orientieren. Dabei geht es um eine Kombination aus Quantität (Obst-, Gemüseverzehr) und Qualität der wöchentlichen Ernährung. Sie sollte Obst, Gemüse, Fisch, kalziumreiche Lebensmittel und Vollkornprodukte enthalten, jedoch wenig Fleisch, Süßigkeiten und Knabbereien. Als ebenso wichtig gelten regelmäßige Mahlzeiten sowie ausreichend Zeit beim Essen. Wenn zwei Drittel der Ernährungsempfehlungen umgesetzt werden, sprechen wir von gesunder Ernährung. 2016 lag das Ergebnis bei 50 Prozent. Auch 2010 waren es 48 Prozent. Das spricht einerseits für Beständigkeit in puncto gesunde Ernährung. Aber andererseits zeigt es auch, dass

sich tatsächlich die Hälfte der Deutschen nicht gesund ernährt! Laufen also alle Vorsorgebemühungen und -kampagnen wie beispielsweise »5 am Tag« letztlich doch ins Leere? (»5 am Tag« empfiehlt die DGE und meint damit 2 Portionen Obst sowie 3 Portionen Gemüse.)

Jein. Eine Umfrage des Bundesministeriums für Ernährung und Landwirtschaft aus dem Jahr 2018 hat ergeben: 90 Prozent der Deutschen wissen, dass eine ausgewogene Ernährung wichtig ist, um gesund zu bleiben. Die meisten geben allerdings auch an, dass sie es einfach nicht schaffen, sich ihre Mahlzeiten zu Hause frisch und mit Gemüse zuzubereiten. Viele Befragte sagten von sich, sie seien ständig so im Stress und in Eile, dass sie nur mit Fertiggerichten eine Chance hätten, satt zu werden. Das gilt vor allem für die unter 30-Jährigen. Den jungen Leuten fehlen außerdem die Kochkenntnisse, sodass sie im Alltag oft Dosen öffnen oder den Pizzaservice bestellen.

»Na ja, das ist vielleicht gar nicht sooo schlimm. Hauptsache satt, oder?«, sagen Sie jetzt als Leserin? Aber wie sieht es damit aus: Allein im Jahr 2016 sind weltweit 10 Millionen Menschen durch falsche Ernährung gestorben! Etwa 20 Prozent der Todesfälle gehen darauf zurück, wie wir uns ernähren! Zu diesen Ergebnissen kam die »Global Burden of Disease Study«. In dieser Studie tragen etwa 2500 Experten und Wissenschaftler auf der ganzen Welt jährlich Daten zu über 330 Krankheiten zusammen.

Laut Ernährungsreport 2018 greift jeder Vierte (23 Prozent) mindestens einmal pro Woche zu Fertiggerichten. Den Lieferservice rufen etwa 5 Prozent der Deutschen wöchentlich. Viel schlimmer jedoch: Mehr als jeder Vierte isst täglich Süßigkeiten.

Das Fazit dieser Studie ist eindeutig: Ernährung hält uns heute nicht mehr automatisch gesund und sie gibt uns längst nicht mehr die Nährstoffe und damit die Lebensenergie, die wir benötigen. Tatsächlich macht Ernährung oft eher krank als gesund! Sie verursacht – vor allem im Zusammenhang mit Bewegungsmangel – Übergewicht bis hin zu Adipositas, hohem Blutdruck, Diabetes Typ 2 und Fettstoffwechselstörung. Treten diese vier gleichzeitig auf, werden sie auch als »metabolisches Syndrom« bezeichnet. Dieses tödliche Quartett ist ein gefährlicher Risikofaktor für Herzinfarkt und Schlaganfall. Genau das sind die gesundheitlichen Probleme, die am häufigsten unsere Lebensqualität stark beeinträchtigen und einen frühen Tod verursachen – und die Sie gut vermeiden können!

Ab einem Body-Mass-Index (BMI) von 25 gilt ein Mensch als übergewichtig, ab 30 als adipös. So lautet die Definition der Weltgesundheitsorganisation (WHO). Das Gewicht (in Kilogramm) geteilt durch die Körpergröße im Quadrat (m^2) ergibt den BMI. Übergewicht führt aber nicht automatisch zu gesundheitlichen Problemen, sondern nur wenn noch andere Risikofaktoren hinzukommen.

ERWACHSENE MIT ÜBERGEWICHT UND ADIPOSITAS IN DEUTSCHLAND[15]

Geschlecht/Jahr	2005	2009	2013	2017
Männer mit Übergewicht	57,9 %	60,2 %	61,5 %	62,1 %
Frauen mit Übergewicht	51,5 %	42,9 %	43,4 %	43,1 %
Männer mit Adipositas	14,4 %	15,7 %	17,1 %	18,1 %
Frauen mit Adipositas	12,8 %	13,8 %	14,3 %	14,6 %

Gerade auch bei uns in Deutschland nehmen die ernährungsbedingten Krankheiten durch Übergewicht deutlich zu. Daraus ergeben sich in der Folge wiederum ganz andere Probleme wie etwa Gelenkerkrankungen, Arthrose, Rückenschmerzen und auch die Risiken für Herzinfarkt und Schlaganfall steigen deutlich.

Das finde ich besonders schlimm: Wie kann es eigentlich sein, dass wir in einer Überflussgesellschaft an falschem Essen sterben, während in anderen Teilen der Welt Menschen immer noch hungern?

UNTERSCHÄTZTE GEFAHR: FETTLEBER

Sie trinken gern Limo oder Saft und essen viel Süßigkeiten? Dann könnte es sein, dass Sie eine Fettleber haben, ohne es zu wissen – selbst wenn Sie wenig Alkohol oder Fett zu sich nehmen. Galten diese beiden bisher als Hauptschuldige für eine Fettleber, ergaben neue Forschungen ein ganz anderes Bild: Eine Studie vom Boston Childrens Hospital unter Leitung von David Ludwig aus dem Jahr 2017 zeigte eindrucksvoll, dass die Fettleber vor allem durch zu viel Fruktose, Zucker und teilweise auch durch Weißmehlprodukte hervorgerufen wird. Diese Lebensmittel haben einerseits einen hohen glykämischen Index, lassen den Blutzuckerspiegel also sprunghaft ansteigen. Andererseits werden diese Nährstoffe auch besonders schnell in Fett umgewandelt und dieses lagert sich dann in der Leber ab.

Das Tückische daran ist, dass eine Fettleber selten im Frühstadium entdeckt wird, weil sie erst spät Beschwerden bereitet. Professor Claus Niederau, der Vorsitzende der Deutschen Leberhilfe, bestätigt, dass die so verursachten Leberschäden aktuell in Deutschland etwa drei bis vier Millionen (!) Menschen betreffen und dass ihre Zahl rasant steigt.

Zu wenig Nährstoffe trotz Überfluss

Die Deutsche Gesellschaft für Ernährung (DGE) schrieb erst kürzlich, dass Deutschland zwar kein Land des Nährstoffmangels ist, trotzdem aber nicht selten bei bestimmten Nährstoffen ein Mangel auftritt. Gründe dafür sind eine falsche Ernährung oder ein erhöhter Nährstoffbedarf in bestimmten Lebenssituationen. So mangelt es nach den dunklen Wintermonaten jedem Zweiten an Vitamin D. Darüber hinaus tritt bei einseitigen Ernährungskonzepten oder auch bei strikter rein pflanzlicher Ernährung ein Mangel an Vitamin B_{12} auf, weil es hauptsächlich in tierischen Lebensmitteln vorkommt.

Gerade bei Senioren finden sich oft Defizite in der Versorgung mit Aminosäuren, also Eiweißbausteinen, und ganz besonders im Flüssigkeitshaushalt. Zu wenig Eiweiß führt dazu, dass der Organismus nicht genügend Baustoffe für die Reparatur und für den Neuaufbau zellulärer Strukturen hat. Reparaturprozesse, die das Immunsystem fit halten, die Blutzellen erneuern und auch das Bindegewebe aufbauen, kann der Organismus dann nicht korrekt durchführen. Vorzeitige Alterungsprozesse, Leistungsdefizite und sogar Krankheiten sind die Folge.

Genügend Flüssigkeit sorgt dafür, dass die Nährstoffe auch da ankommen, wo sie hinsollen. Flüssigkeit ist ihr Transportmittel.

Eisen, Jod, Selen, Folsäure oder Zink sind Stoffe, die aber auch all jenen fehlen, die – aus welchen Gründen auch immer – dauerhaft zu wenig essen. Zudem sind Medikamente oft für einen Nährstoffmangel verantwortlich. So empfehle ich Frauen, bei einer langfristigen Einnahme der Antibabypille immer darauf zu achten, ob sich ein Vitamin-B_2- oder auch ein Folsäure-Mangel entwickelt.

In Deutschland haben wir eine zunehmende Zahl an Diabetikern und auch die müssen ganz besonders auf ihre Nährstoffversorgung achten: Ihr Körper hat einen erhöhten Bedarf an Mikronährstoffen, weil ein hoher Blutzuckerspiegel immer auch die Gefahr eines Nährstoffmangels mit sich bringt. Studien zeigen zum Beispiel, dass Typ-1-Diabetikern häufig der Eiweiß-baustein Taurin fehlt und das wiederum das Risiko für Herz-erkrankungen steigert.

Die Begleiterkrankungen bei Diabetikern vom Typ 2 wie Nieren- und Augenschäden oder Nervenerkrankungen sind häu-fig mitverursacht durch nicht genug Mikronährstoffe, und zwar besonders von zu wenig Chrom, Zink, Alpha-Liponsäure, Vita-min B_6 und B_{12}. Auch bei vielen anderen Krankheiten wie etwa Krebs fehlen den Patienten oft Nährstoffe.

Gerade für einen kranken Körper ist es wichtig, ausreichend mit Nährstoffen versorgt zu werden, damit er überhaupt genesen kann. Hier lohnt es sich, wenn Sie Ihren Arzt direkt darauf an-sprechen und auch auf eigene Kosten Ihre Nährstoffversorgung untersuchen lassen.

Nachhaltig essen als Ernährung der Zukunft

Zehn Milliarden Menschen werden 2050 auf der Erde leben. Wie können wir langfristig alle versorgen, sodass es unsere Ge-sundheit fördert und unseren Planeten nicht kaputt macht? Mit dieser zukunftweisenden Frage beschäftigten sich 37 Experten für Gesundheit, Landwirtschaft, Nachhaltigkeit, Wirtschaft und Politik aus 16 Ländern der Lancet-Kommission EAT und prä-sentierten Anfang 2019 ihre Ergebnisse. Dabei blieben sie nicht im Theoretischen stecken, sondern wurden sehr konkret. Sie empfehlen 2500 Kalorien pro Tag, und zwar:

◇   232 g Vollkorn-Produkte
◇   300 g Gemüse
◇   200 g Obst
◇   250 g Milchprodukte
◇   43 g Fleisch
◇   28 g Fisch

◇ 125 g Hülsenfrüchte und Nüsse

◇ 40 g ungesättigte Fettsäuren

◇ 31 g Zucker

Natürlich sollen wir uns nicht 43 Gramm Fleisch jeden Tag abwiegen, sondern es handelt sich um Durchschnittswerte, die flexibel über die Woche zusammengesetzt werden – und die ungefähr den Empfehlungen der DGE entsprechen. Für Fleisch bedeutet das: Maximal 200 Gramm alle fünf Tage. Unsere Gesundheit wäre damit im grünen Bereich. Unser Planet laut Lancet auch, wenn die Lebensmittelverschwendung aufhört und die Lebensmittel nachhaltiger produziert würden, mit geringerem Wasserverbrauch und weniger Phosphat-Dünger.

STRESS LASS NACH!

Wie lange brauchen Sie, um mit Ihrer Freundin oder Ihrem Freund einen Termin für ein gemeinsames Treffen zu finden? Geht es ganz schnell oder haben Sie Ihre Zeit so durchgetaktet, dass es kaum noch Freiräume gibt? Oder sagen Sie gar: »Ich bin momentan so geschafft, dass ich mich erst mal überhaupt nicht treffen möchte.« Dann sollten Sie selbst hellhörig werden und das Thema Stressbewältigung ganz oben auf Ihre To-do-Liste setzen.

In unserer DKV-Studie haben wir auch den Umgang mit Stress untersucht, weil chronischer Stress krank macht. Das individuelle Stressempfinden sowie die Möglichkeiten zum Ausgleich – Sport, Bewegung, Entspannungsverfahren, Freunde treffen, lesen, Musik hören… – sind entscheidende Kriterien. Als gesund gilt, wer keinen Stress empfindet oder diesen ausgleichen kann. Erfreulicherweise hat sich der richtige Umgang mit Stress seit 2010 positiv entwickelt: Von damals 49 Prozent auf 57 Prozent in 2018.

Jedoch bedeutet das umgekehrt, dass 43 Prozent der Deutschen nicht gut mit ihren Alltagsbelastungen klarkommen! Das ist eindeutig noch viel zu viel, denn Stress beeinflusst die Vorgänge in unserem Organismus nachhaltig und fördert dadurch zahlreiche Krankheiten.

Eine Studie der Techniker Krankenkasse (TK) mit dem Titel »Entspann dich Deutschland« aus dem Jahr 2016 kommt zu noch gravierenderen Ergebnissen. Da berichten sechs von zehn Deutschen, dass sie sich häufig (23 Prozent) oder manchmal (38 Prozent) gestresst fühlen. Mehr als 60 Prozent stehen also regelmäßig unter Strom. Sie finden nicht mehr in die Harmonie zwischen Entspannung und Ruhe sowie auf der anderen Seite Arbeit und Privatleben. Dabei fühlen sich Frauen mit 63 Prozent etwas öfter gestresst als die Männer (58 Prozent).

Die meisten der Befragten der TK-Studie sind der Meinung, dass ihr Leben in den letzten drei Jahren deutlich stressiger geworden ist.

Auffällig bei der Studie ist aber auch, dass Stress offensichtlich ein Phänomen der mittleren Lebensjahre ist. Über den größten Stress und regelmäßige Überforderung berichtet mit 82 (!) Prozent die Altersgruppe der 30- bis 40-Jährigen – kein Wunder, befinden sie sich doch oft in der Sandwichposition: Sie wollen Karriere machen, müssen sich noch um ihre Kinder kümmern und oft schon um die kranken Eltern.

Daueralarm im Körper

Chronischer Stress wirkt sich natürlich auf viele Funktionen des Körpers aus und so wundert mich und andere Fachleute nicht, was sich 2018 in einer Studie der Pronova BKK herausstellte: Gestresste Menschen klagen zu 61 Prozent über Rückenschmerzen und schlafen zu 53 Prozent jede Nacht schlecht. Jeder Zweite berichtet sogar darüber, dass er bei sich die Gefahr eines Burn-outs erkennen kann.

Tatsächlich sind die Folgen von chronischem Stress sehr vielfältig und wirken sich nachhaltig auf unsere Gesundheit aus.

TECHNOSTRESS IN DEUTSCHLAND

2018 erschien die wohl bisher umfangreichste Studie zum Thema digitaler Stress mit über 2640 Probanden. Sie wurde von der Universität Augsburg unter der Leitung von Professor Dr. Henner Gimpel in Zusammenarbeit mit der Hans-Böckler-Stiftung branchenübergreifend durchgeführt.

Das wichtigste Ergebnis ist, dass der normale Stress durch Technostress noch deutlich erhöht wird und für eine Zunahme der gesundheitlichen Beschwerden sorgt. Wichtig für Arbeitgeber: Digitaler Stress verringert die Leistung und die Arbeitszufriedenheit. Das überraschendste Ergebnis: Am gestresstesten sind die jüngeren Arbeitnehmer, die 25- bis 35-jährigen. Die Studie zeigte, dass nicht allein die digitale Ausstattung des Arbeitsplatzes das Stressniveau bestimmt. Viel wichtiger ist das Ungleichgewicht zwischen den Anforderungen der Technologie an die Arbeitnehmer und deren eigenen Fähigkeiten. Aber auch die Unzuverlässigkeit der Technik sowie die Angst, durch Technik ersetzt zu werden, spielen eine große Rolle als Stressfaktoren.

Auf körperlicher Ebene sind besonders oft Rücken, Verdauung, Immunsystem, Haut und Herz-Kreislauf-System betroffen. Auf psychischer Ebene entwickeln sich nicht selten Angststörungen und Depressionen bis hin zum Burn-out. Verantwortlich dafür ist die ständige Überschwemmung mit Stresshormonen und darunter besonders Kortisol.

Kortisol beeinflusst direkt den gesamten Stoffwechsel, indem es den Abbau von Eiweiß in der Muskulatur, in der Haut und im Fettgewebe fördert. Das führt dazu, dass sich der Organismus gar nicht mehr erholt und regeneriert, sondern nur noch von seinen Reserven lebt. Cortisol steigert außerdem die Glukose-ausschüttung ins Blut und vermindert die Freisetzung von Fett-säuren. Das führt zu Übergewicht. So bringt dieses Hormon letztlich unseren gesamten Organismus aus dem Gleichgewicht. Dauerstress zieht viele Probleme nach sich, die erste Vor-boten einer schwerwiegenden Erkrankung sein können:

◇ Schlafstörungen
◇ Konzentrations- und Aufmerksamkeitsstörungen
◇ Nervosität und Unruhe
◇ schlechte Arbeitsergebnisse und schlechte Leistung
◇ Kopfschmerzen und Migräne
◇ Muskelverspannungen
◇ Übergewicht und Stoffwechselstörungen, wie Diabetes oder Hypercholesterinämie (zu hohe Cholesterinwerte)
◇ Verdauungsstörungen und Reizmagen oder Reizdarm
◇ hoher Blutdruck und Gefäßschädigung
◇ schwaches Immunsystem und Infektanfälligkeit

Hoffentlich haben Sie sich bei dieser Aufzählung nicht häufiger wiedererkannt! Falls doch, ist es Zeit, dass Sie sich mehr Pausen und Erholung gönnen, denn:

Erholung ist kein Luxus, sondern ein Muss!

Unsere wichtigste Regenerationsquelle ist ein guter Schlaf. Nur wenn wir gut schlafen, funktioniert unser Organismus so wie von der Natur vorgesehen – als sich ständig selbst regenerierendes und erneuerndes System. Leider können viele Deutsche davon nur träumen: 11 Prozent der Befragten der DKV-Studie sagten, dass es ihnen fast nie gelingt, frisch in den Tag zu starten, 15 Pro-zent gelingt dies nur manchmal. Auffällig ist die Gruppe der 18- bis 29-Jährigen: Etwa ein Viertel (22 Prozent) von ihnen gibt an, fast nie frisch in den Tag zu starten. Sie sind es auch, die ihren täglichen Stress am schlechtesten bewältigen können. 13 Prozent von ihnen sagen, dass ihnen das fast nie gelingt. Über alle Altersgruppen betrachtet teilen diese Ansicht 9 Prozent der Befragten.

Sämtliche wissenschaftlichen Studien belegen sehr eindrucksvoll, dass mehr als 40 Prozent der Deutschen unter regelmäßigen Schlafstörungen leiden. Chronischer Schlafmangel führt aber langfristig zu einer Verschärfung der Stresssymptome, weil unser Cortisolspiegel dann auch in der Nacht dauerhaft stark erhöht bleibt. Die Schlaflosigkeit selbst wird dann noch zu einem zusätzlichen Stressfaktor. Jeden Morgen unausgeruht wieder in den ganz normalen Wahnsinn des Alltags einzutauchen, können wir nur schaffen, wenn wir uns noch mehr anstrengen und verausgaben. Das kann eine Zeit lang gut gehen, aber ohne richtige Entspannung und Ruhe sind unsere Akkus irgendwann leer und das komplexe System Mensch bricht zusammen.

Die zahlreichen und zunehmenden psychischen Erkrankungen sind nicht nur durch die Belastungen des Alltags entstanden, sondern auch – und das ist mir wirklich wichtig zu sagen – durch unsere Unfähigkeit, uns ausreichend Ruhe- und Schlafphasen zu geben und zu gönnen: Wir schaffen es nicht mehr, uns im Alltag und am Wochenende zu regenerieren. Ich denke, die vielfältige mediale Verführung hat daran einen wesentlichen Anteil. Statt eines ruhigen Abendspaziergangs, der die Stresshormone aus dem Körper scheucht, gucken wir spannende Thriller oder gar mehrteilige Serien bis tief in die Nacht und sorgen dadurch für noch mehr Cortisol.

Spannende Filme empfindet unser Organismus als Stress und schüttet entsprechend Cortisol aus.

Belastung kann der Körper nur durch Regeneration ausgleichen und die findet in den Pausen tagsüber, nach Feierabend und besonders auch in den Schlafphasen statt. Auf Pausen und Schlaf können wir nicht längerfristig verzichten, wenn wir gesund bleiben und uns wohlfühlen wollen. Wir müssen deshalb wieder lernen, die Pause und den Schlaf viel mehr wertzuschätzen.

LEBENSVERKÜRZER RAUCHEN

Das beste Ergebnis unserer DKV-Gesundheitsstudie erreichte die Frage nach dem Rauchen: In Deutschland leben zum Glück immer mehr Nichtraucher! Im Vergleich zu 2010 (75 Prozent) waren 2018 bereits 79 Prozent der Befragten Nichtraucher. Das bedeutet, dass nur noch 21 Prozent der Deutschen zu Zigarette und Tabak greifen. Damit zeigt das Beispiel Rauchen auch sehr eindrucksvoll, dass durchgreifende politische Maßnahmen mehr erreichen als Appelle und Informationskampagnen: Die stetige Erhöhung der Tabaksteuer auf inzwischen 75 Prozent, das immer stärker ausgeweitete Werbeverbot für Zigaretten und Tabak, der gesetzliche Zwang, auf den Verpackungen deutliche Hinweise mit Bildern zu den gesundheitlichen Folgen anzubringen, sowie Rauchverbote im öffentlichen Raum haben gefruchtet. Schade, dass nicht auch in anderen Bereichen mehr gesetzlich gesteuert wird. So wurden alle Initiativen zur Einführung einer Zuckersteuer als vorsorgende Maßnahme gegen Übergewicht bisher abgeschmettert, um die wirtschaftlichen Interessen der Lebensmittelindustrie zu schützen.

Gefahr erkannt, aber noch nicht gebannt

Wie sehr sich immerhin ein Fünftel der Deutschen noch durch Nikotin gefährdet, zeigen folgende Daten: Rauchen ist die häufigste Einzelursache für Krebserkrankungen in den Industrieländern. Das Einatmen und Inhalieren des Tabakrauchs verursacht aber nicht nur Lungenkrebs, sondern begünstigt auch viele andere Krebsarten im Bereich von Mundhöhle, Kehlkopf und Speiseröhre bis sogar hinunter zu Blase oder Darm. Die Deutsche Krebsgesellschaft schätzt, dass rund ein Drittel *aller* Krebserkrankungen auf das Konto von Tabakrauch geht. Im Bereich der Mundhöhle, des Kehlkopfs und der Lungen sind es vermutlich sogar mehr als 90 Prozent. Raucher haben also im Mittel ein um 50 Prozent höheres Risiko im Vergleich zu Nichtrauchern, an Krebs zu erkranken. Das Gleiche gilt für das Risiko, an einem Herzinfarkt oder Schlaganfall zu sterben, denn der Rauch wirkt sich auf viele Körperfunktionen aus: Die Durchblutung und Versorgung der Zellen wird massiv beeinträchtigt, die Entgiftung des Körpers durch Leber und Niere stark gefordert bis überfordert, der Blutdruck steigt vom ersten Zug an um etwa 30 mmHg, weil sich die Gefäße verengen und sich das Herz deutlich mehr anstrengen muss.

Wer lange leben möchte, sollte unbedingt auf Zigaretten und Tabak verzichten: Männer, die mehr als zehn Zigaretten pro Tag rauchen, leben im Durchschnitt 9,5 Jahre kürzer – sterben also fast ein Jahrzehnt früher als Nichtraucher. Bei Frauen sind es etwa 7,5 Jahre weniger. Selbst wer weniger als zehn Zigaretten am Tag konsumiert, muss im Schnitt mit einem Verlust von fünf Lebensjahren rechnen.

ALTERNATIVE E-ZIGARETTE?

Auch E-Zigaretten sind häufig für Krebserkrankungen verantwortlich, so das Ergebnis einer 2017 veröffentlichten Studie der US-amerikanischen Akademie der Wissenschaften. Geschädigt wird dabei nicht direkt das Blut, wie bisher immer vermutet, sondern die einzelne Körperzelle. Genau wie normale Zigaretten kann der eingeatmete Dampf in der Zelle unsere DNA direkt verändern und Mutationen in Form von Tumoren hervorrufen. Mehr als 4000 chemische Bestandteile aus dem Dampf hat die Wissenschaft bisher identifiziert und davon sind 50 eindeutig krebserregend. Wer jetzt noch glaubt, dass das Einatmen von Chemie ungefährlich sein soll, und weiterhin raucht, dem ist nicht mehr zu helfen!

ALKOHOL – EIN TRÖPFCHEN IN EHREN ...?

Weinkenner beschreiben blumig die edlen Tropfen, Gin- und Whisky-Tastings sind in allen Altersgruppen angesagt und Bierbrauen scheint schon fast ein verbreitetes Hobby zu sein: Im Unterschied zum Rauchen ist Alkohol weniger geächtet und am Feierabend, zum Essen, zu jedem gesellschaftlichen Anlass ein willkommener Begleiter. Aber Alkohol ist genau wie Rauchen nicht ungefährlich. Als gesundes Verhalten in puncto Alkoholgenuss gilt: entweder gar kein Alkohol oder nur gelegentlich ein Glas Bier oder Wein. In unserer DKV-Studie kreuzten 82 Prozent diesen Punkt an und damit liegt der Umgang mit Alkohol wieder auf einem ähnlichen Niveau wie im Jahr 2010. Ein gutes Ergebnis, denn zwischenzeitlich war der Konsum leicht angestiegen.

Die Weltgesundheitsorganisation hält einen Grenzwert von 20 bis 24 Gramm Alkohol pro Tag bei Männern und 12 bis 14 Gramm bei Frauen für unbedenklich. Vergleichbares empfehlen auch die Deutsche Gesellschaft für Ernährung (DGE) und das Bundesgesundheitsministerium. Doch was bedeutet das für den Alltag? Eine kleine Flasche mit 0,33 Liter Bier enthält etwa 13 Gramm Alkohol und ein kleines 0,125-Liter-Glas Weißwein etwa 11 Gramm Alkohol. Die Grenzwerte sind also sehr schnell überschritten!

Im Schnitt konsumiert jeder Deutsche etwa 160 Liter Alkohol pro Jahr. Damit gehört Deutschland weltweit zu den Spitzenreitern beim Alkoholkonsum.

Laut Angaben des Robert-Koch-Instituts 2017 liegen die Männer zu 18,2 Prozent und die Frauen zu 13,8 Prozent täglich über diesen Grenzwerten. Aktuell trinken Männer durchschnittlich 33 Gramm Alkohol und Frauen etwa 16 Gramm pro Tag. In Deutschland wird am meisten im Alter von 35 bis 55 Jahren getrunken, also bevor die echten gesundheitlichen Probleme auftauchen. Dazu hat der Alkohol in diesen beiden Jahrzehnten bestimmt ganz schön viel beigetragen.

WARUM FRAUEN WENIGER ALKOHOL VERTRAGEN

Weniger Muskeln, dafür mehr Fettgewebe und dadurch wiederum weniger Wasser im Körper – auch das unterscheidet Frauen von Männern und es ist wichtig für die Auswirkungen von Alkoholkonsum: Der Alkohol verteilt sich nur in der Körperflüssigkeit und weil Männer 10 bis 15 Prozent mehr haben, ist der Blutalkoholwert bei Frauen bis zu 20 Prozent höher, wenn sie die gleiche Menge Bier, Wein oder Schnaps trinken. Es gibt aber noch mehr Unterschiede: Die männliche Leber baut Alkohol besser ab, weil sie mehr vom benötigten Enzym enthält als die weibliche Leber. So schädigt Alkohol ungeachtet der niedrigeren Grenzwerte für Frauen bei ihnen Leber, Herz, Kreislauf und Gehirn früher als bei Männern.

Ein Glas ist gesund – oder doch nicht?

Regelmäßig ploppen Nachrichten hoch, dass wenig Alkohol nicht nur nicht schädlich, sondern sogar gesund für unseren Organismus sein soll, besonders das berühmte Glas Rotwein. Tatsächlich gibt es reichlich Studien, die das bestätigen – und reichlich Studien, die das infrage stellen.

Eine große Metaanalyse solcher Studien ist 2011 im British Medical Journal veröffentlicht worden. Sie umfasst 84 sogenannte Kohortenstudien (das sind Untersuchungen, bei denen der Forscher nicht eingreift, sondern nur beobachtet) an Männern und Frauen aus allen Teilen der Welt. Im Vergleich zur Abstinenz war das relative Risiko für Herz-Kreislauf-Sterblichkeit bei moderatem Alkoholkonsum im Mittel um 25 Prozent gesenkt. Das niedrigste Risiko lag im Bereich von 15 bis 20 Gramm

Alkohol für Männer und für Frauen bei etwa 10 Gramm. Dabei wurde sogar eine deutlich niedrigere Gesamtsterblichkeit um 13 Prozent nachgewiesen.

Das große Aber

»Auch geringer Alkoholkonsum birgt gesundheitliche Risiken!« Zu diesem Schluss gelangten 2018 die Autoren einer Studie über den weltweiten Konsum alkoholischer Getränke und den Zusammenhang mit 23 Krankheiten. Unter Führung von Max Griswold haben Wissenschaftler der University of Washington in Seattle festgestellt, dass die Gesundheitsrisiken in Verbindung mit Alkohol mit jedem Quantum Alkohol steigen: Nur 10 Gramm täglich steigern das Risiko für alkoholbedingte Krankheiten um 0,5 Prozent, 20 Gramm bereits um 7 Prozent und es geht immer weiter hoch, je mehr Alkohol täglich getrunken wird.

Haben Sie es bemerkt? Diese Zahlen kollidieren mit den oben genannten Empfehlungen der Fachgesellschaften, die deutlich mehr Alkohol für unbedenklich halten. Die Forscher haben dazu 694 Studien über Alkoholkonsum und 592 Studien über Gesundheitsrisiken durch den Genuss von Alkohol ausgewertet. Die Daten umfassen die Bevölkerung aus 195 Ländern im Alter von 15 bis 95 Jahren.

Danach stehen weltweit 2,8 Millionen Todesfälle pro Jahr mit Alkoholkonsum in Verbindung. Die konkreten Todesursachen unterscheiden sich dabei nach Alter: In der Altersgruppe 15 bis 49 Jahre sind Verkehrsunfälle und Selbstverletzung am häufigsten. Ab 50 Jahren macht Krebs den höchsten Anteil an den alkoholbedingten Todesursachen aus. Nimmt man alle Altersgruppen zusammen, lassen sich 2,2 Prozent der Todesfälle bei Frauen und 6,8 Prozent der Todesfälle bei Männern auf den Alkoholkonsum zurückführen.

Griswold äußert sich auch klar zur Behauptung, ein wenig Alkohol sei gesund: »Insbesondere der starke Zusammenhang zwischen Alkoholkonsum und dem Risiko von Krebs, Verletzungen und Infektionskrankheiten gleicht die schützenden Wirkungen für Erkrankungen der Herzkranzgefäße bei Frauen in unserer Studie aus.« Er und seine Kollegen fordern eine deutliche Änderung der Empfehlungen zum Alkoholkonsum und der entsprechenden politischen Grundsatzprogramme.

Auch Angela Wood von der University of Cambridge kommt zu einem ähnlichen Ergebnis. Sie analysierte mit ihrem Team die Daten aus Langzeitstudien von 1964 bis 2010 mit fast 600 000 Menschen in 19 wohlhabenden Ländern. Danach steigen das Risiko für Herz-Kreislauf-Krankheiten und das Sterberisiko bereits ab einer Menge von 100 Gramm Alkohol wöchentlich.

Wie gefährlich ist also Alkohol?

Schauen wir weg von den Studien und hin zur Biologie auf das am meisten durch Alkohol geplagte Organ: die Leber. Täglich strömen bei einem Erwachsenen etwa 2000 Liter Blut durch die Leber und mit ihm Alkohol und alle anderen Schadstoffe, die im Körper zirkulieren. Die Leber trägt die Hauptlast beim Abbau von Alkohol. Sie entsorgt etwa 0,1 Promille pro Stunde! Die Enzyme der Leber zerlegen das Zellgift Ethanol in seine einzelnen Bestandteile, bis nur noch unschädliche Essigsäure und Kohlendioxid übrig sind. So weit, so gut.

Bei diesem Prozess entsteht allerdings ein gefährliches Zwischenprodukt, das noch giftiger ist als der Trinkalkohol selbst: Acetaldehyd. Es ist unter anderem für den Kater verantwortlich, der uns am nächsten Morgen quält. Diese gefährliche Substanz bildet unter anderem Proteinaddukte, die andere Zellen in der Leber, die Itozellen, so verändern, dass diese daraufhin verstärkt Kollagen bilden. Das wiederum bildet die Grundlage für die spätere Leberzirrhose. Außerdem führt Acetaldehyd zur vermehrten Bildung von Sauerstoffradikalen. Sie schädigen die Membranen von Zellen so stark, dass die Zellen absterben.

Ab 40 Gramm Alkohol pro Tag, das entspricht einem Liter Bier oder einem halben Liter Wein, ist es recht wahrscheinlich, dass die Leber langfristig Schaden nimmt. Bei Frauen reicht die Hälfte. Sobald viel Alkohol im Blut zirkuliert, schwillt die Leber deutlich an und erhöht ihre Abbauarbeit. Irgendwann jedoch bringen das Gift und dadurch fehlgeleitete Zellsignale das Organ richtig aus dem Takt. Dann spaltet und bearbeitet die Leber zwar weiter den Alkohol, vernachlässigt aber viele andere Aufgaben: Das Gift Alkohol hat nun einmal Vorrang bei der Ausleitung aus dem Körper, weil die Leber uns vor einer Vergiftung schützen möchte. Die Folge ist, dass sich unter anderem vermehrt Fettsäuren ansammeln, die nicht mehr in das andere Gewebe transportiert werden können – die Leber verfettet.

Bei regelmäßigem hohem Alkoholkonsum wird Lebergewebe sogar nachhaltig zerstört. Dann wuchert dort Bindegewebe und alle Funktionen der Leber schwinden nach und nach. In frühen Stadien ist der Umbau theoretisch noch umkehrbar, später allerdings nicht mehr. Dann ist das Endstadium, die sogenannte Leberzirrhose, erreicht. Die Leber ist nun vernarbt und geschrumpft und arbeitet nur noch schwach. Die Folgen: Stoffwechsel und Hormonhaushalt geraten durcheinander, dem Körper fehlen wichtige Eiweiße für den Aufbau und die Regeneration und letztlich steigt das Risiko für Leberkrebs rasant an.

Was ich Ihnen gerade beschrieben habe, waren »nur« die Auswirkungen des Alkohols auf die Leber. Alkohol wirkt aber genauso zerstörerisch auf das Herz-Kreislauf-System, die Bauchspeicheldrüse, die Schleimhäute in Mund, Rachen, Kehlkopf und Speiseröhre und auf das Nervengewebe. Nicht zu vergessen, dass wir bei einem Vollrausch eine bis anderthalb Millionen (!) Nervenzellen verlieren: Kommt das öfter vor, schrumpft das Gehirn, unsere Steuerungszentrale! Dann sind wir als Menschen im Ganzen betroffen, körperlich, geistig und seelisch.

Die Frage, wie gefährlich Alkohol ist, beantworten Sie sich nun bitte selbst …

ALZHEIMER, KREBS & CO. –
WIR SIND NICHT AUSGELIEFERT

Übergewicht und Adipositas finden Sie zwar nicht schön, aber was soll's, wenn doch alles so gut schmeckt? Den hohen Cholesterinspiegel und Blutdruck haben Sie mithilfe von Tabletten gut im Griff. Das alles macht Ihnen also eigentlich keinen Kummer? Aber richtig große Angst haben Sie davor, Alzheimer oder Krebs zu bekommen oder vielleicht auch Parkinson? Diesen Krankheiten ist man doch ausgeliefert, man kann ihnen nicht vorbeugen und sie auch nicht heilen, da brauche ich Ihnen mit meinem gesunden Lebensstil doch gar nicht erst zu kommen? Wenn Sie das denken, sind Sie komplett auf dem Holzweg und irren sich gewaltig! Neue Forschungen beweisen: Selbst bei diesen großen und schweren Erkrankungen haben wir viele Möglichkeiten, vorbeugend Einfluss zu nehmen! Oder wir können die Auswirkungen der Krankheiten und ihrer Behandlung mindern, wie ich Ihnen gleich am Beispiel von Krebs zeigen werde.

2016 veröffentlichten Forscher der medizinischen Fakultät der Universität Leipzig unter Leitung von Dr. Tobias Luck eine Analyse mit dem Titel »Prävention von Alzheimer-Demenz in Deutschland – eine Hochrechnung des möglichen Potenzials der Reduktion ausgewählter Risikofaktoren«. Oder für Laien: Wie beeinflusst unser Lebensstil das Auftreten von Alzheimer-Demenz? Große europäische Längsschnittstudien lieferten erste Hinweise auf einen Zusammenhang zwischen Lebensstil und dieser Erkrankung. Auch Deborah Barnes von der University of California in San Francisco zeigte 2011 in einer Studie, dass weltweit mehr als 51 Prozent aller Alzheimer-Demenz-Fälle auf sieben Risikofaktoren zurückzuführen sind: Bluthochdruck und Adipositas im mittleren Lebensalter, Diabetes, Depressionen, körperliche Inaktivität, Rauchen und niedrige Bildung. Das alles sind Aspekte, die wir gezielt durch einen anderen, einen gesunden Lebensstil beeinflussen können!

Diese und ähnliche Untersuchungen motivierten Dr. Tobias Luck, den Einfluss der Risikofaktoren für Alzheimer-Demenz in Deutschland exakter zu berechnen: Danach können mindestens drei von zehn Alzheimer-Fällen – das sind 305 000 Fälle – ebenfalls auf diese sieben Risikofaktoren zurückgeführt werden. Den größten Einfluss zeigte dabei die körperliche Inaktivität: 217 000 Fälle hätten vermieden werden können, wenn sich die Betroffenen in ihrem Alltag und in der Freizeit regelmäßig bewegt hätten! Auch der Verzicht aufs Rauchen zeigt einen relativ hohen Effekt: 149 500 Fälle weniger! Insgesamt kamen die Autoren zum Schluss, dass mindestens 30 Prozent aller Fälle von Alzheimer durch einen gesunden Lebensstil vermieden werden könnten. Das zeigt sehr eindrucksvoll, wie viel wir selbst in der Hand haben und dass Alzheimer längst nicht nur Schicksal ist, sondern auch von uns verursacht wird.

Alzheimer-Demenz, Morbus Alzheimer oder nur kurz Alzheimer ist die am häufigsten vorkommende Form der Demenz und bisher nicht heilbar. Unter dem Oberbegriff Demenz werden mehr als 50 Erkrankungen des Gehirns zusammengefasst.

Aber bei Krebs, dem Albtraum schlechthin, was soll da schon helfen? Der Einwand ist sicher zum Teil berechtigt. Aber vorbeugend können wir eine ganze Menge tun! Körperlich aktive Menschen erkranken statistisch gesehen seltener als die Durchschnittsbevölkerung an Dickdarm-, Brust- und Gebärmutterkörperkrebs. Zu diesem Ergebnis kam das Deutsche Krebsforschungszentrum 2019. Die Experten nehmen an, dass rund 9 Prozent aller Brustkrebsfälle und 10 Prozent aller Darmkrebsfälle in Europa auf unzureichende Bewegung zurückgehen. Die Forscher vermuten, dass auch bei weiteren Tumorarten Sport und Bewegung das Erkrankungsrisiko deutlich senken können – manchmal auch nur indirekt, weil körperlich aktive Menschen weniger übergewichtig sind, und das wirkt sich wiederum schützend aus.

Damit sind wir beim zweiten Lebensstilfaktor neben der Bewegung: der Ernährung. Aus großen Beobachtungsstudien weiß man schon lange, dass Übergewicht und der damit oft verbundene Diabetes Typ 2 die Entstehung vieler Krebsarten begünstigt. Schuld sind zu viel Insulin und schädliche Botenstoffe, die im Bauchfett produziert werden. »Zu viel Essen, zu wenig Bewegung und daraus resultierendes Übergewicht haben einen größeren Einfluss auf die Entstehung und das Voranschreiten von Tumorerkrankungen als Nikotinkonsum«, erklärte 2018 Hartmut Bertz, Oberarzt am Universitätsklinikum Freiburg und Ernährungsmediziner in der Onkologie. Und weiter: »Gewichtszunahme könnte Rauchen daher als Hauptrisikofaktor für Krebs bald ablösen.«

BEWEGUNG UND SPORT IN DER PRÄVENTION UND ALS THERAPIE

Regelmäßige körperliche Aktivität hat unzählige Auswirkungen auf sämtliche Organe und all ihre Funktionen. Die größten und umfassendsten Veränderungen finden zunächst in der aktivierten Muskulatur statt, anschließend kann es bei einem Anstieg von Umfang und Intensität des Trainings zur Anpassung des Herz-Kreislauf-Systems, einer Blutdrucksenkung und verbesserten Funktion des Endothels, also der inneren Haut der Blutgefäße, kommen. Ebenso sind allgemeine Stoffwechselverbesserungen, neurologische Anpassungen bis hin zu optimierten kognitiven Funktionen die Folge. Veränderungen finden bis in die kleinste molekulare Ebene des Körpers statt.

Speziell wenn wir die körperliche Aktivität mit der Wirkung von Medikamenten vergleichen, ist in der Regel die Bewegung meist deutlich überlegen. Das liegt daran, dass regelmäßiges Bewegen stärker und vor allen Dingen »pleiotrop« wirkt, wie es der bekannte Sportmediziner Dr. Herbert Löllgen im Jahre 2018 zusammenfasste. Damit ist gemeint, dass Bewegung nicht nur eine einzige positive Wirkung besitzt, sondern vielfältig wirkt. Das ist bei Medikamenten eher eine seltene Ausnahme. Bewegung ist also mit all ihren positiven Effekten ein echtes, eigenständiges Medikament – und dies vor allen Dingen ohne Nebenwirkungen.

◇ Bei der **koronaren Herzerkrankung** senkt körperliche Aktivität die Sterberate um 30 bis 40 Prozent.

◇ War früher die **Herzinsuffizienz** immer ein Grund für körperliche Schonung, so geht man aktuell vom Gegenteil aus: Ein moderat dosiertes Training führt zu einer Verbesserung sämtlicher Funktionen des Herzens und senkt damit die Sterberate der Betroffenen gravierend.

◇ Die Auswirkungen einer **peripheren arteriellen Verschlusskrankheit** werden durch regelmäßiges Gehtraining deutlich verbessert: Es ist in seiner Wirkung effektiver als eine Gefäßdilatation und die Einlage eines Stents (Gefäßstütze).

◇ Patienten mit **chronischer Nierenerkrankung** verbessern die Leistungsfähigkeit und auch ihre Nierenfunktion mithilfe körperlicher Aktivität umfassend. Selbst Patienten in der Dialyse profitieren von regelmäßigem Ergometertraining, weil dadurch Häufigkeit und Dauer der Dialyse verkürzt werden können.

◇ Und auch bei Patienten mit **Lungenerkrankung** ist die positive Wirkung von Bewegung und Sport umfassend nachgewiesen worden, wie Dr. Löllgen es im Jahre 2018 beschreibt.

◇ Bewegung und Sport spielen aber auch eine bedeutsame Rolle für Menschen, die schon an **Krebs** leiden. Direkte Krankheits- und Behandlungsfolgen lassen sich durch Bewegung deutlich vermindern oder ganz vermeiden. Studien zeigen: Die meisten Betroffenen fühlen sich danach einfach besser und steigern so ihre Lebensqualität deutlich.

◇ Bei vielen **neurologischen Erkrankungen** wie den umfassenden Veränderungen nach einem Schlaganfall oder bei einer Parkinson-Erkrankung profitieren die Patienten von Bewegung und Sport.

◇ Auch in der Psychiatrie gehören zum Beispiel Wandern oder Radfahren zur Behandlung von **depressiven Verstimmungen**. Bei manifesten Depressionen und auch bei **Burn-out-Diagnosen** ist Bewegung eine wichtige und enorm wirksame ergänzende Therapieform. Selbst bei Patienten mit **Demenzerkrankung** verbessert körperliche Aktivität die Stimmung der Patienten und vor allen Dingen deren Kooperationsbereitschaft im Rahmen der Therapie. Tierversuche haben sogar gezeigt, dass durch körperliches Training das Zellwachstum frischer junger Nervenzellen, die sogenannte Neurogenese, im Hippocampus durch körperliches Training angeregt wird.

WARUM WIRKT BEWEGUNG?

Nach wie vor ist das Rätsel nicht gelöst, warum körperliche Aktivität Krankheiten vorbeugt oder bei ihrer Heilung hilft. Forscher der Universität von Rio de Janeiro um die Professoren Mychael Lourenco und Fernanda De Felice sind der Antwort einen Schritt näher gekommen: Sie berichteten 2019 in der Zeitschrift »Nature Medicine« vom sogenannten »Sporthormon«. Im Tierexperiment setzen Muskelzellen bei und nach sportlicher Aktivität FNDC5 (»fibronectin type III domain containing protein 5«) frei, das Vorläuferprodukt von Irisin. Dieses Peptid hat eine ausgeprägt positive Wirkung auf das Gedächtnis. Es gelangt über die Blut-Hirn-Schranke ins Gehirn, fördert in den Gedächtniszentren des Hippocampus die Bildung von Synapsen und verbessert dadurch die Gedächtnisleistungen und andere Gehirnfunktionen.

DAS KÖNNEN SIE TUN

Mit Tabletten den eigenen Körper oder sogar die Seele zu beeinflussen ist nicht das Nonplusultra. Zum Glück geht es auch anders: sanfter und natürlich! Allerdings müssen Sie selbst aktiv werden. Wie sehr sich das jedoch lohnt, merken Sie schnell, wenn sich nicht nur Ihr Gesundheitsproblem, sondern auch Ihr gesamtes Wohlbefinden bessert. Bei welchen Beschwerden was wie funktioniert, zeige ich Ihnen in diesem Kapitel.

SCHMERZEN – LÄSTIG, ABER LEBENSWICHTIG

Haben Sie zu Hause im Apothekerschränkchen, in der Hand- oder Aktentasche oder vielleicht in der Autoablage Schmerzmittel immer griffbereit liegen? Vermutlich ja, denn von allen verordneten Medikamenten machen Arzneien gegen Schmerzen mehr als 20 Prozent aus. Klar: Schmerzen sind immer unangenehm und im Extremfall sogar so unerträglich, dass wir uns nicht mehr bewegen können oder gar ohnmächtig werden. Trotzdem sollten wir sie nicht länger als drei bis fünf Tage mit Chemie wegdrücken, denn die Natur hat sie nicht erfunden, um uns zu ärgern. Tatsächlich sollen Schmerzen uns warnen und schützen: Sie warnen uns davor, weiter so mit unserem Körper umzugehen, wie wir es gerade tun, und schützen uns dadurch vor noch schlimmeren Auswirkungen. Es gibt übrigens einen sehr seltenen Gendefekt, der seine Träger völlig unempfindlich gegen Schmerzen macht. Was für Sie traumhaft klingen mag, ist in der Realität eine Katastrophe: Da den Betroffenen von Kindesbeinen an nichts wehtut, leben sie waghalsiger – und tragen dabei schlimme Verletzungen davon. Oft bemerken sie diese auch viel zu spät, sodass die Behandlung komplizierter wird. Die meisten Menschen mit diesem Gendefekt sterben deswegen deutlich früher als andere ohne diese Beeinträchtigung.

Mit Schmerzen – wie auch mit vielen Krankheiten – macht unser Organismus auf seine Bedürfnisse aufmerksam und fordert deren Beachtung von uns ein, und zwar nachhaltig. Wenn wir beispielsweise Rücken- oder Kopfschmerzen mit einem leichten Medikament immer wieder wegschieben, werden die

Beschwerden bald stärker werden und stärkere Mittel (mit mehr Nebenwirkungen) sind notwendig. Viel sinnvoller ist es, gleich beim ersten »Zipperlein« aufmerksam zu werden, die Warnung ernst zu nehmen und genau hinzuhören, was uns unser Körper sagen möchte.

SCHMERZEN NACH KÖRPERREGION IN DEUTSCHLAND[16]

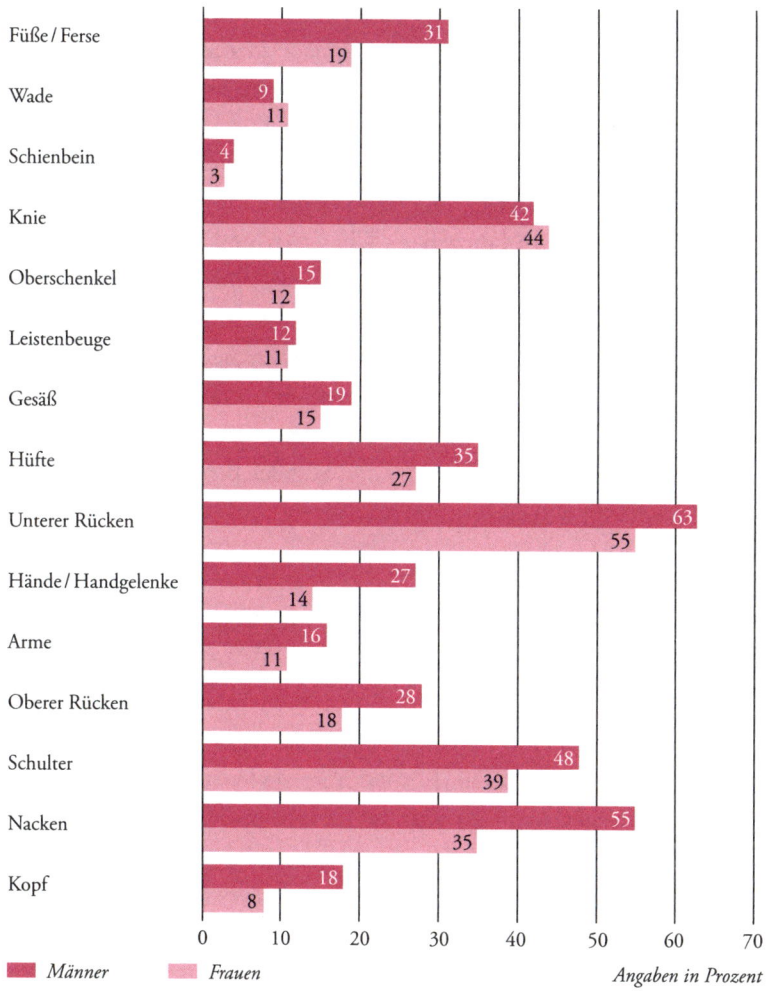

Körperregion	Männer	Frauen
Füße / Ferse	31	19
Wade	9	11
Schienbein	4	3
Knie	42	44
Oberschenkel	15	12
Leistenbeuge	12	11
Gesäß	19	15
Hüfte	35	27
Unterer Rücken	63	55
Hände / Handgelenke	27	14
Arme	16	11
Oberer Rücken	28	18
Schulter	48	39
Nacken	55	35
Kopf	18	8

■ Männer   ■ Frauen   *Angaben in Prozent*

FRÜHWARNSYSTEM SCHMERZ

Im ganzen Körper befinden sich an den Neuronen, genauer an den Nervenfasern, winzige Organe, die sogenannten Rezeptoren. Sie nehmen Empfindungen wie Druck oder Zug, Wärme oder Kälte wahr und senden sie weiter ans Rückenmark. Bei extrem wichtigen Informationen kann das sofort eine Reaktion auslösen, einen Reflex. (Wenn Sie zum Beispiel auf eine heiße Herdplatte fassen, ziehen Sie Ihre Hand reflexartig zurück.) Normalerweise arbeitet das Rückenmark aber als Zwischeninstanz und entscheidet, was ans Gehirn weitergeleitet wird.

Erst das Gehirn wertet die Informationen aus und bestimmt, was passieren soll: komplett ignorieren, noch ein wenig abwarten oder sofort handeln. Nur wenn es die Informationen als Gefahr interpretiert, produziert es Schmerzen und fordert damit eine Änderung unseres Verhaltens oder setzt einen Entzündungsprozess zur Heilung in Gang. Bei einem Strandspaziergang barfuß sähe das etwa so aus: Sie treten auf einen Stein, aber es ist Ihnen egal. Sie gehen über einen Streifen mit spitzen Muschelstücken, laufen aber weiter, obwohl es sich unangenehm anfühlt. Dann treten Sie in einen Seeigel – und beenden den Spaziergang.

Nozizeptoren – unsere Gefahrenmelder

Die meisten unserer Rezeptoren sind sehr spezialisiert. Allerdings gibt es überall im Körper auch Generalisten, die ganz unterschiedliche Reize wahrnehmen. Dazu gehören auch Nozizeptoren, manchmal auch Nozisensoren genannt: Sie registrieren fast alles in unserem Körper. Aber sie leiten eine Information nur weiter, wenn der Reiz das Gewebe schädigen könnte. Dann aber geben sie Gas und haben Vorrang vor allen anderen Informationen, die zum Gehirn wollen. Deswegen unterbrechen Sie Ihre Gedanken und Träumereien sofort, wenn Sie auf einen Seeigel getreten sind.

Erst unser Supercomputer im Kopf sorgt für den eigentlichen Schmerz. Das Gehirn entscheidet: Das muss wehtun, damit mein Mensch handelt! Da das Ganze aber in Millisekunden passiert, werden die Nozizeptoren oft auch fälschlicherweise als Schmerzsensoren bezeichnet. Tatsächlich geht der Schmerz aber nicht von ihnen aus, sondern vom Gehirn! Ich betone das aus zwei Gründen:

1. Die Naturwissenschaften nennen die Schmerzwahrnehmung Nozizeption, obwohl es ein Vorgang im Gehirn ist und eben nicht in den Rezeptoren. Das sorgt oft für Verwirrung.
2. Viel wichtiger aber: Genau weil die Schmerzen im Kopf entschieden werden, haben wir gute Chancen, sie auch ohne Medikamente zu beeinflussen! Das ist der Hintergrund für viele meiner Tipps in diesem Buch.

Ein Blick auf die drei Stufen von Schmerz (siehe unten) zeigt, dass Sie bereits bei geringen Beschwerden nicht lange zögern sollten, Ihr Verhalten zu ändern. Dabei ist es egal, ob es sich um Rücken-, Kopf-, Hals-, Bauch- oder sonstige Schmerzen handelt: Hören Sie auf das, was Ihnen Ihr Körper sagen will!

Wenn der Alarm im Körper schrillt

Wie unterschiedlich sich Schmerzen äußern können, haben Sie sicher schon am eigenen Leib erfahren, aber hoffentlich nicht in der ganzen Bandbreite. Unser Gehirn steigert den Schmerz in drei Stufen:

1. **Überlastungsschmerz:** Mit einem leichten Schmerz weist der Organismus darauf hin, dass es ihm zu viel wird. Wenn Sie jetzt etwas gegen die Überlastung unternehmen, verschwindet der Schmerz schnell wieder. Typische

Beispiele sind der dumpfe Kopf bei einer Besprechung im sauerstoffarmen Raum oder das Ziehen im Nacken nach einer langen Schreibtischphase. Wenn Sie die belastende Situation verlassen und sich ein wenig bewegen, ist schnell alles wieder gut.

2. **Alarmschmerz:** Deutlich schlimmer wird es auf Stufe zwei. Wenn Sie auf die sanften Hinweise der ersten Stufe nicht reagiert haben, warnt Ihr Körper Sie nun nachdrücklich und es tut mehr weh. Für unsere Beispiele sind das handfeste Kopfschmerzen oder ein Hexenschuss. Wer jetzt nicht reagiert und nachhaltig etwas gegen die dauerhafte Überlastung unternimmt, riskiert schlimmere gesundheitliche Probleme.

Mehr als 80 Prozent der Schmerzen sind Alarmschmerzen – der Körper warnt uns auf diese Weise vor Schlimmerem.

3. **Schädigungsschmerz:** Jetzt tut es richtig weh, und zwar längerfristig! Das ist tatsächlich manchmal nur mit Schmerzmitteln auszuhalten. Die Dauerbeanspruchung hat etwas im Körper verletzt oder zerstört und vielleicht im Rücken eine Arthrose der Wirbelgelenke bewirkt oder im Kopf eine ständig wiederkehrende und lang anhaltende Migräne. Zum Glück lassen es die meisten nicht so weit kommen.

SCHMERZEN DURCH ENTZÜNDUNGEN

Egal ob Hals, Zähne oder Gelenke schmerzen – auch in diesen und ähnlichen Fällen meldet sich unser körpereigenes Warnsystem zu Wort, und zwar mit Entzündungen. Sie gehören von Kindesbeinen an zu unserem Leben, denn sie sind eine ganz normale Reaktion des Immunsystems auf einen Reiz, der den Körper sowohl von außen als auch von innen schädigen kann. Haben

Mikroorganismen wie Bakterien, Viren oder Parasiten den Weg in den Organismus gefunden – und das passiert täglich ununterbrochen beim Atmen, Essen und Trinken – oder geistert ein winziges Stückchen Knorpel oder Knochen in unserem Körper herum, schaltet sich unser körpereigenes Abwehrsystem ein und macht sie unschädlich. Normalerweise bemerken wir das gar nicht. Nur wenn das Immunsystem mit einer größeren Entzündung reagiert, bekommen wir das mit: Schmerzen, Rötung, Schwellung und vielleicht eine deutliche Temperaturerhöhung bis hin zur Überwärmung sind die typischen Zeichen dafür. Sie können sich wie bei einem Insektenstich auf einen kleinen Bereich des Körpers beschränken oder wie bei einer Grippe den ganzen Organismus betreffen. Antikörper, spezielle Immunzellen, Entzündungsmediatoren (wie Histamin oder Prostaglandin) und weitere wichtige Helfer spielen auf komplizierte Weise zusammen, um den Eindringling zu vernichten. Eine Entzündung zeigt immer eine Aktivität des Immunsystems an: Sie bereitet die Reparatur vor und ist ein wichtiger Begleiter vieler Heilungs- und Genesungsprozesse.

Doch warum bekommen wir beispielsweise mal eine Erkältung oder einen Magen-Darm-Virus und mal nicht? Das hängt davon ab, wie fit unsere innere Abwehr aktuell ist. Entzündungen entstehen grundsätzlich in folgenden Situationen:

◇ Das **Immunsystem kennt den Krankheitserreger noch nicht** und muss erst lernen, mit ihm umzugehen. Deswegen sind kleine Kinder so oft krank.

◇ Das **Immunsystem arbeitet nur eingeschränkt,** weil es durch die natürliche Stressreaktion heruntergefahren wurde. Daher bekommen wir in Zeiten geistig-seelischer Überlastung schnell eine Erkältung oder Ähnliches.

◇ Das **Immunsystem arbeitet dauerhaft sehr intensiv** und hat keine Zeit, sich zu erholen. Dann kann eine »verschleppte« Erkältung oder Zahnentzündung sogar zu einer gefährlichen Entzündung des Herzmuskels führen.

DIE KRUX DER CHRONISCHEN SCHMERZEN

Akute Schmerzen verschwinden nach Sekunden, Stunden, ein paar Tagen oder bei schwereren Verletzungen oder Krankheiten nach einigen Wochen wieder und während der Genesung verringern sie sich stetig. Sie zeigen dadurch auch an, wie die Heilung vorankommt, und warnen weiterhin vor Überlastungen, damit wir zum Beispiel einen verrenkten Fuß nur so weit belasten, wie es ihm jetzt guttut. Außerdem ist beim Akutschmerz die Ursache meist bekannt.

Wenn's auf einmal länger anhält

Wenn Schmerzen jedoch drei Monate und länger auf einem ziemlich gleichen Niveau bleiben, stuft die Medizin sie als chronisch ein. Sie haben sich verselbstständigt und ihre Warnfunktion verloren. Erschreckende Zahlen liefert dazu die Deutsche Schmerzliga e. V.: In Deutschland leiden 12 bis 15 Millionen Menschen – also etwa ein Fünftel der Bevölkerung! – unter chronischen Schmerzen. Von diesen Schmerzgeplagten wiederum fühlt sich ein Drittel durch die Schmerzen stark beeinträchtigt. Diesen »Patientenmassen« stehen nur 500 bis 600 auf Schmerztherapie spezialisierte Ärzte gegenüber! Erst seit 2016 gehört die Schmerztherapie zu den Pflicht- und Prüfungsfächern im Medizinstudium. Wir werden also noch eine Weile warten müssen, bis sich wirklich jeder Mediziner damit besser auskennt. Wer heutzutage das Glück hat, den passenden Arzt zu finden, hat im Durchschnitt zehn Jahre nach ihm gesucht. Sehr viel Zeit für Schmerzen, zu chronifizieren.

Chronische Schmerzen zu verringern oder ganz wieder loszuwerden, ist ziemlich schwierig, weil ihr Auslöser oft nicht eindeutig erkennbar ist. Zumal dieser meist in keinem angemessenen Verhältnis zur Stärke des Schmerzes steht: Der Schmerz ist also intensiver, als zu erwarten wäre. Ängste, das Gefühl, ausgeliefert zu sein, sowie andere psychologische Aspekte begünstigen die Chronifizierung. Sie sollten deshalb unbedingt bei der Behandlung mitberücksichtigt werden. Hier besteht ein großer Forschungsbedarf, wie auch die Deutsche Schmerzgesellschaft e. V. 2017 in ihrem Report zur Schmerzforschung feststellte. Die besten Erfolge bringen Behandlungen, die mehrere Aspekte berücksichtigen (sogenannte multimodale Therapien), die also nicht nur Physiotherapie oder nur Medikamente, sondern neben diesen beiden Therapien auch die psychische und soziale Situation des Patienten einbeziehen.

Tipp: Sollten Sie unter chronischen Schmerzen leiden, sprechen Sie Ihren Arzt auf eine multimodale Behandlung an und öffnen Sie sich für psychologische Behandlungsansätze.

DIE PSYCHE REDET IMMER MIT

Kaum zu glauben, aber nach wie vor wird die seelische Komponente von Schmerzen sehr oft unterschätzt. Egal ob Sie mit Ihrem Beruf unzufrieden sind, es in Ihrer Familie oder im Freundeskreis Spannungen gibt, Sie um jemanden oder etwas trauern oder Sie »einfach« nur wieder einmal Ihre Meinung runtergeschluckt haben: Auch winzig erscheinende Anlässe suchen sich oft den Weg über körperliche Beschwerden nach außen. Schließlich ist mit vielen Schmerzen eine Auszeit verbunden sowie mehr Aufmerksamkeit und Rücksichtnahme – also genau das, was in unserer leistungsorientierten Gesellschaft oft untergeht. Wenn Sie schlecht drauf sind, empfinden Sie Kopfschmerzen intensiver als mit der Vorfreude auf einen netten Abend mit Freunden. Nachgewiesen ist auch, dass depressive Störungen das Schmerzempfinden steigern. Umgekehrt ist es genauso: Denken Sie nur an die zahlreichen Sportler, die trotz Verletzung Höchstleistungen bringen. Die positive Aussicht auf eine Medaille lässt die Schmerzwahrnehmung in den Hintergrund treten.

SCHMERZ IST INDIVIDUELL
UND VERÄNDERLICH

Fakire auf einem Nagelbett und Feuerläufer zeigen uns sehr anschaulich, dass nicht jeder Mensch Schmerzen gleich empfindet. Zwar sollen die Gene eine Rolle spielen, aber die Zwillingsforschung konnte nachweisen, dass selbst eineiige und damit genetisch gleiche Zwillinge Schmerzen nicht gleich intensiv empfinden. Vermutlich verändern die Erfahrungen mit Schmerzen im Laufe des Lebens besonders jenes Gen, auf dem ein bestimmtes Protein liegt, und das wiederum beeinflusst die Wahrnehmung der Nozizeptoren. Je empfindlicher diese auf Reize reagieren, desto intensiver nehmen wir Schmerzen wahr.

SIND MÄNNER HÄRTER?

Auch wenn Frauen das meist anders sehen – die Antwort lautet: Ja. Neurologen der Universität Michigan konnten nachweisen, dass Frauen schmerzempfindlicher sind als Männer. Sie schütten bei entsprechenden Reizen mehr morphinähnliche Stoffe aus, die die Intensität des Schmerzes dämpfen. Männer gewöhnen sich vermutlich auch eher an Schmerzen als Frauen, denn ihre Schmerzwahrnehmung wurde im Verlauf des Experiments geringer.

Die Forscher vermuten, dass es dafür zwei Gründe gibt: den schwankenden Hormonspiegel während des Zyklus bei Frauen und ihre im Allgemeinen bessere Sinneswahrnehmung. Wenn allerdings der Östrogenspiegel – kurz vor dem Eisprung und in der Schwangerschaft – am höchsten ist, nehmen Frauen Schmerzen am wenigsten wahr und können sich auch an sie anpassen.

In diesem Zusammenhang sprechen wir auch vom Schmerzgedächtnis und das ist wie unser normales Gedächtnis auch nicht in Stein gemeißelt, sondern verändert sich. Die Proteine halten nur ein paar Tage und werden dann durch neue ersetzt: Genau das ist unsere Chance, das Schmerzgedächtnis zu verändern! Neurologen nennen das »die Plastizität des Schmerzempfindens«.

SCHMERZMITTEL – GEFAHR FÜR LEIB UND LEBEN

Klar: Schmerzen sind nicht witzig und angesichts der reichhaltigen Auswahl an Schmerzmitteln liegt der Gedanke nahe, sich durch eine Tablette davon zu befreien. Das können Sie auch tatsächlich ab und an machen, aber bitte nicht regelmäßig oder gar dauerhaft, denn ständiges, langfristiges Schlucken von Analgetika, so der Fachbegriff, kann zusätzliche Probleme bringen: In Deutschland sterben jedes Jahr mehr Menschen an Schmerzmitteln als an Drogen – nur spricht darüber niemand. Wissenschaftler wie der Mediziner Professor Sven Gottschling von der Universität des Saarlandes gingen 2018 von etwa 4000 Toten durch Schmerzmedikamente wie Ibuprofen und andere jährlich in Deutschland aus. Das sind mehr Todesfälle, als pro Jahr durch Verkehrsunfälle verursacht werden!

Besonders bedenklich finde ich den Trend zu immer mehr starken Schmerzmitteln: Professor Jens Reimer vom Zentrum für Interdisziplinäre Suchtforschung der Universität Hamburg geht davon aus, dass die Zahl der Erstverschreibungen von synthetischen Opioiden zwischen den Jahren 2000 und 2010 um bis zu 37 Prozent angestiegen ist. Zu den Opioiden zählen so bekannte Schmerzmittel wie Tramadol oder Fentanyl, die bei uns in Deutschland unter Markennamen wie Tramal® und Durogesic® verkauft werden.

Das Problem ist, dass diese Mittel sehr schnell abhängig machen. Deshalb unterliegen Opioide hierzulande dem Betäubungsmittelgesetz. Aber weniger starke Mittel wie Tramal® können auch mit einem normalen Rezeptblock verschrieben werden. Ich befürchte eine ähnliche Suchtwelle, wie sie in den USA schon zu vielen Todesfällen geführt hat – und daraus sollten wir lernen: In den USA haben Ärzte viel zu lange sorglos Opioide verschrieben. Das führte zu Abhängigkeiten, Missbrauch und nicht selten zu Überdosierungen. Aktuelle Zahlen von 2018 sprechen davon, dass jeden Tag 142 Amerikaner an einer Überdosierung von Opioiden sterben, also an starken Schmerzmitteln. Gut, dass Sie sich für Alternativen interessieren, denn sonst würden Sie dieses Buch nicht lesen.

KONSUM VON OPIOIDEN 2000-2015[17]

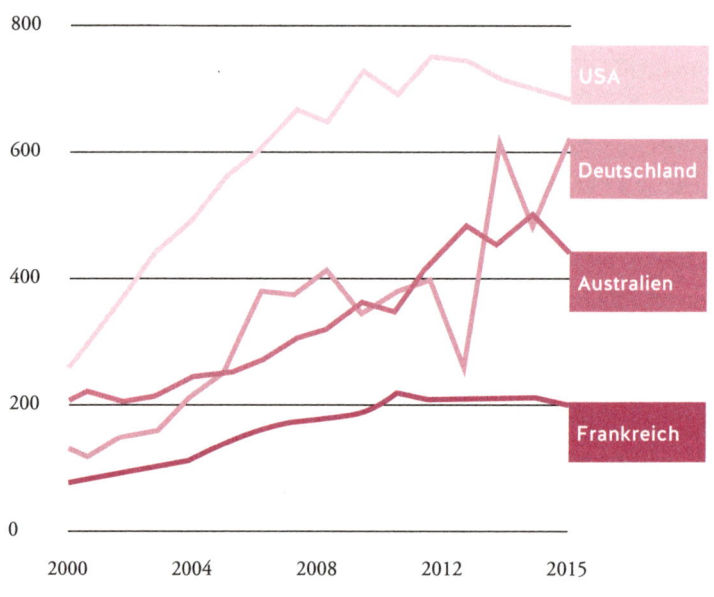

In Milligramm pro Kopf

Ibu und Diclo – keine Smarties!

Ibuprofen und Diclofenac sind die Klassiker gegen alle möglichen Schmerzen. Haben Sie davon auch etwas im Apothekerschränkchen? Genau wie Acetylsalicylsäure und Naproxen gehören sie zu den Nichtsteroidalen Antirheumatika (NSAR). Sie lindern Schmerzen und wirken entzündungshemmend. Vor allem aber sind viele von ihnen frei verkäuflich – und die Deutschen haben 2016 großzügig zugegriffen und für 600 Millionen Euro davon gekauft. Das ist fatal, denn diese Medikamente sind keineswegs harmlos. Ganz im Gegenteil: Sie haben reichlich Nebenwirkungen und beeinflussen die Wirkung von zahlreichen Arzneien gegen ganz andere Beschwerden (siehe auch Seite 30 f.).

NSAR hemmen das Enzym Cyclooxygenase. Es ist am Prozess der Schmerzentstehung beteiligt. Aber nicht nur das: Es trägt auch zur Gesundheit der Schleimhaut in Magen und Darm bei.

Diclofenac erhöht im Vergleich zu den anderen Schmerzmitteln außerdem das Risiko für Herz- und Schlaganfall um 20 Prozent (verglichen mit Paracetamol) oder 30 Prozent (verglichen mit Naproxen). Vergleicht man mit Patienten ohne Schmerzmittel, lag der Unterschied sogar bei 50 Prozent! Das ist das Ergebnis einer 2018 veröffentlichten dänischen Langzeitstudie von Morten Schmidt an der Uniklinik Aarhus. Auch das Risiko von Blutungen im Verdauungstrakt war bei Diclofenac-Patienten deutlich höher: um das 4,5-Fache gegenüber Patienten ohne Schmerzmittelbehandlung und um das 2,5-Fache gegenüber Ibuprofen- und Paracematol-Patienten.

Die Mediziner plädieren dafür, Diclofenac rezeptpflichtig zu machen und es am besten gar nicht zu verschreiben. Ich finde es erstaunlich, dass es überhaupt noch am Markt ist.

Dass auch die übrigen NSAR im Dauergebrauch bei Herzschwäche das Risiko für Herzinfarkte deutlich erhöhen, war lange niemandem aufgefallen: Bei einer NSAR-Einnahme über

VORSICHT! NICHT BEI LAPPALIEN

Nehmen Sie diese Mittel nicht bei leichten Beschwerden oder wenn Sie sich nur etwas unwohl fühlen. Nehmen Sie sie ohne ärztlichen Rat keinesfalls länger als drei Tage. So vermeiden Sie folgende Risiken:

1. Alle NSAR **reizen den Magen.**

2. 8 Gramm (16 Tabletten) Paracetamol können zu **akutem Leberversagen** führen.

3. Aspirin® hat den Wirkstoff Acetylsalicylsäure (ASS). ASS wirkt **kurzfristig schmerzlindernd, jedoch tagelang blutverdünnend.**

4. ASS verursacht am häufigsten **Magen-Darm-Beschwerden.**

5. Ibuprofen und Diclofenac können über einen langen Zeitraum und in hoher Dosis **Magenblutungen, Bluthochdruck oder Schlaganfälle** verursachen.

mehrere Monate in hoher Dosierung ist das Herzinfarktrisiko 1,5- bis 3-fach erhöht, bei Zuckerkrankheit etwa 2-fach, bei Rauchern 3- bis 10-fach.

DEN SCHMERZ WEGESSEN

Was Ihr Essen mit Ihren Schmerzen zu tun hat? Sehr viel! Je nachdem, was Sie essen, werden sich Ihre Beschwerden bessern oder aber verstärken. So fordert der Arzt James Dillard in seinem Buch »The Chronic Pain Solution«, Junkfood und Fastfood komplett vom eigenen Speiseplan zu verbannen. Darin sind so viele leere Kalorien (also Nahrungsmittel ohne Vitalstoffe, zum Beispiel Zucker oder weißes Mehl) und vor allem künstliche Zusatzstoffe enthalten, dass sie die Schmerzverarbeitung des Gehirns blockieren.

Setzen Sie dagegen auf natürliche Lebensmittel, haben Sie eine gute Grundlage, um den Schmerz mit einfachen Mitteln erfolgreich zu bekämpfen. Die Natur bietet mit Kräutern, Gewürzen und den natürlichen Stoffen in Gemüse eine große Palette an Schmerzsenkern, die auch in wissenschaftlichen Studien ihre Wirkung bewiesen haben. Dabei sollten drei Portionen Gemüse und zwei Portionen zuckerarmes Obst, die Sie auch durch Gemüse ersetzten können, Ihre tägliche Basis bilden. Sie enthalten sekundäre Pflanzenstoffe – viele davon sind bisher noch kaum erforscht – und wirken insgesamt entzündungshemmend. Bekannte Beispiele sind Brokkoli und Spinat. Ihr Gemüse und Obst ergänzen Sie täglich mit Vollkorn- und Milchprodukten, mit Nüssen und Samen, mit guten Fetten und je zweimal wöchentlich mit Fisch und Fleisch. Dabei meiden Sie rotes Fleisch, das in größeren Mengen als entzündungsfördernd gilt. So sieht kurz und knapp zusammengefasst eine gesunde Ernährung aus. Diese Basis für ein gesundes Leben können Sie gezielt ergänzen mit Kräutern, Gewürzen und Fetten, die speziell zu Ihrem Gesundheitsproblem passen.

In Deutschland mangelt es fast allen Bewohnern im Winter an Vitamin D. Das ergab die aktuelle »Nationale Verzehrsstudie II«. Da es nur in geringen Mengen in Fisch, Avocados, Champignons und Eiern enthalten ist, empfehle ich, von Oktober bis März einmal wöchentlich 50 000 I. E. Vitamin D einzunehmen. Noch wirkungsvoller ist eine tägliche Zufuhr von Vitamin D in Dosen von 5000 bis 7000 I. E.

So wirken die Scharfstoffe und ätherischen Öle in Gewürzen positiv auf das Immunsystem. Zum Beispiel hat sich Kurkuma (3 bis 5 Gramm täglich) bei Arthrose und entzündlichen rheumatischen Erkrankungen bewährt. Die Omega-3-Fettsäuren in pflanzlichen Ölen und fetten Kaltwasserfischen (Makrele, Hering) wirken ebenfalls antientzündlich bei allen Gelenkerkrankungen. Das belegte eine Doppelblind-Beobachtungsstudie des Ohio State University College of Medicine: Täglich 2,5 Gramm Omega-3-Fettsäuren ließen den Entzündungsmarker-6 um bis zu 12 Prozent sinken und den TNF (Tumornekrosefaktor) um bis zu 2,3 Prozent. Diesen Entzündungsantreiber TNF senkt ebenfalls Vitamin D, das gleichzeitig den Anti-Entzündungsstoff Interleukin-10 erhöht.

Auch Capsaicin in Chili- und Paprikaschoten reduziert Entzündungen und wirkt schmerzlindernd. Da es beim Kochen nicht zersetzt wird, können Sie Ihre Gerichte damit gut ergänzen. Gingerol kommt im Ingwer vor (siehe Seite 190) und unterdrückt den TNF. Die Aminosäure Arginin, die in großen Mengen in Nüssen vorkommt, baut das Immunsystem wieder auf und fördert die Wundheilung.

Dies sind nur wenige Beispiele dafür, was Ernährung alles kann. Mehr ist im Rahmen eines solchen Buchs leider kaum möglich – außer den spezifischen Tipps bei den Krankheiten auf den folgenden Seiten. Gerade bei chronischen Beschwerden und den Lebensstilerkrankungen empfehle ich Ihnen den Besuch eines spezialisierten Ernährungsmediziners, denn Sie können mit dem richtigen Essen unglaublich viel erreichen. Wenn Sie das noch mit Bewegung kombinieren, kehren Sie den Lebensstilerkrankungen erfolgreich den Rücken.

GEGEN DEN SCHMERZ ANGEHEN

Sport wirkt sehr stark entzündungshemmend! Das hat mein Kollege Professor Wilhelm Bloch mit seinem Team von der Deutschen Sporthochschule Köln und der Uniklinik Köln 2017 in einer Studie über die Effekte von Sport auf das menschliche

NSAR NIE OHNE BEIPACKZETTEL!

Vielleicht müssen Sie wegen anderer Beschwerden regelmäßig Medikamente nehmen. Dann sollten Sie den Beipackzettel Ihres NSAR besonders aufmerksam lesen. Die Mittel beeinflussen nämlich zahlreiche andere Arzneistoffe und stärken oder schwächen deren Wirkung ab. Dazu gehören beispielsweise Blutverdünner, Antidepressiva, Stoffe gegen Diabetes und viele andere. Falls Sie also auf bestimmte Medikamente angewiesen sind, besprechen Sie unbedingt mit Ihrem Arzt, ob Sie NSAR tatsächlich nehmen sollen.

Immunsystem nachgewiesen. Sie untersuchten Blutproben von jungen Sportlern und verglichen sie mit Proben von jungen, gesunden, aber untrainierten Probanden. Die Analyse ergab, dass die Menge der entzündungshemmenden Immunzellen, der sogenannten regulatorischen T-Zellen, mit steigender körperlicher Fitness zunahm. Die Arbeit des Immunsystems wird also durch regelmäßige Bewegung deutlich verbessert, sodass weniger Entzündungen auftreten.

Einfach loslegen

Falls Sie also öfter krank sind, immer wieder unter den gleichen Beschwerden leiden oder gar unter chronischen Schmerzen, sollten Sie unbedingt Ihr Immunsystem stärken und es dafür mit regelmäßigem Sport probieren. In zahlreichen Untersuchungen hat sich herausgestellt, dass moderates, also ein gemäßigtes, nicht zu anstrengendes Ausdauertraining dem Immunsystem am besten hilft.

Warum das so ist, fanden Forscher unter Leitung von Professor Suzi Hong an der University of California in San Diego 2017 heraus: Sie ließen Patienten 20 Minuten auf einem Laufband laufen und entdeckten, dass die Menge der Zellen, die TNF produzieren, um mehr als 5 Prozent abnahm.

Sport und Bewegung wirken positiv auf Körper und Psyche. Körperliche Aktivität lässt Muskelverhärtungen schwinden, fördert die Durchblutung und kräftigt die Muskeln und das Herz, unseren größten Muskel. Mit Bewegung können Sie den Teufelskreis aus Schmerzen, Anspannung, Bewegungslosigkeit und noch mehr Schmerzen aktiv durchbrechen. Außerdem macht Sport müde, entspannt, senkt den Pegel an Stresshormonen und

ÖFTER MAL WALDBADEN

Was schon seit 1982 im japanischen Gesundheitsprogramm fest verankert ist, setzt sich langsam auch bei uns durch: der Aufenthalt im Wald, in Japan Shinrin-yoku und bei uns Waldbaden genannt. Damit ist kein anstrengender Sport gemeint, sondern gemächliches Gehen oder auch mal Sitzen mit Muße und Genuss. Professor Qing Li von der Nippon Medical School in Tokio stellte fest, dass nach einem dreitägigen Aufenthalt im Wald die Zahl der Killerzellen des Immunsystems für fast vier Wochen steigt und seine Aktivität fördert. Nur zwei Stunden wirken bereits sieben Tage.

Bisher gibt es nur Vermutungen, warum das so ist: Neben dem speziellen Mikroklima des Waldes mit seinen ätherischen Ölen, gesunden Bakterien und der sauerstoffreichen Luft wirken auch psychologische Aspekte wie die Ruhe, das Grün und das Spiel von Licht und Schatten positiv auf unsere Gesundheit.

reduziert damit die Schmerzwahrnehmung. Der Körper schüttet Endorphine aus, die ähnlich wie Opioide schmerzstillend wirken und die Stimmung heben.

Professor Dr. Bonnie Aust und seine Kollegen von der Stanford University fanden heraus, dass Menschen, die regelmäßig Sport treiben, viel weniger unter Schmerzen leiden als ihre inaktiven Altersgenossen: Er dokumentierte mehr als 14 Jahre lang die sportliche Aktivität und den Gesundheitszustand von fast 900 Probanden, die älter als 60 waren. Zwar nahmen bei allen Muskel- und auch Gelenkschmerzen insgesamt im Laufe der Jahre zu – schließlich hatten sie zum Schluss der Untersuchung schon ein stattliches Alter –, aber jene Personen, die mindestens eine Stunde pro Woche joggen oder walken gingen, berichteten über 25 Prozent weniger Schmerzen.

Es kann so einfach sein

Vor allem auch die regelmäßige und moderate Bewegung wie beim Gehen und Wandern stärkt unseren Körper und das Immunsystem. Das bestätigte 2017 eine Studie der Universität Exeter mit 4000 Patienten. Die Forscher fanden heraus, dass die Killerzellen des Immunsystems während der Bewegung von der ersten Sekunde an aktiviert werden. Darüber hinaus beseitigt das aktive Immunsystem viel schneller schädliche oder zerstörte Zellen und neutralisiert gesundheitsschädliche und sogar Krebs fördernde freie Radikale. Beides beschleunigt die Heilung stark.

Gehen Sie täglich eine Runde spazieren – am besten im Wald – oder gehen Sie einfach mindestens 3000 Schritte am Tag: Das klappt auch bei einem stressigen Alltag!

Alles in allem ist festzuhalten: Körperlich aktive Menschen haben erheblich seltener chronische Entzündungen und werden auch deutlich besser mit Schmerzprozessen und Entzündungsreaktionen fertig.

SPORT GEGEN REGELSCHMERZEN

Irgendwann im Leben haben 90 Prozent der Frauen krampfartige Schmerzen während der Menstruation. 2018 erschien eine große Meta-Analyse zur Wirkung von Sport bei dieser sogenannten Dysmenorrhoe. Dabei werteten die Forscher vom University College London nur Daten von Frauen aus, die keinen Leistungssport betrieben sowie keine hormonellen Mittel zur Empfängnisverhütung anwandten, und verglichen sie mit sportlich inaktiven Frauen. Sie bezogen unterschiedliche Sportarten wie Yoga, Aerobic, Walken oder Gymnastik in die Untersuchung mit ein – und das Ergebnis war eindeutig: Regelmäßig betriebener Freizeitsport vermindert nicht nur die Schmerzintensität, sondern auch die Dauer der Schmerzen um vier Stunden. Sport ist also eine gute Alternative zu den üblichen hormonellen Medikamenten oder zu Ibuprofen & Co.

ICH HABE RÜCKEN

Das ist der Satz, den Ärzte in Deutschland am häufigsten zu hören bekommen, denn Rückenschmerzen sind seit Jahren die Volkskrankheit Nummer eins. Sie verursachen die meisten Krankschreibungen und Frühverrentungen. Gleichzeitig sind sie das beste Beispiel, wie einfach es ist, durch kleine, überschaubare Maßnahmen Medikamente komplett zu vermeiden: 90 Prozent der ärztlichen Diagnosen bei »Rücken« lauten »diffuser« oder »unspezifischer« Rückenschmerz, gibt die Deutsche Angestellten Krankenkasse DAK im Gesundheitsreport 2018 an. Es liegt also keine Schädigung des Rückens vor, sondern es handelt sich um den klassischen Überlastungs- oder Alarmschmerz (siehe Seite 119).

RÜCKEN IM KOMA

Autsch – da zieht es heftig im Lendenbereich und auch die Schulter-Nacken-Partie macht sich unangenehm bemerkbar: Nach der langen Fahrt in den Urlaub kommen Sie kaum raus aus dem Auto oder nach einem Schreibtischmarathon kaum noch hoch vom Stuhl, weil sich Ihr Rücken unüberhörbar darüber beschwert, wie Sie ihn behandeln. »Wieso? Ich hab doch nichts gemacht?«, denken Sie jetzt? Eben, genau darum geht es.

Sie haben vielleicht sogar immer schön aufrecht auf Ihrem Stuhl gesessen und sind beim Bücken brav in die Knie gegangen? Dann haben Sie Ihren Rücken fast zu Tode gelangweilt. Das ist für dieses hochkomplexe System aus Muskeln, Faszien, Sehnen, Bändern, Knochen sowie Gelenken richtig schlimm, denn es ist von der Natur für vielfältige Bewegungen gemacht. Ihr Rücken will nicht geschont werden, wie es seit Jahrzehnten auch in sogenannten Rückenschulen propagiert wurde. (Zum Glück findet dort endlich ein Umdenken statt.) Er will abwechslungsreich bewegt werden. Wird er kaum oder nur gleichförmig belastet, passiert mit ihm Folgendes:

◇ Die **Zellen aller Rückenstrukturen werden nicht ausreichend mit Nährstoffen und Sauerstoff versorgt.** Gleichzeitig werden Abfallstoffe des Stoffwechsels nicht ausreichend aus der Zelle transportiert. Der Stoffwechsel der Zelle wird so langsam, dass es fast einem Koma gleicht.

◇ Die **Muskulatur schrumpft,** denn der Körper baut ungenutzte Muskeln ab.

◇ Die **Faszien verkleben** (siehe Seite 139), weil sie nicht oft genug aneinander vorbeigleiten. Das verursacht Schmerzen.

◇ Die **Bänder werden locker** und verlieren ihre Elastizität.

◇ Die **Wirbelkörper werden** durch die Muskeln und Bänder **nicht mehr sicher geführt.** Dadurch werden Drehbewegungen zum Balanceakt und Wirbelblockaden oder ein Hexenschuss werden wahrscheinlicher.

◇ Die **Bandscheiben schrumpfen,** weil sie nur durch Bewegung mit Flüssigkeit versorgt werden. Sie können ihre Funktion als Stoßdämpfer zwischen den Wirbeln nicht mehr erfüllen, auch ihr Vorfall wird wahrscheinlicher, weil die Bandscheiben nur locker zwischen den Wirbeln sitzen.

◇ Die **Knorpel an den Wirbelgelenken werden abgebaut,** weil sie kaum gebraucht werden. Dadurch reiben die Knochen direkt aufeinander und es entsteht eine Arthrose an den Wirbeln.

All das riskieren Sie, wenn Sie Ihren Rücken nicht regelmäßig und abwechslungsreich bewegen. Sie bringen damit dieses fein abgestimmte System komplett durcheinander.

WAS IST AUF DER RÜCKSEITE UNSERES LEBENS LOS?

Wann haben Sie der Rückseite Ihres Körpers zuletzt Beachtung geschenkt? Vermutlich noch nie oder eben nur dann, wenn der Rücken schmerzte. Ein dicker Bauch oder schon ein Pickel im Gesicht stören uns schnell, aber einen schwachen Rücken bemerken wir nicht, weil wir uns nicht darum kümmern. Dabei ist dieses komplexe System sehr wohl einen genaueren Blick wert.

Vernachlässigte Muskeln

Forscher sind sich einig: Mindestens 80 Prozent aller Rückenschmerzen haben muskuläre und faszienbedingte Ursachen – und lassen sich deswegen auch gut vermeiden sowie ohne Medikamente behandeln.

Etwa 150 Muskeln wirken direkt auf die Wirbelsäule ein. Sie stabilisieren, bewegen und schützen sie zugleich. Das klappt mithilfe von drei Muskelschichten:

Die gesunde Rückenmuskulatur dämpft die Kräfte, die bei unseren Bewegungen entstehen, um etwa 90 Prozent! Sie würden sonst ungehindert auf die Wirbelsäule, die Bandscheiben und auf die Gelenke treffen.

◇ Die **äußere Schicht** bilden die großen Rückenmuskeln direkt unter der Haut. Sie verbinden den ganzen Rumpf von den Schulter- bis zu den Hüftgelenken mit der Wirbelsäule. Sie gewährleisten unsere aufrechte Haltung und übertragen die Bewegungen von Armen und Beinen auf den Rumpf.

◇ Direkt darunter liegt die **mittlere Schicht**. Deren Muskeln verlaufen zwischen den Rippen und auch die ganze Wirbelsäule entlang. Sie sind für alle Dreh- und Seitwärtsbewegungen zuständig und schützen die Wirbelkörper vor Verschiebungen und Blockaden.

RÜCKENSCHMERZEN TROTZ SPORT?

Selbst gut bemuskelte Bodybuilder haben oft Rückenschmerzen. Das liegt daran, dass sie fast ausschließlich die
beiden äußeren Schichten der Rückenmuskulatur trainieren. Die kleinen tiefen Muskeln bestehen etwa zur Hälfte
aus Bindegewebe und das können wir nicht bewusst anspannen. Im normalen Alltag reicht das als passiver Schutz
für die Wirbelsäule. Erst bei höheren Belastungen – dazu
gehört auch langes Sitzen! – muss die andere Hälfte dieser tiefen Muskeln aktiv werden. Sie wird aber durch die
meisten normalen Gymnastik- oder Kraftübungen nicht
erreicht. Dazu eignen sich vor allem Gleichgewichtsübun-
gen (zum Beispiel mit Geräten wie dem Wackelbrett) oder
die Übung »Hacker« (Seite 154).

◇ Die **tief liegende Muskulatur** ist die wichtigste Schicht
für einen gesunden Rücken. Ihre kleinen Muskeln setzen
direkt an den Wirbeln an und verbinden sie miteinander.
Sie sorgen für harmonische Bewegungen beim Drehen,
Strecken und Neigen. Leider lässt sich diese Schicht nicht
wie die beiden anderen direkt ansteuern und die beiden
anderen können auch nicht ihre Aufgaben übernehmen,
wenn sie zu schwach ist. Wie Sie diese Schicht erreichen,
lesen Sie im Kasten oben.

Beanspruchen Sie Ihre Muskeln zu wenig oder zu einseitig, ver-
spannen oder verkrampfen sie, werden kürzer und unbeweglich.
Dann tun die normalen Bewegungen weh und Sie vermeiden
diese, um den Schmerz zu verhindern. Stattdessen nehmen Sie
eine Fehlhaltung ein oder bewegen sich anders. Damit über-

fordern Sie wiederum andere Muskeln, die auch irgendwann meckern – und schnell werden das Schonen und Nichtstun zur Normalität.

Verklebte, unbewegliche Faszien

Eine wichtige Rolle spielen die Faszien bei der Frage, ob der Rücken schmerzt oder nicht. Faszien sind feine Häutchen aus Bindegewebe, die all unsere Zellen umgeben, nicht nur die von Muskeln und Sehnen, sondern auch jene von Knorpeln und Knochen. Früher dachte man, sie wären nur eine »Verpackung«, aber sie sind viel mehr: Sie sind für die Kraftübertragung unserer Bewegung zuständig und enthalten unzählige Rezeptoren. Dadurch sind sie auch ein Kommunikationssystem im Körper und melden dem Gehirn ständig, was los ist im Organismus.

Fitte Muskeln haben normalerweise auch fitte Faszien: Sie gleiten dann bei jeder Bewegung glatt und geschmeidig aneinander vorbei. Wenn Sie bewegungsarm leben oder viel sitzen und nicht zwischendurch für Ausgleich sorgen, verkleben die Faszien miteinander. Die Bewegung reißt sie dann wieder auseinander und das kann sehr schmerzhaft sein. Stellen Sie es sich vor wie ein Pflaster, das Sie abziehen: Je fester das Pflaster auf der Haut ist, desto schmerzhafter wird das Abtrennen.

Wenn die Faszien aneinander kleben, können sich auch die zugehörigen Muskeln nicht mehr in voller Länge bewegen:

Die gängigen bildgebenden Verfahren wie Röntgen, Ultraschall oder Computertomografie können verklebte Faszien leider noch nicht zeigen. Das klappt nur mit modernsten, sehr teuren Geräten, die sich die meisten Kliniken und erst recht Arztpraxen nicht leisten können. Die Diagnose lautet daher oft »diffuser Rückenschmerz«.

Sie werden eingeengt durch die fest gewordenen Hüllen. Auch die umliegenden Nerven können so stark eingezwängt werden, dass sie sehr intensiv schmerzen.

SUPERKLEBSTOFF FIBRIN

Verantwortlich für verklebte Faszien ist der Stoff Fibrin.
Er bildet sich aus Fibrinogen, einem Blutgerinnungsfaktor, der in der Lymphflüssigkeit enthalten ist. Die Lymphe
fließt als Teil unserer körpereigenen Abwehr durch den
gesamten Körper – aber nur, wenn wir uns bewegen. Bei
stundenlangem Sitzen wird der Stoff nicht weitertransportiert. Er lagert sich im Bindegewebe ab und wandelt sind
in Fibrin um, unseren körpereigenen Wundkleber. Da es
aber keine Wunde gibt, verklebt er die Faszien miteinander.

Erschlaffte Bänder

Sechs Bandsysteme halten die Wirbelsäule stabil, unterstützen
unsere aufrechte Haltung und verhindern, dass wir uns überdrehen. Sind die Muskeln die Airbags unserer Wirbelsäule, kommt
den Bändern die Funktion der Sicherheitsgurte zu. Sie müssen
schön straff gespannt sein, damit Wirbelkörper und Bandscheiben an ihrem Platz bleiben.

Wenn Muskeln zu schwach sind, übernehmen oft die entsprechenden Bänder die Haltefunktion der Muskulatur. Aber
auf Dauer überfordert das die Bänder. Schlaffe Bänder sichern nicht mehr zuverlässig, sodass Bandscheiben vorfallen oder Wirbel blockieren können.

Eine französische Forschungsgruppe konnte zeigen, dass die Belastbarkeit von Bändern um 80 Prozent sinkt, wenn sie nur vier Wochen nicht gefordert werden: Crosslinks, die Querverbindungen zwischen den Fasern der Bänder, werden abgebaut und die Fasern selbst werden dünner.

Halten Sie dagegen Ihre Muskeln ein Leben lang aktiv, dann können die Bänder auch im hohen Alter noch fast jugendlich aussehen.

MEISTERWERK WIRBELSÄULE

Sehr flexibel und gleichzeitig sehr stabil: Mit ihren 24 Wirbeln plus Kreuz- und Steißbein kann sich unsere Wirbelsäule in alle Richtungen biegen und drehen. Durch ihre S-Form gleicht sie Erschütterungen und Stöße aus und ist dabei so fest, dass sie uns den aufrechten Gang ermöglicht. Ein Wunderwerk der Natur! Vor allem wenn wir bedenken, dass die Wirbelkörper an beiden Seiten nur durch filigran gebaute Zwischenwirbelgelenke (auch Facettengelenke genannt) zusammengehalten werden. Diese Minigelenke – an den großen Brust- und Lendenwirbeln sind sie etwa 1,5 Zentimeter groß, an den Halswirbeln deutlich kleiner – müssen etwa ein Viertel unseres Körpergewichts aushalten. Wie viel das bei Ihnen ist, haben Sie jetzt sicher schon schnell ausgerechnet. Könnten Sie das noch heben? Ihre kleinen Facettengelenke schaffen das sehr gut und sogar bis ins hohe Alter, aber nur mithilfe einer gesunden Muskulatur.

Sensibelchen Halswirbelsäule

Rund ein Viertel aller Rückenbeschwerden betreffen die Halswirbelsäule. Sie besteht nur aus sieben kleinen Wirbeln, aber die müssen ganze Arbeit leisten: Sie tragen unseren fünf bis sechs Kilo schweren Kopf, den wir in verschiedene Richtungen drehen können. Das funktioniert nur mithilfe der Halsmuskulatur. Sitzen wir mit nach vorn geschobenem Kopf am Schreibtisch oder über Tablet und Smartphone, sind die Kräfte noch deutlich höher und führen zu Verspannungen im Nacken, wenn wir nicht öfter ausgleichende Bewegungen machen.

Mit Abstand die meisten Beschwerden im Hals-Nacken-Bereich, und zwar 60 Prozent, gehen auf die Schultern zurück: Das ganz banale Hochziehen der Schultern, wie wir es am Schreibtisch oft tun, ist eine der Hauptursachen – und es kann auch Kopfschmerzen verursachen (siehe Seite 161).

Robuste Brustwirbelsäule

Die wenigsten Beschwerden bereitet die Brustwirbelsäule. Sie ist allerdings auch am unbeweglichsten und dafür gibt es einen guten Grund: Ihre zwölf Wirbel bilden zusammen mit dem Brustbein sowie den vorderen und hinteren Rippen einen schützenden Korb um unsere Lunge. Schmerzen treten hier selten auf, selbst wenn wir immer nach vorn gebeugt sitzen. Das heißt aber nicht, dass es dem Rücken dort nichts ausmacht: Die Wirbel verschleißen, es bildet sich ein Rundrücken und wenn es ganz schlimm kommt, brechen sie sogar durch die schlechte Haltung!

Lendenwirbelsäule – arme Socke!

Wirklich leid tut mir die Lendenwirbelsäule: Obwohl sie die größten Wirbelkörper, die dicksten Bandscheiben und die meisten Muskeln hat, schaffen wir es, sie so stark zu überlasten, dass etwa 70 Prozent aller Rückenschmerzen hier auftreten! Allerdings ist der untere Rücken auch sonst am meisten belastet: Er trägt den größten Teil unseres Gewichts und kann und muss sich stark dehnen und strecken. Das ist kein Problem mit langen, kräftigen Muskeln und elastischen Bändern, sehr wohl aber wenn beide schlaff sind. Dann können sich langes Sitzen oder schweres Heben fatal auswirken: Verspannungen und Verkrampfungen warnen vor Schlimmerem wie Hexenschuss, Ischialgie und Bandscheibenproblemen.

Unkaputtbar – der Bandscheibenmythos

Fast so unzerstörbar wie die Bandscheibe selbst erscheint mir der Mythos um Rückenschmerzen durch Bandscheiben. Tatsächlich kommt ein Bandscheibenvorfall (Prolaps) nur in maximal drei Prozent der Fälle vor. Denn dieses knorpelige Gebilde ist als »Prellbock« straff zwischen unsere Wirbel eingepasst und durch starke Bänder mit den tiefen Rückenmuskeln verbunden.

Die Bandscheiben selbst können auch nicht schmerzen. Allerdings tut es manchmal ganz schön weh, wenn sich ihr Kern vorwölbt (Protrusion) oder wenn er vorfällt, dabei einen Nerv quetscht und sich eine Entzündung bildet. Das muss aber nicht sein, wenn das Gehirn entscheidet, dass der Vorfall nicht bedrohlich ist: Dann schmerzt dort nichts! Solche stummen Vorfälle kommen oft vor und werden möglicherweise erst bei der Untersuchung anderer Beschwerden im Röntgenbild entdeckt.

Wie alles in unserem Körper altert auch die Bandscheibe. Auf einem Röntgenbild sieht sie dann leicht rissig oder ausgefranst aus. Das hindert sie aber keinesfalls, weiterhin gut ihren Dienst zu verrichten. Es gibt also keinen Grund, dann von Degeneration zu sprechen oder gar an eine Behandlung zu denken.

Genauso ein Mythos ist, dass Bandscheiben empfindlich sind. Im Gegenteil: Sie können eine Belastung bis zu 1500 Kilogramm aushalten – und sie brauchen starke Beanspruchungen, damit sie elastisch bleiben. Das funktioniert wie nach dem Schwammprinzip: Werden sie kräftig zusammengedrückt, fließt das verbrauchte Gewebswasser heraus. Beim Ausdehnen kann dann frische, nährstoffreiche Flüssigkeit nachfließen.

Der Psoas – manchmal ein echter Peiniger

Der Lenden-Darmbein-Muskel, in der Medizin Psoas genannt, ist einer der wichtigsten Skelettmuskeln, denn er ist der einzige Muskel, der Ober- und Unterkörper direkt miteinander verbindet. Trotzdem lernen ihn die meisten Menschen erst kennen, wenn er – oft sehr heftige – Schmerzen verursacht. Das sind neben Hüftbeschwerden vor allem Rückenschmerzen, und zwar besonders im unteren Bereich der Wirbelsäule. Kein Wunder, schließlich ist der Psoas maßgeblich an der Stabilisation der Lendenwirbelsäule beteiligt.

Ursache ist in den meisten Fällen zu häufiges und zu langes Sitzen, meist noch nach vorn gebeugt. Dadurch verkürzen sich der Psoas und auch die Bauchmuskulatur, die als natürlicher Gegenspieler wirkt. Sie ziehen dann zusammen den Brustkorb in Richtung Becken und es entsteht ein Rundrücken. Dadurch wiederum befindet sich der Kopf deutlich zu weit vorn und sein Gewicht wird nicht mehr über die Halswirbelsäule gerade nach unten in Richtung Füße abgeleitet. Die gesamte Statik unseres Körpers gerät aus dem Lot und die Rumpfmuskeln müssen zusätzlich stabilisieren: Die Rückenmuskulatur wird überlastet und schmerzt irgendwann.

Ob Ihr Psoas an Ihren Rückenschmerzen beteiligt ist, können Sie leicht selbst herausfinden: Beugen Sie Ihren Oberkörper im Stehen nach vorn-unten und richten Sie ihn wieder auf. Tut Ihr Rücken beim Vorbeugen weh, sind vermutlich der Rückenstrecker und die Gesäßmuskeln dafür verantwortlich. Entstehen die Schmerzen aber vor allem beim Aufrichten, ist sehr wahrscheinlich der Psoas die Ursache. Auch wenn Sie in der Rückenlage Ihre Oberschenkel nicht ganz ablegen können, deutet das auf den Lenden-Darmbein-Muskel als Übeltäter hin.

Mit Rollmassagen und Dehnungen können Sie verklebte Faszien (siehe Seite 139) des Psoas lösen und dem Muskel seine Flexibilität zurückgeben. Da er aber außerdem stark sein muss, um den Anforderungen unseres Alltags zu genügen, sind auch Übungen zur Kräftigung notwendig.

◇ **Rollmassage:** Mit einem Tennisball können Sie Ihre Leistenregion im Liegen und im Stehen gut massieren.

◇ **Dehnung:** Mit großen Ausfallschritten und mit dem Pendeln des gestreckten Beins – mit dem anderen stehen Sie am besten auf einer Treppenstufe – können Sie den Psoas zwischendurch immer wieder dehnen.

◇ **Kräftigung:** Treppensteigen kräftigt Ihren Psoas bei jedem Schritt. Oder Sie legen sich auf den Boden, spannen Ihren ganzen Körper an und heben Ihre gestreckten Beine abwechselnd je 15-mal bis maximal 45 Grad an.

TABLETTEN: NUR KURZFRISTIG SINNVOLL!

Bei einem akuten Hexenschuss oder wenn Sie sich wegen anderer starker Rückenschmerzen kaum noch rühren können, sind Medikamente kurzfristig (!) sinnvoll. Sie ermöglichen Ihnen, sanfte Bewegungen auszuführen, und verhindern, dass Sie vor Schmerz erstarren und sich ein entsprechendes Schmerzgedächtnis bildet. Nehmen Sie die Tabletten aber nicht länger als vier Tage hintereinander.

ABSOLUT UNTERSCHÄTZT: SCHMERZURSACHE STRESS

Welche Ängste lassen Sie anspannen? Wo geraten Sie in Stress? Die natürliche Reaktion des Körpers auf Stress (siehe Seite 98) ist die Anspannung der Muskeln, um wegzulaufen oder zu kämpfen, und auch das Hochziehen der Schultern, um den Kopf zu schützen. Das ist nicht weiter schlimm, wenn wir uns danach wieder entspannen. Aber Dauerstress bedeutet auch Daueranspannung und dann wird die Muskulatur fest und es können Schmerzen entstehen.

Das trifft vor allem die Perfektionisten unter uns: Wer keine Fehler machen und alles hundertprozentig unter Kontrolle haben will, steht ständig unter Strom und das führt zur Überlastung des Rückens. Das Gleiche gilt für Trauer und Depressionen, denn Rückenschmerzen sind oft ein Zeichen für Emotionen, denen wir uns nicht stellen. Deswegen gehören vor allem bei chronischen Rückenschmerzen inzwischen auch psychotherapeutische Ansätze zur Behandlung. Aber auch bei akuten Rückenschmerzen empfehle ich Ihnen, darüber nachzudenken, was auf Ihren Schultern oder Ihrem Rücken lastet.

WIRKEN PILLEN WIRKLICH?

Sie finden die Neben- und Wechselwirkungen von NSAR (siehe Seite 127) auch schlimm, aber Sie nehmen sie in Kauf, weil Sie einfach nur diesen Schmerz im Rücken schnell loswerden möchten? Ich könnte es verstehen, wenn es denn funktionieren würde ... Eine große Übersichtsstudie des American College of Physicians in Philadephia, die 160 Studien zu medikamentösen und nicht medikamentösen Behandlungen berücksichtigte, stellte 2017 stattdessen etwas ganz anderes fest: Bei akuten Rückenschmerzen haben NSAR nur einen sehr geringen Therapieeffekt, sie beeinflussen die Ursachen der Rückenschmerzen also gar nicht, sondern überdecken nur die Symptome! Das Gleiche gilt für Muskelrelaxanzien. Paracetamol und Kortikosteroide (Hydrokortison, Prednisolon) wirken sogar nicht besser als ein Placebo! Bei chronischen Rückenschmerzen sah das Ergebnis ähnlich aus.

Dagegen schnitten die nicht medikamentösen Behandlungen deutlich besser ab (darüber gibt es fast ausschließlich Studien zu chronischen Rückenschmerzen): Akupunktur, progressive Muskelentspannung (siehe Seite 165), Tai Chi, Biofeedback und kognitive Verhaltenstherapie wirken recht gut, Krankengymnastik, Stressmanagement und Yoga dagegen nur gering und Massagen gar nicht.

Insgesamt schnitten die sanften Therapien deutlich besser ab als die medikamentösen.

SANFTE SCHMERZLÖSER

Nichts geht so schnell und ist so verlockend, wie kurz zwischendurch eine Tablette einzuwerfen. Doch gerade bei Rückenschmerzen gibt es eine Vielzahl an bewährten Alternativen, die akut helfen können.

Heilkraft der Natur

Fast genauso beiläufig funktioniert es mit homöopathischen Mitteln, etwa mit Rhus toxicodendron oder Bryonia in niedrigen Potenzen wie D4 oder D6. Da je nach Art des Schmerzes unterschiedliche Mittel in Frage kommen, wenden Sie sich an einen Homöopathen, um das passende zu finden.

Oder Sie probieren Brennnessel- oder Teufelskrallentee. Beide Kräuter wirken entzündungshemmend. Damit das klappt, trinken Sie über den Tag verteilt drei bis vier Tassen.

Kälte betäubt

Kälte vermindert direkt die Schmerzempfindung, weil sie die Rezeptoren betäubt. Vor allem bei starken Schmerzen ist sie Mittel der Wahl. Außerdem wirkt sie entzündungshemmend.

Legen Sie ein Coolpack oder alternativ Eiswürfel, in ein dünnes Handtuch gewickelt, nur 10 bis 15 Minuten auf die schmerzende Stelle. Sonst verkrampfen die Muskeln, weil sie zu kalt werden.

Wenn Sie nicht wissen, ob hinter Ihren Rückenschmerzen eine Entzündung steckt, probieren Sie immer zuerst Kälte, denn Wärme verstärkt entzündungsbedingte Schmerzen noch.

Wärme entspannt

Egal ob Sie die gute alte Wärmflasche, Kirschkernkissen, Wickel oder Rotlicht bevorzugen: Mit Wärme entspannen Sie die Muskulatur, fördern die Durchblutung und darüber den Abtransport von Abfallprodukten des Stoffwechsels, die für die Schmerzen mitverantwortlich sein können. Das tut besonders bei Verspannungen und Blockaden gut.

Darüber hinaus profitieren auch die Faszien und das Bindegewebe von Wärme, weil sich dadurch die Schichten voneinander lösen und leichter verschieben lassen.

KINESIOTAPES GEGEN RÜCKENSCHMERZEN?

Von Tennis- oder Fußballspielern kennen Sie die bunten, elastischen Klebstreifen an Armen oder Beinen. Diese Tapes sollen die Selbstheilungskräfte aktivieren und so gegen Entzündungen oder Verletzungen wirken, ohne die Beweglichkeit einzuschränken. Auch gegen Rückenschmerzen werden sie als sanftes Hilfsmittel empfohlen. Ob sie wirklich helfen, wurde bisher nur in wenigen Studien überprüft. Doch keine der Studien konnte einen klaren Nutzen der Tapes nachweisen. Berichtete Wirkungen führen die unterschiedlichen Forscher auf den Placebo-Effekt zurück. Sie halten die Tapes eher für nachteilig, weil sie Patienten das Gefühl vermitteln, das Tape als »Krücke« zur Heilung zu benötigen. Trotzdem können Sie die Tapes ausprobieren, wenn Sie dabei ein gutes Gefühl haben.

Massieren lockert

Bei leichten Schmerzen und Verspannungen massieren Sie vermutlich schon intuitiv die betroffene Stelle. Wenn es Ihnen guttut, machen Sie das ruhig mehrmals am Tag. Damit regen Sie die Durchblutung und den Stoffwechsel in den schmerzenden Bereichen an und lösen auch verklebte Faszien. Wenn Sie mit den Händen nicht gut rankommen, nehmen Sie einen kleinen Ball und platzieren ihn zwischen Ihrem Rücken und einer Wand. Dann bewegen Sie den Oberkörper rauf und runter und variieren den Druck, wie es Ihnen gefällt.

Gegen Rückenschmerzen hilft sehr gut Akupunktur. Das wurde in so vielen Studien nachgewiesen, dass die meisten Krankenkassen seit einigen Jahren die Kosten für eine Behandlung übernehmen.

Erste Hilfe: die richtige Position

Bei schlimmen Schmerzen hilft die richtige Lagerung. Sie entlastet extrem verspannte Muskeln und verschafft bedrängten Nerven wieder Platz. Probieren Sie für sich aus, welche Position für Sie besser ist:

◇ **Stufenlagerung:** Beugen Sie die Beine im Hüft- und im Kniegelenk im rechten Winkel und legen Sie die Unterschenkel auf die Sitzfläche eines Hockers, Stuhls oder Sofas. Oberkörper und unterer Rücken liegen flach auf dem Boden.

◇ **Seitenlage:** Legen Sie sich auf die Seite und beugen Sie die übereinander liegenden Beine rechtwinklig in Hüfte und Knie. Legen Sie sich ein Kissen unter den Kopf und eins unters obere Knie, damit Sie waagerecht liegen.

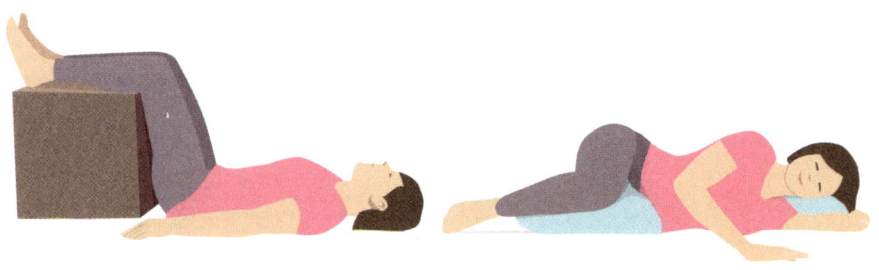

DIE SCHMERZEN WEGBEWEGEN

Es tut schon weh und jetzt sage ich Ihnen: Bewegen Sie sich trotzdem! Ja, genau das! Mit Bewegung lockern Sie Ihre Muskeln, ernähren Ihren Rücken und regen Ihre Waffe gegen Entzündungen an, das Immunsystem. Ich zeige Ihnen ein paar Übungen gegen die häufigsten Rückenbeschwerden, nämlich gegen Schmerzen in der Lendenwirbelsäule. Einige können Sie auch gut zwischendurch im Büro machen.

Und ja: Das wird zunächst etwas wehtun, aber es sollte nicht mehr schmerzen als vorher. Sie werden sehen, dass Sie die Verspannungen lösen und durch die bessere Durchblutung wohltuende Wärme in Ihre Muskeln strömt. Und dann wird es nach und nach besser … ganz ohne schädliche Nebenwirkungen.

TISCHSCHLÄFER

1. Legen Sie Ihren Oberkörper auf einen Tisch und die Stirn auf die verschränkten Arme.
2. Gehen Sie leicht in die Knie und kippen Sie Ihr Becken Richtung Boden, sodass sich Ihre Lendenwirbelsäule aufwölbt, und genießen Sie die Dehnung.
3. Dann bewegen Sie das Becken in die umgekehrte Richtung, sodass die Lendenwirbelsäule gerade wird.
4. Gehen Sie einige Male hin und her und machen Sie das mehrmals täglich.

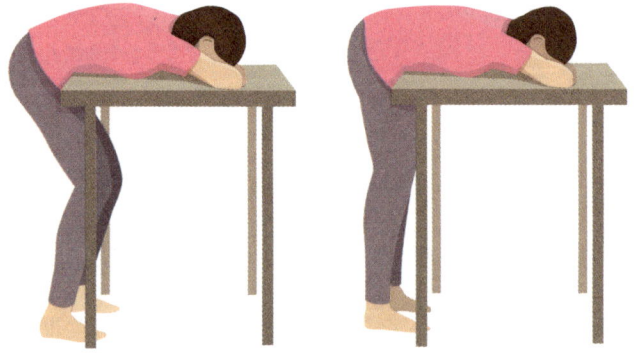

BRUST RAUS

1. Stellen Sie sich aufrecht hin und nehmen Sie einen (geschlossenen) Schirm oder einen Besenstiel in beide Hände. Spannen Sie den ganzen Körper an und führen Sie den Stab über Ihren Kopf.

2. Wandern Sie mit beiden Händen möglichst weit nach außen und bewegen Sie den Stab ganz langsam hinter Ihrem Kopf nach unten, so weit es geht.

3. Halten Sie die Position für eine Minute und kommen Sie dann langsam in die Ausgangsstellung zurück. Wiederholen Sie das einige Male.

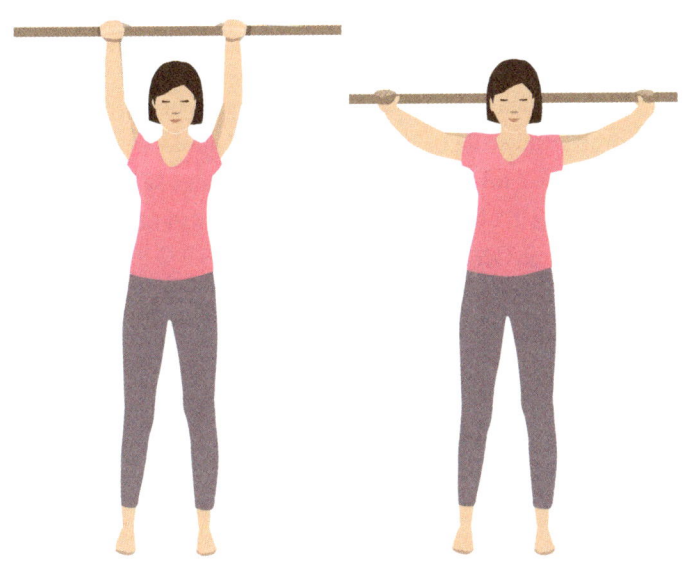

PÄCKCHEN

1. Legen Sie sich auf den Rücken und ziehen Sie die Beine mit den Händen auf den Knien möglichst eng an Ihren Körper. Das dehnt die Lendenwirbelsäule.
2. Kreisen Sie nun langsam auf dem unteren Rücken in beide Richtungen und massieren Sie ihn auf diese Weise. Wenn es Ihrem Rücken besser geht, können Sie das auch mit etwas Schwung machen.

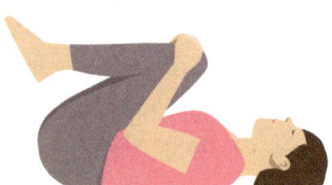

BRÜCKE

1. Legen Sie sich auf den Rücken, die Arme neben dem Körper, und stellen Sie die Beine auf. Dann kippen Sie das Becken und rollen Ihre Wirbelsäule langsam, Wirbel für Wirbel, nach oben auf, bis Ihre Oberschenkel und Ihr Rumpf eine Gerade bilden.
2. Rollen Sie genauso langsam wieder ab.
3. Wiederholen Sie das fünfmal und mobilisieren Sie so Ihre Wirbelsäule.

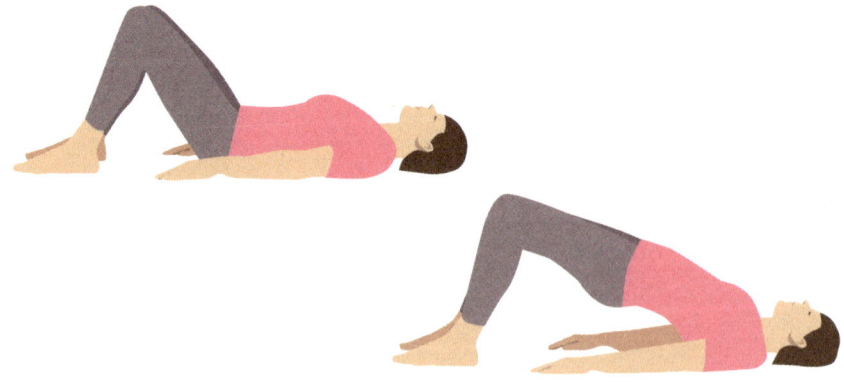

ERSTE HILFE BEI
SCHULTER-NACKEN-PROBLEMEN

Wenn Sie merken, dass Ihre Schultern und Ihr Nacken schmerzen, lösen Sie die Verspannungen mit diesen Übungen:

◇ **Halbmond:** Neigen Sie den Kopf zur Seite in Richtung Schulter, bis Sie ein Dehngefühl wahrnehmen. Bewegen Sie den Kopf in mehreren Schritten nach vorn unten bis zur anderen Seite. Halten Sie jedes Mal für etwa zehn Sekunden inne, um die Halsmuskulatur zu dehnen.

◇ **Schulterkreisen:** Kreisen Sie nacheinander jedes Schultergelenk langsam für je 30 Sekunden nach vorn und nach hinten.

◇ **Schraube:** Sie sitzen aufrecht auf einem Stuhl und legen die linke Hand außen an den rechten Oberschenkel. Drehen Sie sich nach rechts und führen Sie gleichzeitig Ihren rechten Arm gestreckt nach rechts hinten oben. Schauen Sie dabei der Hand nach. Halten Sie die Position zehn Sekunden. Gehen Sie zurück in die Ausgangsposition und wiederholen Sie die Übung auf jeder Seite insgesamt fünfmal.

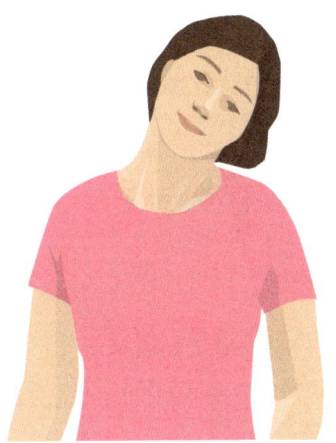
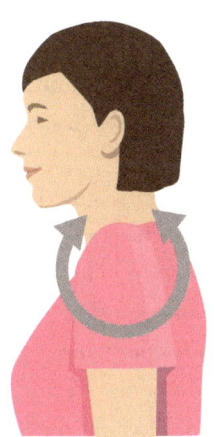
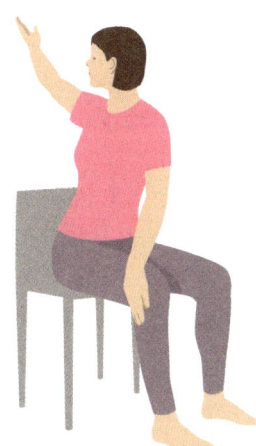

DRANBLEIBEN UND NIE WIEDER RÜCKEN

Hat es geklappt? Das hätten Sie nicht gedacht, oder? Wenn Sie Ihre Rückenschmerzen mit diesen einfachen Übungen erfolgreich bekämpft haben, wissen Sie, was Sie tun müssen, damit sie nicht wiederkommen: einfach dranbleiben. Pflegen Sie Ihren Rücken wie Ihren Garten, Ihren Hund, Ihr Auto oder was Ihnen sonst lieb ist. Pflegen heißt bewegen: Treiben Sie Sport, gehen Sie spazieren, wandern oder laufen, machen Sie Pilates oder Yoga oder einfach zu Hause jeden Morgen oder Abend zehn Minuten lang Übungen. In meinen Büchern zum Rücken-Akut-Training (siehe Anhang, Seite 263) finden Sie dazu viele Tipps und Übungen. Machen Sie es sich zunutze, dass wir Menschen Gewohnheitstiere sind, und integrieren Sie Bewegung dauerhaft in Ihr Leben. Klar, anfangs müssen Sie sich am Riemen reißen. Aber wenn Sie das eine Weile durchgehalten haben, werden Sie es nicht mehr missen wollen. Versprochen!

FÜR DIE TIEFEN RÜCKENMUSKELN: HACKER

Wir haben diese Übung extra für das einfache Training der tiefen Rückenmuskulatur an der Sporthochschule in Köln entwickelt und ihre Wirksamkeit nachgewiesen. Damit haben Sie keine Ausrede mehr: Sie können sie immer wieder zwischendurch machen – auch im Businesskostüm oder -anzug.

1. Stellen Sie sich mit schulterbreit geöffneten Beinen und leicht gebeugten Knien hin. Halten Sie die Unterarme parallel zum Boden, die Handflächen zeigen zueinander, die Finger sind gestreckt.
2. Nehmen Sie Körperspannung auf und heben und senken Sie die Unterarme im Wechsel in kleinen, schnellen Bewegungen – als wollten Sie die Luft zerhacken.

3. Machen Sie das zweimal 30 Sekunden. Das war's schon!
Diese Minute zwischendurch können Sie sich und Ihrem
Rücken doch mehrmals am Tag gönnen.

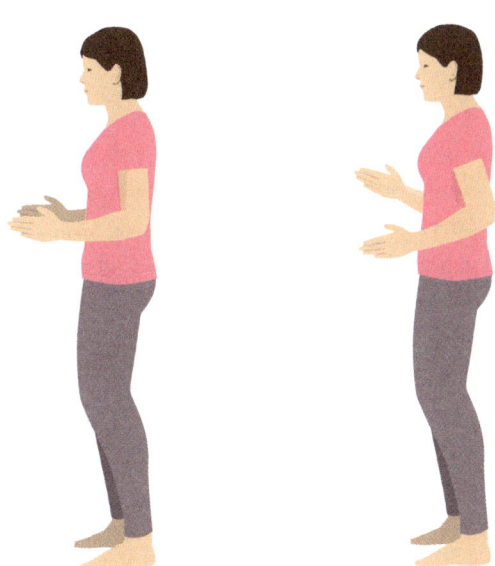

KOPFSCHMERZEN: ALARM DA OBEN

Er klopft, er pocht, er hämmert. Er fühlt sich dumpf an, spitz oder stechend. Er kommt plötzlich oder schleichend, bleibt nur eine Weile oder über Stunden. Er hält sich als unsichtbarer Begleiter den ganzen Tag über im Hintergrund oder er drängt sich heftig und mit Macht in die erste Reihe und beherrscht oder verhindert sogar unser Denken und Handeln: Kopfschmerz gibt es in den unterschiedlichsten Ausprägungen und jeder kennt ihn – Sie genauso wie ich. Mediziner haben inzwischen unzählige Varianten beschrieben und gehen von mehreren hundert Typen aus. Die müssen zwar nicht alle komplett unterschiedlich behandelt werden, aber eine gewisse Bandbreite an Therapiemöglichkeiten und Medikamenten gibt es durchaus.

Unter den Alltagsbeschwerden steht der Kopfschmerz auf Platz 2 der Rangliste – nur getoppt von den Rückenleiden. Das ist erschreckend und wirklich bedenklich, aber die gute Nachricht aus der Wissenschaft lautet:

ES IST GAR NICHT DER KOPF

In rund 95 Prozent der Fälle haben Kopfschmerzen – zum Glück! – gar nichts mit Kopf oder Gehirn zu tun. Ein organischer Schaden am Kopf oder im Hirn ist nämlich fast nie die Ursache. Selbst bei häufigem Kopfweh brauchen Sie sich also »keinen Kopf« zu machen, dass Sie einen Gehirntumor haben könnten. Doch was könnte tatsächlich die Ursache sein?

Kopfschmerzen weisen auf Vorgänge in unserem Körper hin, die ihn überfordern. Dabei kann es sich sowohl um körperliche als auch um geistige oder seelische Überlastungen handeln – oder auch um eine Kombination aus mehreren Komponenten. Die häufigsten Ursachen für Kopfweh auf körperlicher Ebene sind eine schlechte Versorgung des Kopfs mit Sauerstoff, Flüssigkeit und Nährstoffen, zu wenig Schlaf sowie eine Vergiftung des

Im Gehirn selbst kann gar nichts wehtun, denn schmerzempfindlich sind nur die Hirnhaut und die dazugehörenden Blutgefäße.

Gewebes durch Medikamente und/oder Schadstoffe aus unserer Umwelt. Auf mentaler und psychischer Ebene sind zu viel geistiger Input und zu viel Stress die größten Übeltäter. Das reicht von Überlastung in Familie oder Beruf bis hin zu Konflikten mit Freunden oder Verwandten. Genau deswegen sind Kopfschmerzen ein Alarmsignal, also ein Alarmschmerz (siehe Seite 120): Ihr Körper sendet Ihnen damit eine klare Botschaft, er sagt Ihnen: »Achtung, du überforderst dich! Wenn du so weitermachst, wirst du ernsthaft krank werden! Ändere dein Verhalten! Ändere es jetzt sofort!«

Je nach Schmerz ist die Botschaft für uns mehr oder weniger deutlich – und vor allem immer lästig. Was tun wir also? Statt auf unseren Körper zu hören, werfen wir eine Tablette ein und machen weiter wie zuvor. Wir schalten das Warnsignal einfach ab. Wir bekämpfen das Symptom, statt unser Verhalten zu ändern. Natürlich kann man das mal machen und seine Leistungsfähigkeit und Lebensqualität durch ein schnell wirkendes Schmerzmittel wiederherstellen. Aber es sollte die Ausnahme bleiben. Oder füllen Sie Benzin ins Auto, wenn das Öllämpchen rot leuchtet?

Statt also das Symptom zu bekämpfen, ist es viel sinnvoller, wenn wir uns fragen: Wo liegt die Ursache? Kann ich sie abstellen? Wenn ja: wie? Das ist tatsächlich oft ganz einfach – wie auf der nächsten Seite beschrieben.

Wenn Sie viel am PC sitzen und dabei Kopfweh bekommen, hat das fast immer zwei Ursachen:

1. Sie **überlasten Ihre Augen,** die ja mit dem Sehnerv direkt im Kopf liegen.
2. Sie **sitzen sehr starr und unbeweglich,** vielleicht den Kopf dabei noch leicht nach vorn geschoben. Dadurch verspannt sich die Muskulatur im Bereich von Hals, Nacken und Schultern, quetscht die Blutgefäße ein und verhindert einen guten Durchfluss des Bluts zum Kopf. Dort kommen dann zu wenig Sauerstoff und Nährstoffe an.

Damit sich etwas ändert, schickt der Körper Kopfweh als Alarmschmerz. Mit kleinen Pausen, in denen Sie sich dehnen, strecken, tief durchatmen – am besten bei geöffnetem Fenster – und

TRAUEN SIE SICH

Sie sitzen in einer Besprechung, die Luft ist verbraucht und Sie merken, dass Sie sich zunehmend schlechter konzentrieren können und der Kopf sich immer dumpfer anfühlt. Da macht einer der Kollegen das Fenster auf und es geht ein erleichtertes Seufzen durch den Raum: endlich Sauerstoff! Auch Ihr Körper freut sich und verzichtet nun darauf, auf den Alarmknopf »Kopfschmerz« zu drücken. Warum sind Sie nicht selbst längst aufgestanden und haben das Fenster geöffnet? Seien Sie sicher: In solchen Situationen geht es nicht nur Ihnen, sondern auch den anderen so, auch Ihrem Chef – und alle sind froh, dass sich einer getraut und die Initiative ergriffen hat. Das gilt auch für die Frage nach einer kurzen Pause, in der alle etwas trinken oder sich bewegen können.

in die Weite schauen, hätten Sie die Schmerzen von vornherein vermeiden können. Selbst wenn Sie die ersten Anklänge davon verspüren, ist es noch nicht zu spät. Wir alle haben in der Schule gelernt, still zu sitzen – leider. Über ein wenig Hin-und-her-Bewegen auf dem Stuhl und unterschiedliche Positionen beim Sitzen freut sich Ihr Organismus und es tut ihm insgesamt gut. Man sollte ohnehin immer wieder zwischendurch aufstehen und ein paar Schritte gehen, sei es auch nur um den Schreibtisch herum oder einmal quer durchs Zimmer.

Wassermangel – banale Ursache mit durchschlagender Wirkung

Wenn Sie häufig unter Kopfschmerzen leiden, und zwar egal unter welcher Art, überlegen Sie doch einmal, wie viel Sie jeden Tag trinken. Der britische Neurologe Dr. Joseph Blau von der The City of London Migraine Clinic konnte nachweisen, dass Wassermangel am Tag und aus der Nacht Kopfschmerzen und Migräne direkt auslöst. Außerdem zeigte er, dass die meisten Kopfschmerzen vermieden oder schnell gelindert werden könnten, wenn der Flüssigkeitshaushalt des Körpers ausgeglichen ist: Zwei Drittel aller befragten Kopfschmerzgeplagten gaben an, dass ihre Beschwerden bereits innerhalb einer halben Stunde nach dem Trinken von einem halben Liter Wasser verschwanden. Bei weiteren 30 Prozent der Teilnehmer dauerte es ein bis drei Stunden, bis sie nur durch Wassertrinken von ihren Kopfschmerzen erlöst waren. Wassermangel kann sogar für Migräne verantwortlich sein, fanden Blau und seine Kollegen in einer weiteren Studie heraus. Fast die Hälfte der Migränepatienten war sich einig, dass ein Wassermangel ihre Migräneattacken auslösen kann. Deswegen rät Dr. Blau: Sobald der Kopfschmerz auftritt, »trinken Sie einen halben bis einen Liter Leitungswasser«.

Ist der Körper nicht ausreichend mit Wasser versorgt, kann dies direkt die Gehirnfunktion beeinträchtigen. Bekanntlich führt Wassermangel zu einer Dehydrierung des gesamten Organismus und somit auch des Gehirns, wie die britischen Neurologen herausfanden.

Bereits ein Flüssigkeitsverlust von zwei Prozent des Körpergewichts kann zu einer gravierenden Verminderung der körperlichen und geistigen Leistungsfähigkeit führen. Forscher gehen sogar davon aus, dass ein geringerer Verlust von etwa einem Prozent für die Kopfschmerzen und die Migräne verantwortlich sein kann.

An einer geringeren Urinabgabe und dem Gefühl eines trockenen Munds können Sie die Dehydrierung erkennen. Sie kann schnell zu Fehlfunktionen in Nervenzellen führen und dadurch Kopfschmerzen oder bei entsprechender Empfänglichkeit Migräne auslösen.

Nehmen Sie also sofort am frühen Morgen ausreichend Flüssigkeit zu sich – wegen des Flüssigkeitsverlusts in der Nacht – und dann weiter über den Tag verteilt. Die empfohlene Trinkmenge für Erwachsene liegt bei 1,5 bis 2 Liter pro Tag – oder noch besser bei 30 Milliliter pro Kilogramm Körpergewicht. Wer viel schwitzt (zum Beispiel in den Wechseljahren, in heißen Sommern) oder sich viel bewegt, muss mit einem fast dreimal höheren Flüssigkeitsbedarf rechnen, sodass schon mal an solchen Tagen 4 bis 5 Liter zusammenkommen. Am besten eignen sich immer noch Wasser oder Kräutertee.

KOPFSCHMERZ IST NICHT GLEICH KOPFSCHMERZ

Wenn Sie von häufigem Kopfweh betroffen sind, kennen Sie bestimmt auch unterschiedliche Ausprägungen und gehen damit vermutlich jeweils anders um. Manchmal nehmen Sie vielleicht gar keine Tablette dagegen, manchmal eine sanfte, manchmal eine starke, vielleicht sogar noch kombiniert mit Koffein oder anderen Substanzen wie Vitamin C. Bei welcher Art von Kopfschmerz können Sie noch etwas anderes tun, ganz ohne Medikamente? Schauen wir mal …

SPANNUNGSKOPFSCHMERZ –
DIE HÄUFIGSTE ART

Dumpf und drückend – mit diesen Adjektiven charakterisieren Betroffene den Spannungskopfschmerz, der von einer halben Stunde bis zu mehreren Tagen andauern kann. Oft können sie ihn nicht genau verorten, in vielen Fällen betrifft er nur den Bereich der Stirn, der Schläfen oder des Scheitels, manchmal aber auch den ganzen Kopf. Fast immer sind aber beide Seiten betroffen. Zusätzliche Symptome wie Licht- und Geräuschempfindlichkeit, Appetitmangel, Übelkeit oder Erbrechen sind selten. Durch Bewegung wird der Schmerz normalerweise nicht heftiger, in manchen Fällen sogar besser. Bei relativ vielen Menschen treten Spannungskopfschmerzen und Migräne (siehe Seite 166) als quälendes Team auf.

Kommt es jeden Monat 15 Tage oder mehr über ein Jahr hinweg zu Spannungskopfschmerzen, gelten sie als chronisch.

Verspannungen in Schultern und Nacken dienten als Namensgeber, weil man früher dachte, dass sie die alleinige Ursache für diese Art von Schmerzen seien. Doch auch Fehlstellungen der Zähne und des Kiefers können Verspannungen und damit Kopfschmerzen auslösen. Ebenso wie eine Verkühlung der empfindlichen Nackenmuskeln, wenn im Sommer die Fenster auf Durchzug stehen oder die Klimaanlage das Auto durchpustet. All diese Faktoren begünstigen zwar Spannungskopfschmerz, sind aber nicht die alleinigen Ursachen.

Im Blickpunkt stehen jetzt jene Zentren in der grauen Masse des Gehirns, die Informationen verarbeiten. Der

Sammelbegriff für alle informationsverarbeitenden Zentren ist Kortex. Es gibt beispielsweise einen motorischen Kortex, einen sensomotorischen, einen visuellen, einen akustischen Kortex ... Im jeweiligen Kortex werden die Informationen aus der Umwelt aufgenommen und verarbeitet und in eine Reaktion umgesetzt.

Kleine Rezeptoren, die Temperatur, Druck (also die mechanische Belastung) und biochemische Nährstoffversorgung messen, informieren ununterbrochen die zentralen Verarbeitungsorgane. Das ist zum einen das Rückenmark und zum anderen das Gehirn. In den informationsverarbeitenden Zentren werden die eingehenden Messdaten aus dem Körper analysiert: Wird eine Belastungsgrenze überschritten, sendet das Gehirn Schmerzsignale aus.

Insgesamt betrachtet leiden Frauen und Männer etwa gleich oft unter Kopfschmerzen. Sie unterscheiden sich nur in der Art: Bei Spannungskopfschmerz liegen sie etwa gleichauf. Von Migräne sind 32 Prozent Frauen und 22 Prozent Männer betroffen, beim Clusterkopfschmerz dagegen liegen die Männer mit 70 bis 90 Prozent deutlich vor den Frauen.

Sind beispielsweise die Muskeln im Nacken dauerhaft in Sauerstoffnot, weil wir sie zu intensiv anspannen, zack: Sofort ist der Schmerz da, um diese Region zu schützen. Der Schmerz entsteht – und das ist ganz wichtig! – immer im Gehirn, weil es darüber entscheidet, ob es zu einem Notfall im Körper gekommen ist.

Feuert die Schulter-Nacken-Region ständig bedrohliche Signale ans Gehirn, kann das allerdings zu einer ungewöhnlich hohen Stimulation der informationsverarbeitenden Zentren führen. Langfristig kann es, so vermutet man aktuell, sogar zu einer Verselbstständigung dieser Zentren führen: Obgleich kein Anlass besteht, empfindet und interpretiert das Gehirn jetzt auch die »harmlosen« Informationen falsch und sendet Schmerzsignale aus! Das ist dann der Fall, wenn Spannungskopfschmerzen auch unabhängig von einer Verspannung im Schulter-Nacken-Bereich eintreten oder bestehen bleiben. Die Ursache dafür ist also eine vom Schulter-Nacken-Bereich ausgehende Überforderung der informationsverarbeitenden Zentren im Gehirn, die sich dann verselbstständigt. Die Folge ist fatal: chronischer Kopfschmerz.

Tabletten ja, aber nicht als Dauerlösung

Tabletten mit den Wirkstoffen Paracetamol (z. B. Ben-u-ron®), Acetylsalicylsäure (z. B. Aspirin®, ASS Ratiopharm®) und Ibuprofen (z. B. Dolormin®), sogenannten NSAR (siehe Seite 127), gelten gegen diese Beschwerden als erste Wahl. Ihre Wirkung wird häufig durch die Kombination mit Koffein noch verstärkt (z. B. Thomapyrin®). Paracetamol hemmt im Unterschied zu Acetylsalicylsäure und Ibuprofen nicht eine eventuell vorliegende Entzündungsreaktion des Organismus und es beeinflusst auch nicht die Blutgerinnung. All diese Medikamente – auch wenn sie frei verkäuflich sind – haben Nebenwirkungen wie Magen-Darm-Probleme. Klar, das wissen Sie.

Aber wissen Sie auch, dass die Schmerzmittel selbst Kopfweh verursachen können? Und zwar durch eine zu häufige Einnahme. Die Mediziner haben dafür das sperrige Wort »Medikamentenübergebrauchskopfschmerz« geprägt. Die Deutsche Migräne- und Kopfschmerzgesellschaft rät aus diesem Grund: Nehmen Sie nicht an mehr als zehn Tagen pro Monat Schmerzmittel!

Bei chronischen Spannungskopfschmerzen werden sehr oft Antidepressiva eingesetzt, die eine Störung der Botenstoffe im Gehirn positiv beeinflussen sollen – oft mit Erfolg. Allerdings können sie als Nebenwirkungen einen trockenen Mund, Müdigkeit und eine Gewichtszunahme mit sich bringen. Sehr viel sinnvoller ist es, den psychischen Ursachen auf den Grund zu gehen mithilfe geschulter Fachleute.

Sanfte Alternativen

Sehr viel harmloser als Medikamente und trotzdem wirksam ist Pfefferminzöl. Tupfen Sie davon ein wenig auf die Schläfen oder in den Nacken.

Vorbeugen ist wie immer besser als Heilen und das ist gerade bei Spannungskopfschmerzen gar nicht schwer, denn mit der Schulter-Nacken-Partie haben Sie greifbare Ansatzpunkte. Wenn Sie viel sitzen – ganz egal ob am Schreibtisch, im Auto oder vorm Monitor – und wenn Sie oft nach unten aufs Handy oder Tablet schauen, müssen Ihre Muskeln an Nacken und Schultern besonders intensiv arbeiten, denn sie halten ständig Ihren Kopf: Mit fünf bis sechs Kilo wiegt er immerhin so viel wie fünf bis sechs Packungen Mehl und dieses Gewicht zieht nonstop nach vorn-unten.

Da Muskeln aber ziemlich harte Jungs sind, würde ihnen das im Grunde nichts ausmachen – wenn sie zwischendurch immer wieder Pausen bekämen. Da aber kaum jemand mehr Pausen macht und es in unserer Gesellschaft immer Schlag auf Schlag weitergehen muss oder wir in unserer Arbeitspause auch noch aufs Smartphone starren, ist die Überforderung vorprogrammiert. Die Folge ist ein sogenannter Muskel-Hartspann. Den können Sie selbst ertasten, wenn Sie in Ihre Muskulatur an Hals und Schultern drücken: Vor allem am hinteren seitlichen Übergang zwischen Hals und Schultern schmerzt es schon bei leichtem Druck.

Schon Paracelsus, der berühmte medizinische Gelehrte aus dem 16. Jahrhundert, verordnete gegen Kopfschmerzen warme Kamillenumschläge. Die legen Sie in den Nacken, auf die Stirn oder auf die Schläfen, je nachdem wo sich der Kopf gerade schmerzhaft meldet.

Dabei können Sie das ganz einfach vermeiden: Recken und strecken Sie sich mindestens alle 30 Minuten, besser sogar jede Viertelstunde, legen Sie den Kopf zur Seite und ziehen Sie ihn zu den Schultern, sehen Sie einige Sekunden lang aus dem Fenster oder an die Decke. All das können Sie ohne Aufwand nebenbei machen. (Beim Autofahren bitte trotzdem konzentrieren!) Wenn Sie dann nach der Arbeit oder auch zwischendurch für diese Region ein paar Dehnübungen machen, die auch die Schultergelenke einbeziehen, sind Sie auf der sicheren Seite. Auch die Tipps gegen Schulter-Nacken-Probleme von Seite 153 helfen.

Sehr wohl tun außerdem eine heiße Kompresse, eine Wärmflasche oder ein Körnerkissen im Nacken sowie eine Massage von Nacken und Schultern oder das Ausrollen der betroffenen Faszien mit einem Ball.

All diese Maßnahmen regen die Durchblutung an, die Muskulatur kann wieder entspannen und das Blut kann unseren Kopf wieder mit Sauerstoff und Nährstoffen versorgen.

PROGRESSIVE MUSKELENTSPANNUNG

Bei dieser Entspannungsmethode spannen Sie die einzelnen Muskelgruppen Ihres Körpers nacheinander von unten nach oben jeweils 10 Sekunden sehr stark an und lassen dann wieder los. Der Trick dahinter: Die Muskeln sind von der Natur so programmiert, dass sie nach einer längeren, extrem starken Anspannung nachgeben müssen – sie können nicht anders. Mithilfe einer CD oder einer schriftlichen Anleitung lernen Sie das ganz schnell und geben damit nicht nur Ihren Kopfschmerzen Kontra: Einmal erlernt können Sie die Methode auch im stressigen Alltag jederzeit unauffällig für eine kurze Entspannung einsetzen.

Forscher um Udo Niederberger aus Kiel konnten zeigen, dass dabei im MRT eine deutlich erhöhte Aktivierung im periaquäduktalen Grau zu sehen ist, also in einer Region des Gehirns, die eng mit der kortikalen Schmerzkontrolle im Zusammenhang steht.

MIGRÄNE – KOPFSCHMERZ
MIT UNANGENEHMEN EXTRAS

Ach, wenn es doch »nur« die Kopfschmerzen wären! Aber Migräneattacken bringen viele unangenehme Begleiterscheinungen mit sich von Übelkeit bis hin zu Erbrechen, extremer Empfindlichkeit gegenüber Licht und Geräuschen oder auch nur Müdigkeit und Heißhunger. Meist gehen diese sogenannten Prodromi einer Migräne als Vorzeichen voraus und halten manchmal auch während der Schmerzphase an. Die starken bis sehr starken pochenden, hämmernden und pulsierenden Kopfschmerzen selbst treten oft nur einseitig auf, wechseln aber manchmal während des Anfalls die Seite. Sie bahnen sich langsam an – das ist genau die Phase, in der Sie am besten etwas dagegen tun können – und halten bis zu drei Tagen an!

Bei 10 bis 15 Prozent der Migränepatienten kündigt sich der Schmerz mit einer sogenannten Aura an. Typisch sind vorübergehende Sehstörungen wie Flimmern, Verkleinerung des Gesichtsfelds, Linien oder sogar Sprachstörungen. Die Aura dauert einige Minuten bis zu einer Stunde und erst danach setzt der Schmerz ein. Bei vielen Menschen treten Spannungskopfschmerzen und Migräne zusammen auf.

Wer Glück hat, kann die Schmerzen sogar ganz vermeiden, wenn er gleich zu Beginn der Aura etwas dagegen unternimmt. Dabei wirken alternative Mittel oft genauso gut wie Medikamente.

Migräneanfälle werden meist durch bestimmte Umstände ausgelöst. Wenn Sie die kennen, können Sie versuchen, diese Trigger zu vermeiden oder der Migräneattacke vorzubeugen. Dazu gehören: Stress in jeglicher Form (oft tritt die Migräne erst in der Entspannung danach auf), Hormonschwankungen, Tabakrauch, Lärm, flackerndes Licht, Kälte, Aufenthalt in großer Höhe, bestimmte Lebensmittel, Alkohol, schwankender Koffeinspiegel, Unterzuckerung, veränderter Schlafrhythmus (langes Ausschlafen schadet eher).

Bisher gibt es keine wissenschaftlich gesicherte Erklärung für die Ursachen von Migräne und auch nicht für ihre unangenehmen Prodromi. Aktuell erklärt man diese neurologische Erkrankung damit, dass die schmerzverarbeitenden Nervenfasern im Gehirn gereizt werden, entweder durch eine Entzündung oder eine Erweiterung der benachbarten Blutgefäße. Diese Reizung äußert sich im Migräneschmerz.

Was tun gegen Migräne?

Die intensive Suche nach *dem* Heilmittel für Migräne war bisher vergeblich. Bis heute gilt: Was dem einen hilft, wirkt bei dem anderen noch lange nicht. Die Deutsche Gesellschaft für Neurologie (DGN) und die Deutsche Migräne- und Kopfschmerz-Gesellschaft (DMKG) arbeiten seit Jahren an einer Optimierung der Migränebehandlung und haben erst 2018 neue Leitlinien dazu vorgelegt. Danach wirken bei akuter heftiger Migräne Triptane am besten. In Deutschland sind

Medizinische Leitlinien bieten Ärzten Hilfe, sich für das richtige Vorgehen bei gesundheitlichen Beschwerden zu entscheiden. Experten aus unterschiedlichen Fachgebieten entwickeln diese Leitlinien unter wissenschaftlichen und praxisorientierten Gesichtspunkten.

im Wesentlichen sieben Triptane auf dem Markt: Sumatriptan (Imigran, zahlreiche Generika, also kostengünstigere Nachfolgemedikamente), Zolmitriptan (AscoTop), Naratriptan (Naramig, Formigran), Rizatriptan (Maxalt), Almotriptan (Almogran), Eletriptan (Relpax), Frovatriptan (Allegro). Normal ist, dass Patienten auf bestimmte Triptane besser ansprechen als auf andere, und so lohnt es sich, bei Versagen eines Triptans auch weitere auszuprobieren. Auch verschiedene Betablocker und Kalziumantagonisten stellten sich in verschiedenen Studien als hochwirksam heraus. Die bekannten Schmerzmittel, die gegen Spannungskopfschmerzen helfen, wirken nur bei leichter Migräne. Bei chronischer

Migräne sind besonders die Mittel Topiramat und Onabotulinumtoxin A neu in ihrer Wirkung positiv beschrieben worden.

Leider läuft die Vorbeugung gegen Migräne in ganz vielen Fällen ausschließlich über Medikamente. Zum Einsatz kommen in der Regel Betablocker (wie Flunarizin, Valproat, Topiramat, Propranolol und Metoprolol) und es gilt als Erfolg, wenn die Schmerzanfälle um die Hälfte verringert werden können oder die Attacken nicht so intensiv sind. Allerdings sind die Nebenwirkungen von Betablockern, die die Effekte der Stresshormone hemmen und dadurch Blutdruck und Herzfrequenz senken (siehe Seite 203), nicht zu verachten: Patienten berichten über größere Müdigkeit, Schlafstörungen und eine Zunahme des Gewichts. Gerade ein ausgeglichener Schlaf-Wach-Rhythmus ist aber wichtig, um gut mit Stress klarzukommen, der ja Migräneattacken auslöst oder uns überempfindlich gegenüber Geräuschen und anderen Triggern macht.

Die Leitlinien sagen aber auch deutlich, dass die medikamentöse Therapie unbedingt durch nicht medikamentöse Verfahren ergänzt werden muss.

Ich empfehle Ihnen deswegen dringend: Setzen Sie ganz besonders in der Vorbeugung auf regelmäßigen Ausdauersport wie Walking (siehe Seite 170) und Joggen sowie auf Entspannungstechniken wie progressive Muskelentspannung (siehe Seite 165) oder autogenes Training. Sie haben sich als sehr effizient erwiesen! Der Effekt von beiden doch so unterschiedlichen Maßnahmen beruht auf der Beobachtung, dass Stress und Schmerz zu einer psychophysischen Überaktivierung führen und zu einem deutlich erhöhten Muskeltonus. Diese ständige Überanspannung der Muskulatur im Alltag wird durch Bewegung und Entspannungsmethoden spürbar gesenkt und Stresshormone werden abgebaut.

In puncto Entspannung gegen Migräne gilt tatsächlich: Viel hilft viel. Die Kombination verschiedener Verfahren hat sich als sehr wirksam erwiesen, und hier in erster Linie das Zusammenspiel von Muskelentspannung und Biofeedback.

Der Sprecher der Leitlinienkommission, Professor Peter Kropp von der DMKG, bestätigt: »Die nicht medikamentösen Verfahren aus der Verhaltenstherapie sind so wirksam, dass sie als Alternative zur medikamentösen Prophylaxe eingesetzt werden können.« Migränepatienten profitieren laut Kropp sehr von psychologischen Methoden wie Schmerzbewältigung, Stressmanagement und Entspannungsverfahren.

Beim Biofeedback werden unbewusst ablaufende körperliche Reaktionen mithilfe eines Messgeräts bewusst gemacht. Ein Trainer unterstützt den Patienten dabei, seine körperlichen Reaktionen steuern zu lernen.

Ende 2018 veröffentlichten chinesische Forscher aus Peking und Nanjing um Professor Yin Jiang eine systematische Übersichtsarbeit zum Effekt von Akupunktur auf die Lebensqualität von Migränepatienten. Dazu wurden sieben verschiedene Datensammlungen wie die Cochrane Library oder auch PubMed nach entsprechenden Forschungen durchforstet und sämtliche Studien mit kontrolliertem und randomisiertem Design, also dem wissenschaftlichen Goldstandard, in die Analyse einbezogen. Die Ergebnisse sind eindeutig: Eine zielgerichtete Akupunktur bringt deutliche Vorteile gegenüber der Medikation oder auch der Placebo-Behandlung (Schein-Akupunktur) und beeinflusst sowohl bei der Therapie als auch bei der Prävention von Migräne die Lebensqualität der Patienten sehr positiv.

Darüber hinaus gibt es international anerkannte Studien aus China und anderen asiatischen Ländern, die zeigen, dass auch eine Akupressur, also das zielgerichtete manuelle Drücken und »Manipulieren« von bestimmten Stellen und Punkten am Körper, sich bei Migräne nicht nur positiv auf die Schmerzsymptomatik direkt auswirkt, sondern auch einen nachhaltigen positiven therapeutischen Effekt erzielt.

WALKING

Sie brauchen nur Walkingschuhe und elastische, atmungsaktive Kleidung und schon kann's losgehen: Suchen Sie sich eine schöne Strecke und am besten noch jemanden, der mitmacht. Überlasten Sie sich nicht, denn Stress haben Sie ohnehin genug: Ihr Tempo soll so sein, dass Sie sich immer unterhalten können. Wenn Ihnen das Walken sehr leichtfällt, können Sie sich mit diesem Plan ans Joggen wagen. Wechseln Sie dann zwischen schnellem Walken und langsamem Joggen hin und her.

Phase	Dauer	Häufigkeit	Intensität
Phase 1 (2–4 Wochen)	35 Minuten	3- bis 4-mal pro Woche	2 × 10 Minuten langsames Tempo Walken 2 × 5 Minuten schnelles Tempo Walken Abschluss: 3–5 Minuten Gehen
Phase 2 (2 Wochen)	35 Minuten	3- bis 4-mal pro Woche	2 × 5 Minuten langsames Tempo Walken 2 × 10 Minuten schnelles Tempo Walken Abschluss: 3–5 Minuten Gehen
Phase 3 (2 Wochen)	50 Minuten	3- bis 4-mal pro Woche	2 × 20 Minuten moderates Tempo Walken 1 × 5 Minuten zügiges Tempo Walken Abschluss: 5 Minuten Gehen
Phase 4 (3 Wochen)	50 Minuten	3- bis 4-mal pro Woche	45 Minuten mittleres Tempo Walken Abschluss: 5 Minuten Gehen

Natürliche Alternativen statt Pillen

Es wird so einiges an Nahrungsergänzungen gegen Migräne empfohlen, aber erforscht wurde nur ganz wenig. Allerdings findet sich zu Magnesium, Vitamin B$_2$, Coenzym Q10 und zu Pestwurz mindestens je eine gute, kontrollierte Studie:

◇ **Magnesium** (400–600 Milligramm täglich) beugt sehr wahrscheinlich leichteren Formen der Migräne gut vor und kann auch sehr gut während der Schwangerschaft eingesetzt werden.

◇ **Vitamin B$_2$** (Riboflavin) wirkt in einer hohen täglichen Dosis von etwa 100 bis 400 Milligramm vorbeugend. Es ist an vielen Stoffwechselvorgängen beteiligt und unterstützt zum Beispiel das Vitamin B$_6$ bei seinen Aufgaben. Das braucht der Körper unbedingt, um Eiweiße, Fette und Kohlenhydrate in Energie- und Baustoffe umzuwandeln.

◇ Eine kontrollierte Studie der Universität Zürich belegte, dass **Coenzym Q10** (über drei Monate dreimal täglich 100 Milligramm) Migräneattacken merklich verringerte. Auch die Anzahl der Kopfschmerztage mit Übelkeit verminderte sich erkennbar im Vergleich zu einer Placebo-Kontrollgruppe. Als Ursache vermuten die Forscher eine deutlich geringere Abnahme der Energiereserven in den Mitochondrien der Körperzellen durch eine Zufuhr von Coenzym Q10.

◇ Die regelmäßige Anwendung der **Pestwurz** (lateinisch »Petasites«; tägliche Dosis: 150 Milligramm) kann die Zahl der Migräneattacken etwa halbieren: Sie senkt die Spannung der Blutgefäße, und zwar entkrampft sie speziell die Blutgefäße im Gehirn.

◇ Auch **Ginkgo biloba** und Commiphora myrrha, also die **Myrrhe**, senken nachweislich das Auftreten von Migräne. Das konnten zwei italienische Forscherinnen vom Zentrum für die Diagnose und die Behandlung von Kopfschmerzen aus Mailand zeigen, Professor Maria Tonini und Professor

Laura Giordano, in ihrer Studie aus dem Jahre 2018.
Beide Pflanzen enthalten zahlreiche antientzündliche und
schmerzhemmende Stoffe, die ihre Wirkung bei 150 Milligramm täglich entfalten.

◇ Nicht vergessen: **Wassertrinken** hatten wir schon oben, ich
möchte aber hier noch mal ausdrücklich daran erinnern.

CLUSTERKOPFSCHMERZ – ZU WENIG SAUERSTOFF IM GEHIRN

Er kommt und geht mehrmals am Tag, oft aber auch nachts,
bleibt 15 Minuten oder auch bis zu drei Stunden und betrifft nur
den Bereich um Augen und Schläfen auf einer Seite des Kopfs.
Glücklich, wer nur kurz und einmal innerhalb von zwei Tagen
darunter leidet, aber es können auch bis zu acht Attacken sein!
Diese Häufung von Kopfschmerzen nennt man mit dem engli-
schen Wort »cluster« für »Anhäufung« Clusterkopfschmerz. Dieser Schmerztyp betrifft zu 70 bis 90 Prozent Männer. Der einzige
Trost: Cluster-Kopfschmerzen treten meist in großen Abständen
auf, manchmal können sogar Jahre zwischen den Anfällen liegen.

Als Auslöser haben sich vor allem Alkohol und unangenehmes Licht herauskristallisiert sowie Zusatzstoffe in Nahrungs-
mitteln, Käse und Tomaten sowie Gerüche und Lärm. An den
Ursachen dagegen wird immer noch fleißig geforscht. Aktuell geht man von kurzfristigen, aber massiven Veränderungen
im Hirnstoffwechsel aus. Sie werden vermutlich ausgelöst von
Sauerstoffmangel im Gehirn. Dafür spricht die Tatsache, dass
Clusterkopfschmerzen in der Hälfte der Fälle sehr schnell verschwinden, wenn Betroffene Sauerstoff über eine Maske einatmen. Sauerstoff wird im Körper im Blut transportiert und ein
Mangel deutet immer auf Durchblutungsprobleme hin. Sowohl
ein zu hoher als auch ein zu niedriger Blutdruck kann die Ursache sein: 80 Prozent der Patienten mit diagnostiziertem Blut-

hochdruck haben parallel auch Kopfschmerzen, bei Menschen mit zu niedrigem Blutdruck sind es sogar fast 100 Prozent. Im Schlaf, wenn Clusterkopfschmerzen besonders oft auftreten, sinkt der Blutdruck noch mehr und die Versorgung des Gehirns mit Sauerstoff leidet.

Was tun gegen Clusterkopfschmerzen?

Mit gängigen Schmerzmitteln, die bei Spannungskopfschmerzen gut wirken, rücken Sie Clusterkopfschmerzen nicht zu Leibe. Bei der akuten Attacke helfen am besten Triptane, die auch bei Migräne eingesetzt werden (siehe Seite 167). Damit sie schnell wirken, werden sie unter die Haut gespritzt oder als Nasenspray genutzt. Auch reiner Sauerstoff ist einen Versuch wert, denn immerhin hilft er nebenwirkungsfrei jedem zweiten Clusterpatienten. Bei einem Drittel der Betroffenen hilft Lidocain, ein Betäubungsmittel: Es wird in das Nasenloch der schmerzenden Seite gesprüht oder getropft und blockiert die Schmerzweiterleitung.

Tritt Clusterkopfschmerz zum ersten Mal auf, empfiehlt sich eine Computertomografie. Nur so kann man schlimmere Ursachen für die Schmerzen ausschließen. Bei Tumoren, Glaukom oder Entzündungen des Gehirns können die Schmerzen ähnlich sein.

Bei akuten Schmerzen helfen alternative Verfahren wie Entspannungsmethoden oder Akupunktur nur begrenzt und leider deutlich schlechter als bei anderen Kopfschmerztypen. Wichtig ist aber auch gerade hier, viel zu trinken: Dadurch bleibt das Blut dünnflüssiger und das Herz kann es leichter ins Gehirn pumpen. Das gilt auch für die Vorbeugung: Täglich ausreichend Wasser ist in diesem Zusammenhang genauso wichtig wie tägliche Bewegung. Optimal ist regelmäßiges Ausdauertraining, um den Blutdruck in den Griff zu bekommen und so auch die gleichmäßige Durchblutung des Gehirns zu verbessern.

ARTHROSE: WENN DIE GELENKE HALLO SAGEN

Beim Aufstehen aus dem bequemen Sessel zwickt es in der Hüfte? Wenn Sie eine Treppe heruntergehen, meutert das Knie? Ihre Schulter streikt, wenn Sie sich nach den Büchern ganz oben im Regal recken? Oder bemerken Sie vielleicht »nur« seit einiger Zeit jede Bewegung Ihrer Hand oder Ihrer Finger, obwohl sie Ihnen bislang gar nicht aufgefallen ist? Vielleicht nur als leichte Steifheit oder unangenehmes Ziehen… Wenn wir plötzlich alltägliche und von klein an gewohnte Bewegungsabläufe wie Greifen, Aufstehen oder Gehen wahrnehmen, ist das immer ein schlechtes Zeichen. Aber Sie sind ja kein Weichei: Also einfach ignorieren und weitermachen mit dem Leben… bis es irgendwann richtig wehtut und Sie um einen Arztbesuch nicht mehr herumkommen. Die Diagnose lautet dann meist: Gelenkerkrankung. Genauer: Arthrose, also Knorpelabrieb an Gelenken. Dabei handelt

Gelenkknorpel haben keine Nerven. Aber die abgeriebenen Teilchen können die Schleimhaut des Gelenks reizen und sie entzündet sich. Das tut weh. Die Schmerzen sagen aber nichts darüber aus, wie stark der Knorpel geschädigt ist. Man spricht von einer aktivierten Arthrose.

es sich um eine Erkrankung des Knorpels durch Verschleiß – nicht zu verwechseln mit Arthritis, den entzündlichen rheumatischen Erkrankungsformen.

Laut Robert-Koch-Institut ist die Arthrose die häufigste Gelenkerkrankung der Welt! Sie tritt zwar unter 30 kaum auf, über 45 hat sie aber schon jeder Zehnte in Deutschland. Über 65 ist dann jede zweite Frau und ein Drittel der Männer betroffen.

Dabei schmerzen meist gleich mehrere Gelenke. Besonders betroffen sind die großen Gelenke an Schultern, Knie und Hüften, aber auch die kleinen Gelenke an der Wirbelsäule. Dann wird zunächst geschluckt und gespritzt. Wenn das nichts bringt – und das ist oft so! –, wird auch gern operiert oder ersetzt: 2016 wurden bei uns fast 230 000 Hüft- und über 165 000 Kniegelenke ersetzt!

DIESE GELENKE SCHMERZEN DIE DEUTSCHEN[18]

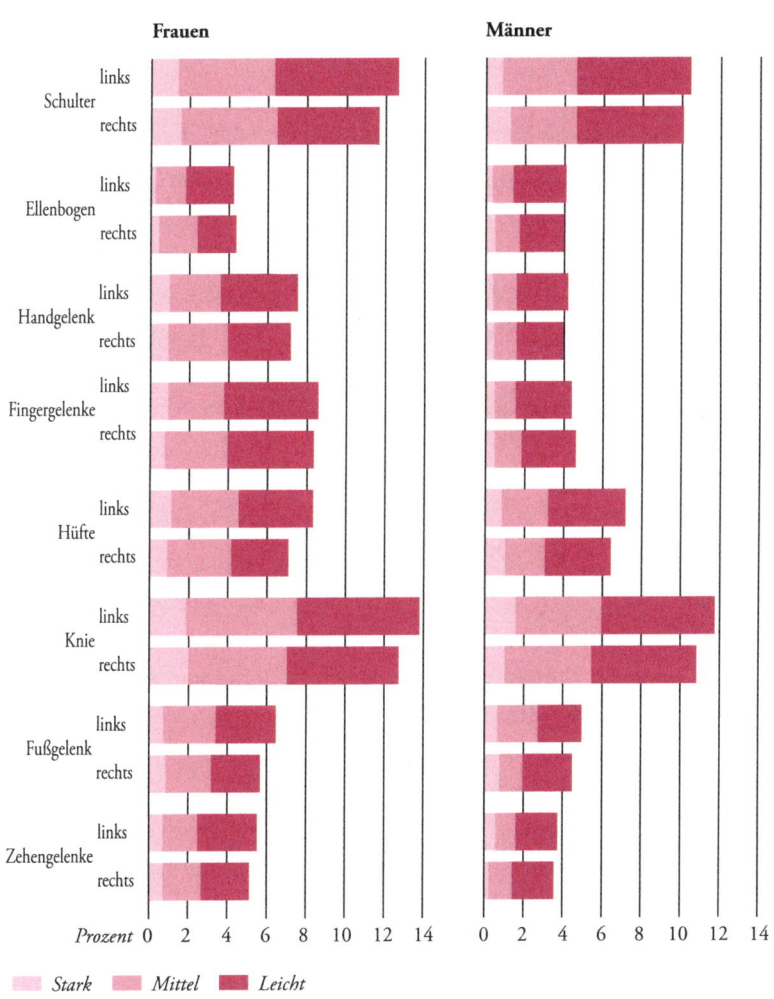

ÜBER WASSER LAUFEN – DANK DER KNORPEL

Für die meisten Gelenkprobleme ist der Knorpel verantwortlich, der die Auflageflächen von Gelenkkopf und -pfanne eigentlich schützen und für reibungslose Bewegung sorgen soll. Diesen Job erledigt er auch wunderbar, wenn er gesund ist. Dann ist er sehr elastisch und seine Oberfläche ist extrem glatt, sodass keine Reibung beim Bewegen des Gelenks entstehen kann. Sein Gewebe bildet ein mikroskopisch feines, bindegewebiges Netz aus Proteinfasern.

Die eigentlichen Knorpelzellen machen – je nach Knorpelart – höchstens 2 bis 5 Prozent des Knorpelvolumens aus. Der Rest setzt sich aus 20 bis 40 Prozent Kollagen und Glykosaminoglykanen als Matrix (das ist der Anteil des Binde- und Knorpelgewebes, der zwischen den Zellen als »Füllmaterial« liegt) sowie zu 60 bis 80 Prozent aus gebundenem Wasser zusammen. Ein Gelenkknorpel ist vollständig von der Gelenkflüssigkeit (Synovia) durchtränkt. Somit bestehen die Knorpel zum größten Teil aus Wasser und daher ist die Fähigkeit des Knorpelgewebes, Wasser zu binden, zentral für all seine Funktionen und seine Unversehrtheit. Wir Menschen laufen also quasi über Wasser.

Der Wasserfilm der Knorpelfläche übernimmt im menschlichen Gelenk über 90 Prozent der bei Bewegung entstehenden Lasten.

Die hohe Wasserbindung des Knorpelgewebes wird durch spezielle Proteine, die sogenannten Aggrekane, gewährleistet. Auch sie werden durch Knorpelzellen erzeugt, und zwar durch die Chondrozyten. Diese einmalige Oberfläche des Knorpels übersteht in der Regel viele Millionen Belastungszyklen – ohne jede Abnutzung. Solange dabei die Chondrozyten aktiv und vital sind, regeneriert sich das wasserbindende Knorpelgewebe stets täglich wieder aufs Neue. Seine Widerstandsfähigkeit ist aber nur gegeben, wenn das Fasernetz im Knorpel stabil und die Oberfläche intakt ist.

Doch Knorpelzellen haben ein sehr schweres Leben: Wenn wir ausgewachsen sind, werden sie vom Blutkreislauf abgekoppelt, der sie bis dahin ernährt hat. Ab jetzt werden sie nur noch passiv durch die Verteilung der Nährstoffe im Gewebe versorgt. Bei uns Erwachsenen geschieht das fast ausschließlich durch Flüssigkeitsströme zwischen den Zellen. Deshalb sprechen wir beim Knorpel von einem sogenannten bradytrophen (gering ernährten) Gewebetyp. Dies beeinflusst sehr stark die täglich notwendige Regeneration und Reparatur des Knorpels und begrenzt den Stoffwechsel der Knorpelzellen auf ein sehr geringes Maß. Genau deswegen sind Knorpelzellen ein Leben lang sehr aktiv: Sie bilden laufend die Proteine des Bindegewebes und die Enzyme, die den Auf- und Abbau des Knorpelgewebes regulieren. Wenn alles gut geht, befindet sich der Knorpel ständig im Gleichgewicht zwischen Knorpelaufbau und -abbau. Voraussetzung ist, dass die Flüssigkeit zwischen den Zellen auch wirklich fließt – und dafür ist genug Bewegung nötig.

BLOSS KEINE KNORPELGLATZE

Knorpelabbauende Enzyme sind die sogenannten Metalloproteinasen. Werden zu viele von ihnen durch eine Entzündung gebildet, kann es – wie bei der rheumatischen Erkrankung – zu entzündungsbedingten Knorpelverlusten im Gelenk kommen. Auch Verletzungen oder Überlastungen können das Molekulargeflecht des Gelenkknorpels dauerhaft verändern. Dabei reißen meist die Fasern direkt im Knorpel und als Folge nimmt die Konzentration der wasserbindenden Moleküle (Aggrekane) ab: Der Knorpel kann das Wasser nicht mehr so gut speichern und verliert seine Elastizität. In diesem Zustand nutzt er sich mehr und mehr ab – wenn wir nichts für ihn tun. Auf beiden Seiten des Gelenks brechen kleine Knorpelschuppen aus und die Knorpelschichten werden immer dünner. Da die glatte Oberfläche zerstört ist, reizt jede Bewegung das Gelenk und seine Schleimhaut. Deshalb entzündet es sich, wird dick und schmerzt. Irgendwann hat der Knochen eine Knorpelglatze: Der Knorpel hat sich komplett abgenutzt und im Gelenk reiben die blanken Knochen aufeinander. Im Röntgenbild sieht man die Entwicklung deutlich: Der Spalt zwischen den Gelenken wird immer enger, bis sich die Knochen berühren. Der Knochen wird fester, weil er die ganze Last ohne die Hilfe des Knorpels tragen muss, und es entstehen Zacken und Grate. Diese sogenannten Osteophyten erschweren die Bewegung zusätzlich. Jetzt kann tatsächlich nur noch eine Gelenkprothese helfen.

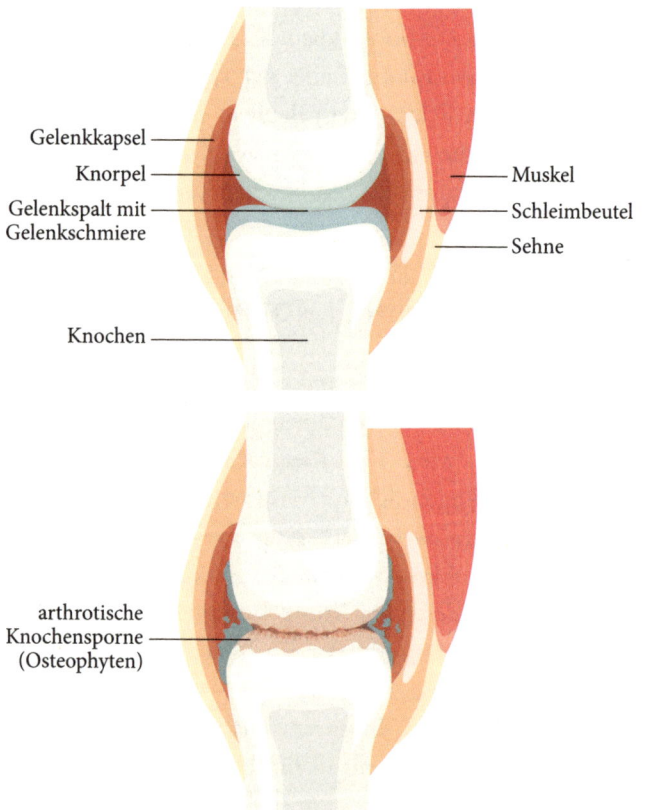

Kniegelenk: gesundes Gelenk und Arthrose-Gelenk

FRÜHERKENNUNG IST MÖGLICH

Mithilfe mathematischer Algorithmen können neuerdings Röntgenbilder vollautomatisch auf erste Anzeichen einer Arthrose untersucht werden. Dabei wird die Mikroarchitektur des Knochens betrachtet, um erste Veränderungen möglichst früh ausfindig zu machen. Leider wird dieses Verfahren noch nicht flächendeckend angeboten oder gar von den Krankenkassen übernommen. Dabei könnte dadurch effektiv einer Arthrose vorgebeugt werden: Den Betroffenen würde viel Leid erspart und unserem Gesundheitssystem hohe Kosten.

Jeder verletzt sich irgendwann im Leben, aber wie überlasten wir unsere Gelenkknorpel? Durch schwere körperliche Arbeit und durch Leistungssport, aber vor allem durch die immer gleiche Haltung – zum Beispiel dauerndes Stehen oder Sitzen im Job – und durch Übergewicht. Studien von Professor Thomas Horstmann aus Bad Wiessee belegten 2015, dass ab einem BMI (siehe Seite 94) von 27 das Risiko für eine Arthrose deutlich ansteigt. Einen solchen BMI-Wert hat zum Beispiel eine 45-jährige Frau mit 76 Kilo Gewicht bei einer Körpergröße von 1,67 Metern oder ein 87 Kilo schwerer, gleichaltriger Mann, der 1,80 Meter groß ist.

Natürlich sind unsere Knorpel auch biologischen Alterungsprozessen unterworfen. Ab 30 nimmt die Elastizität der Knorpel kontinuierlich ab, wenn wir ihre Versorgung nicht aktiv unterstützen. Der Feind aller knorpeligen Strukturen unseres Körpers heißt Bewegungsarmut: Nach Studien meines Instituts entstehen nur 5 Prozent der Knorpelveränderungen durch Überforderung oder Verletzungen. Dagegen entwickeln sich 95 Prozent durch eine Unterversorgung des Knorpels aufgrund von Schonung und Inaktivität. Nur Bewegung ernährt also den Knorpel und hält ihn ein Leben lang gesund.

Studien gehen sogar davon aus, dass zu wenig Muskelmasse und -kraft Arthrose verursachen. Beide entstehen zwangsläufig, wenn wir uns nicht bewegen. Eine Meta-Analyse aus dem Zentrum für regenerative Medizin der Donau-Universität Krems in Österreich unter Leitung von Professor Stefan Nehrer zeigte schon 2010, dass Menschen mit einer verringerten Muskelkraft ein deutlich höheres Risiko für Arthrose haben.

Wer sich also wenig bewegt, riskiert Arthrose. Sind die Gelenke dann geschädigt und bereiten Schmerzen, bewegen sich die meisten Menschen noch weniger: Der Teufelskreis der Schonung beginnt und sowohl der Gelenkknorpel als auch die Muskulatur werden immer weniger und die Bewegungen gelingen immer schlechter. Das gilt es unbedingt zu verhindern!

PLACEBO BESSER ALS MEDIKAMENTE!

Wahrlich kein Ruhmesblatt ist die gängige Behandlung von Arthrose: Nicht nur dass sich die ärztlichen Leitlinien teilweise widersprechen, nein, es kommt noch besser: Placebos (siehe Seite 73) haben sich bei der Behandlung von Gelenkerkrankungen als enorm wirksam erwiesen! Eine Forschergruppe um Professor Zhang führte dazu eine umfassende systematische Literaturanalyse in allen großen wissenschaftlichen Datenbanken durch. Einbezogen wurden nur hochwertige randomisierte und kontrollierte Versuchsdesigns, und zwar 198 Studien mit über 16 000 Patienten. Das Ergebnis macht nachdenklich und lässt unsere moderne Medizin schlecht aussehen: Egal ob das Placebo über Medikamente oder Injektionen verabreicht wurde, in allen Studien konnte nachgewiesen werden, dass sich die Schmerzen reduzierten, die Funktion der Gelenke sich besserte und die

Steifheit deutlich abnahm. Fast 95 Prozent der Patienten berichteten über eindeutige Besserung! Die Autoren schließen daraus, dass eine Placebo-Behandlung gerade bei Gelenkerkrankungen eine sehr gute Methode ist, um Schmerzen zu reduzieren und die Funktion der Gelenke zu verbessern. Es scheint also gar nicht auf eine direkte Wirkung der Behandlung anzukommen, sondern primär darum zu gehen, dass überhaupt behandelt wird. Gerade das stellt die medikamentöse Therapie mit ihren massiven Nebenwirkungen umso mehr in Frage. Werfen wir aber trotzdem einen kurzen Blick darauf.

Auch Mediziner empfehlen bei Arthrose Bewegung, begleitet von Schmerzmitteln, die Bewegung manchmal überhaupt erst möglich machen. Bei leichten Schmerzen setzen Ärzte normalerweise zunächst auf das Eincremen der betroffenen Gelenke mit Salben, die NSAR (siehe Seite 127) enthalten. Durch diese lokale Behandlung gelangt der Wirkstoff direkt an den Schmerzort und nicht in den ganzen Organismus. So werden die Nebenwirkungen vermieden, die NSAR haben, wenn sie als Tablette eingenommen werden. Können Patienten ihre Gelenke wie die Wirbel- oder Schultergelenke nur schlecht erreichen, kommt Paracetamol als schwächstes Schmerzmittel zum Einsatz. In größeren Mengen sollten Sie damit unbedingt vorsichtig sein, denn dann droht eine Schädigung der Leber bis hin zum Zerfall.

Bei stärkeren Arthroseschmerzen werden dann die NSAR als Tabletten eingesetzt, die Sie wegen ihrer Nebenwirkungen (siehe Seite 128) aber nur wenige Tage nehmen sollten. Besser verträglich sind sogenannte selektive COX-2-Hemmer, auch »Coxibe« genannt. Sie greifen weniger stark in den Stoffwechsel ein als NSAR, wirken aber ähnlich. Coxibe haben etwa halb so viele unerwünschte Wirkungen auf den Magen-Darm-Trakt und hemmen nicht die Blutgerinnung. Auch ist das Risiko eines Asthma-Anfalls geringer. Aber auch sie begünstigen bei Herzschwäche das Auftreten eines Herzinfarkts.

VORSICHT VOR ZU VIEL PARACETAMOL!

Studien zeigten, dass Paracetamolvergiftungen auch durch unbeabsichtigte Überdosierung entstehen, wenn mehrere Arzneien eingenommen werden, die Paracetamol enthalten. Dieser Fehler kann leicht passieren, weil Paracetamol frei verkäuflich nicht nur als Paracetamol-ratiopharm®, Paracetamol beta® oder mit ähnlichen Namen auf dem Markt ist, sondern auch unter Markennamen wie ben-u-ron®, Enelfa®, Spalt® Schmerztabletten, Grippex® oder Contac® Erkältungs-Trunk. Im Zweifel informieren Sie sich also unbedingt beim Arzt oder Apotheker.

Sind die Schmerzen sehr stark, kommen oft Opioide zum Einsatz, die leider schnell abhängig machen (siehe Seite 125). Oder man kombiniert verschiedene Wirkstoffe in der Hoffnung, dass sie gemeinsam den Schmerz besiegen. Ich hoffe nur, dass sich nicht die Nebenwirkungen dadurch noch steigern … Vielleicht dann doch lieber ein Placebo, oder?

Bei Orthopäden sehr beliebt sind auch Spritzen in die Gelenke, und zwar bei starken Schmerzen Kortison. Kortisonpräparate sind die stärksten entzündungshemmenden Medikamente und beseitigen die Beschwerden meist schnell. Langfristig fördern Kortisonpräparate jedoch die Arthrose und haben eine Vielzahl anderer Nebenwirkungen wie Osteoporose, Bluthochdruck und Kortison-Diabetes, also eine medikamentös bedingte Zuckerstoffwechselstörung. Deshalb sollten Sie Kortisonpräparate nur als Reservemittel bei Gelenkerkrankungen ansehen und nicht häufiger als viermal pro Jahr darauf zurückgreifen.

Auch Hyaluronsäure wird oft in die Gelenke gespritzt. Da sie auch in der Gleitfläche des Knorpels enthalten ist, kann sie wie ein Schmiermittel das Gelenk wieder beweglicher machen. Sie wirkt aber nicht knorpelbildend, wie gelegentlich behauptet wird. Da das aber längst nicht bei jedem Patienten funktioniert, werden die Kosten nicht von der Kasse übernommen.

EINE CHANCE FÜR DEN KNORPEL: WIRKSAME METHODEN

Glauben Sie nicht, was alle sagen! Glauben Sie nicht, dass Sie dem Knorpelabbau und damit den Gelenkschmerzen ausgeliefert sind und dass es nun nur noch bergab geht. Tatsächlich lässt sich die Knorpelglatze vermeiden! Gehen Sie deswegen bei den ersten Zeichen von Steifheit oder unangenehmen Gefühlen in Gelenken zum Arzt und lassen Sie checken, ob eine Arthrose entsteht: So früh erkannt, können Sie sie nämlich noch gut aufhalten oder verhindern, und zwar durch gezieltes Knorpelaufbautraining.

Die Studien von Professor Stefan Nehrer und Dr. Markus Neubauer von der Donau-Universität Krems haben 2019 an Hunden bewiesen, dass Bewegung die Dicke des Gelenkknorpels positiv beeinflusst, und zwar ruhiges Laufen. (Gerade in diesem Bereich werden viele Behandlungen und Operationen erst an Hunden ausprobiert und später auf uns Menschen übertragen.) Dabei kommt es darauf an, genau die richtige Belastung zu finden: War sie durch zu viel Tempo oder zu lange Strecken zu hoch, baute sich der Knorpel genauso ab wie bei zu niedriger Belastung, die sogar noch eine

Als erste Maßnahme bei Arthrose sollten Sie immer Übergewicht reduzieren, wenn Sie welches haben.

Schwächung des Knochens durch osteoporoseähnliche Phänomene mit sich brachte. Die beiden Wissenschaftler folgerten daraus, dass speziell Ausdauertraining mit moderaten zyklischen Belastungen den Gelenkknorpel wieder aufbaut und nachhaltig seine Belastbarkeit erhöht.

ARTHROSE-TRAINING[19]

Für die Beweglichkeit sollten alle großen Gelenke, besonders Schulter-, Hüft- und Kniegelenke, regelmäßig durchbewegt und die Muskeln gekräftigt werden. Sie können für das Programm die Übungen ab Seite 229 machen, vorneweg die »Brücke« auf Seite 152. Bei der isometrischen Kräftigung wird die Anspannung der Muskeln ohne Gelenkbewegung durchgeführt. Bei der isotonischen Kräftigung werden die Muskeln in der Bewegung angespannt.

Ergänzend sollte mehrfach in der Woche ein leichtes Ausdauertraining, wie Radfahren, Schwimmen, Walking etc., auf dem Programm stehen, um den Gelenkstoffwechsel zu aktivieren und so die Gelenke besser zu »schmieren«.

Übungsart	Intensität	Umfang	Häufig-keit
Flexibilität: statisches Dehnen anfänglich	◇ Dehnen, bis subjektiver Widerstand gespürt wird	◇ 1 Dehnung/ Muskelgruppe ◇ 5–15 Sek. halten	täglich
Flexibilität: Langzeitziel	◇ Dehnung über gesamtes Bewegungsausmaß	◇ 3–5 Dehnungen/ Muskelgruppe ◇ 20–30 Sek. halten	3- bis 5-mal pro Woche
Kräftigung: isometrisch	◇ Niedrig-moderat: 40–60 % der maximalen Kontraktion ◇ Niedrig: <40 % 1 maximale Wdh.	◇ 1–10 mittelintensive Kontraktionen/Muskelgruppe ◇ 1–6 Sek. halten ◇ 10–15 Wdh.	täglich
Kräftigung: isotonisch	◇ Moderat: 40–60 % 1 maximale Wdh. ◇ Hoch: >60 % 1 maximale Wdh.	◇ 8–10 Wdh.	2- bis 3-mal pro Woche
Ausdauer	◇ Niedrig-moderat: 40–60 % der maximalen Herzfrequenz*	◇ 20–30 Minuten pro Tag insgesamt	2- bis 5-mal pro Woche

* bezogen auf das Alter (maximal heißt: 180 minus Lebensalter)

Da Knorpel, wie beschrieben, aus bradytrophem Gewebe besteht (Seite 177), ist es besonders nach einer langen Sportpause extrem wichtig, ihn langsam an die neue Belastung durch mehr Bewegung zu gewöhnen. Sonst erreichen Sie mit Ihren Bemühungen das Gegenteil: Entzündungen an den Gelenken, die den Knorpelabbau fördern. Gerade zu Beginn empfehle ich Ihnen Sportarten, die Ihre Gelenke nicht so sehr durch das Körpergewicht belasten. Dabei stehen Schwimmen (Kraul und Rücken, nicht Brust) und Aquajogging an erster Stelle, gerade auch bei Übergewicht. Auch beim Radfahren müssen die Gelenke nicht so viel Gewicht stemmen. Spazierengehen, Nordic Walking und Walking sind auch gut geeignet (siehe Walkingprogramm Seite 170).

AQUAJOGGING

Wie wirksam Aquajogging und -gymnastik bei Arthrose sind, haben mehrere Studien nachgewiesen. So konnte Rana Hinman von der University of Melbourne bereits 2007 umfassend beweisen, dass körperliches Training im Wasser die Gelenkfunktion verbessert und Schmerzen deutlich reduzieren kann. Unterstützt wird dieses Ergebnis 2011 von Thomas Hügle und Victor Valderrabano aus Basel. Zwar sind die positiven Effekte von Übungen im Wasser etwas geringer als von Übungen an Land, wie Zhang und Kollegen in einer Metaanalyse herausfanden. Doch gerade für übergewichtige und stark beeinträchtigte Patienten ist das sicher die beste Möglichkeit, die Muskulatur und das Herz-Kreislauf-System ohne hohe Belastungen zu trainieren und Knorpel und Knorpelstrukturen wachsen zu lassen.

Aquajogging, und hier speziell das sogenannte »Deep Water Running« (= Tiefwasserlaufen), ist keinesfalls ein Seniorensport, wie viele denken, sondern wird auch von Hochleistungssportlern als gelenkschonendes Training durchgeführt. Sie laufen freischwebend im tiefen Wasser und ein spezieller Gürtel oder eine Weste sorgt dabei für Auftrieb. Das ist ganz schön anstrengend.

Deswegen bei Bluthochdruck oder anderen Herz-Kreislauf-Problemen vorher mit dem Arzt sprechen.

Wählen Sie je nach Können eines dieser Programme:

◇ **Aquajogging 1:** einfacher, lockerer Dauerlauf zwischen 20 und 40 Minuten je nach Können.

◇ **Aquajogging 2:** 5 bis 10 Minuten einlaufen, kleine Temposteigerungen zwischen 1 und 3 Minuten, 10 Minuten auslaufen.

◇ **Aquajogging 3:** 10 Minuten einlaufen, 4-mal 1 Minute Kniehebelauf (mit jeweils 2 Minuten lockerem Joggen in den Pausen), 10 Minuten auslaufen.

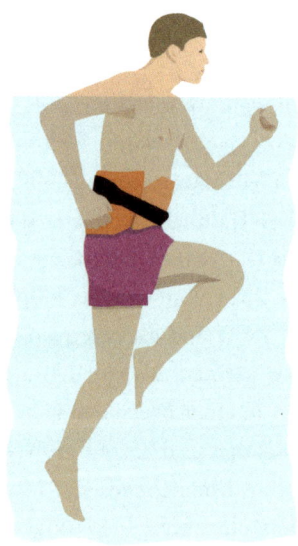

RADFAHREN AUF DEM HEIMTRAINER

Wenn Sie keine Wasserratte sind, ist das Radfahren auf dem Heimtrainer oder Fahrradergometer eine gute Alternative, um die Gelenkfunktionen zu erhalten und zu verbessern. Es gibt sogar Liegeräder, für Menschen, die noch mehr Entlastung benötigen.

Wichtig ist, dass Sie Ihr Training möglichst lange und ruhig, aber mit höherer Trittfrequenz absolvieren. Schwere Gänge mit geringer Umdrehungszahl beanspruchen die Muskeln viel zu sehr und üben einen negativen Druck auf die Knorpel aus. Deswegen kommt es umso mehr darauf an, ruhig und locker und möglichst schnell zu treten (mindestens 60 bis 80 Umdrehungen pro Minute, um die Gelenkernährung zu forcieren).

Sollten Sie Ihren Trainingspuls dabei kontrollieren, dann empfiehlt es sich, die Herzfrequenz von 180 minus Lebensalter an Schlägen pro Minute nicht zu überschreiten. Es geht aber auch ohne Zählen: Sie sollten immer ruhig atmen können und niemals außer Atem kommen.

So könnte Ihr Training die nächsten drei Monate aussehen:

◇ **Ziel: Belastbarkeit erreichen und Schmerzen reduzieren**
1. Woche: 1- bis 2-mal 15 Minuten
2. Woche: 2-mal 15–20 Minuten
3. Woche: 3-mal 20 Minuten

◇ **Ziel: Optimierung des Knorpel- und Knochenstoffwechsels**
4. Woche: 2-mal 25 Minuten
5. Woche: 3-mal 25 Minuten
6. Woche: 3-mal 30 Minuten

◇ **Ziel: Leistungsfähigkeit und Belastbarkeit erhöhen**
7. Woche: 3-mal 35 Minuten
8. Woche: 3-mal 40 Minuten
9. Woche: 4-mal 35 Minuten

◇ **Ziel: lebenslanges Aktivsein vorbereiten**
10. Woche: 4-mal 35 Minuten
11. Woche: 4-mal 40 Minuten
12. Woche: 2-mal 45 und 2-mal 60 Minuten

Akupunktur hilft!

Mit Nadelstichen Schmerzen mindern: Das funktioniert nachweislich nicht nur bei Rückenschmerzen, sondern auch bei arthrotischen Schmerzen. Erst 2018 zeigte das eine umfassende Metaanalyse von Professor Dr. Peng und Kollegen aus China und Skandinavien. Sie analysierten 60 Studien von hoher methodischer Qualität zu alternativen Heilmethoden. Danach ist Akupunktur besonders gut für die Therapie der Arthrose geeignet. Um die Wirksamkeit von Verfahren wie Homöopathie, physikalischer Therapie oder auch der Einnahme von Multivitaminpräparaten zu dokumentieren, reichen die zur Verfügung stehenden Studien jedoch nicht aus.

Gelenkfreundlich ernähren: Das geht!

Einen langfristigen Effekt für bestimmte Nahrungsmittel nachzuweisen, ist schwierig, weil zu viele andere Aspekte unsere Gesundheit beeinflussen. Außerdem wäre es unethisch, Menschen gesunde Lebensmittel über einen längeren Zeitraum vorzuenthalten. Deswegen gibt es keine wissenschaftlich belastbaren Nachweise für einzelne Lebensmittel. Die meisten Studien, die eine Wirksamkeit bewiesen haben wollen, halten wissenschaftlichen Standards nicht stand.

Laut DGE liegt der Tagesbedarf an Omega-3-Fettsäuren bei 0,5 Prozent des täglichen Energiebedarfs. Bei 2000 Kilokalorien pro Tag bedeutet dies ungefähr 10 Fettkalorien und das entspricht circa 1 Gramm reinem Fett (9,3 Kilokalorien pro Gramm Fett).

Außerdem ist sicher jedem klar, dass ein einziges Lebensmittel oder auch zwei keine Arthrose heilen können. Doch es ist einen Versuch wert, manches einfach auszuprobieren, und erst recht, wenn es zu einer insgesamt gesünderen Ernährung führt. Dann profitieren Sie in jedem Fall davon! Wenn Sie übergewichtig sind, sollten Sie Ihre Mahlzeiten unbedingt so zusammenstellen, dass Sie abnehmen und ein gelenkfreundliches Gewicht erreichen. Viele Studien zeigen, dass die Arthrose dann langsamer voranschreitet, weil die Belastung der Gelenke niedriger ist.

Legen Sie bei Ihrer Ernährungsumstellung Ihr Augenmerk auf bestimmte Stoffe wie Arachidonsäure, die vor allem in fetten tierischen Lebensmitteln steckt. Sie gehört zu den Omega-6-Fettsäuren und ist ein Ausgangsstoff für entzündungsfördernde Botenstoffe. Als Gegenspieler dieser Säure wirken Omega-3-Fettsäuren, weil sie die Arachidonsäure verdrängen und ihre Verstoffwechslung hemmen. Dass es sinnvoll ist, den Anteil der Omega-3-Fettsäuren in der Nahrung deutlich zu erhöhen, konnten Forscher der Ludwig-Maximilians-Universität München um Professor O. Adam sowie seine Kollegen von der Universität Köln bereits 2009 beweisen. Die Tabelle auf Seite 191 zeigt, dass die guten Fette auch in vielen Lebensmitteln enthalten sind, bei denen man es nicht vermutet. Denken Sie auch daran, dass Sie von Grünkohl oder einer Melone problemlos 200 Gramm essen können, von Öl aber nur einen Esslöffel, also etwa 5 Gramm.

Schwefel und Aminosäuren für den Gelenkaufbau

Proteine und ihre Bestandteile, die Aminosäuren, sind die wichtigsten Baustoffe des Körpers. Damit der Körper täglich die Knorpelstrukturen reparieren kann, braucht er eine ausgewogene Ernährung, die auch die richtigen Aminosäuren enthält. Der Gelenkknorpel besteht zu einem großen Teil aus schwefelhaltigen Verbindungen und so ist Schwefel unverzichtbar, um die Gelenke zu regenerieren und zu reparieren. Gerade proteinreiche Lebensmittel sind gute Quellen für Schwefel. Hierzu zählen vor allem Eier-, Milch- und Käseprodukte, aber auch Fisch, Fleisch und Nüsse. Für Zwiebeln, Lauch und Knoblauch, die ebenfalls gute Schwefellieferanten sind, wurden tatsächlich knorpelschützende Effekte nachgewiesen.

Besonders wichtig für den Aufbau der Gelenkknorpel sind die sehr schwefelhaltigen Aminosäuren L-Methionin sowie L-Cystin, weil sie die Chondrozyten zur Produktion des speziellen Knorpelgewebes anregen und gleichzeitig entzündungshemmend wirken. L-Cystin sorgt außerdem für die Elastizität des Knorpels, aktiviert die Bildung der Gelenkflüssigkeit und optimiert die Versorgung des Knorpels. Da beide Aminosäuren essenziell sind, also vom Körper nicht selber gebildet werden können, müssen sie regelmäßig auf dem Speiseplan stehen:

◇ Die **empfohlene Tagesmenge von L-Methionin** liegt bei etwa 20 Milligramm pro Kilo Körpergewicht. Gute Quellen sind Lachs, Paranüsse, Hähnchenbrust, Sesamkörner, Brokkoli, Spinat, Rosenkohl.
◇ **Von L-Cystin sollten wir täglich 13 bis 15 Milligramm pro Kilo zu uns nehmen.** Viel davon ist in Lachs, Eiern, Sonnenblumenkernen und Sojabohnen enthalten.

Bei einer aktivierten Arthrose hilft Ingwer, die Entzündung zu bekämpfen: Wie die schädlichen NSAR unterdrückt er die entzündlichen Stoffe im Körper – und das funktioniert auch bei Patienten mit Gelenkerkrankung. US-amerikanische Wissenschaftler gaben Patienten zweimal täglich Ingwerkapseln oder nur ein Placebo. Nach der Behandlung benötigten die Probanden der Ingwergruppe weniger Schmerzmittel als jene mit Placebo. Auch mit frischem

Ingwer für Tee und Ähnliches besser nicht schälen, denn die meisten Wirksubstanzen liegen direkt unter der Schale.

Ingwer klappt das. Es empfiehlt sich also, ihn in die Mahlzeiten einzubauen oder als Tee zu trinken. Gut erreichbare Gelenke wie Knie oder Finger können Sie auch äußerlich mit Ingwer als Öl oder Paste behandeln oder Sie probieren einmal Ingwerwickel und -badezusätze.

DA STECKT OMEGA-3 DRIN

Lebensmittel	Gehalt an Omega-3-Fettsäuren (g/100 g)
Leinöl	54 g
Leinsamen	22 g
Chiasamen	18 g
Hanföl	17 g
Walnussöl	13 g
Walnüsse	7,5 g
Thunfisch (Pazifik)	4,2 g
Hering (Atlantik)	4,0 g
Sprotte	3,9 g
Lachs (Zucht, ASC-zertifiziert)	3,6 g
Sardine	1,5 g
Macadamianüsse	1,0 g
Kichererbsen	0,65 g
Pinienkerne	0,63 g
Weiße Bohnen	0,6 g
Erdnüsse	0,37 g
Grünkohl	0,31 g
Blaubeeren	0,17 g
Spinat	0,15 g
Rosenkohl	0,14 g
Mango	0,08 g
Galiamelone	0,06 g

Professor Dr. Melanie Cameron und Professor Dr. Sigrun Chrubasik von der Universität Freiburg, Cochrane Deutschland, untersuchten 2015 in einer Metaanalyse 49 randomisierte, kontrollierte Studien mit immerhin fast 6000 Teilnehmern. Bei 17 Studien wurde eindeutig nachgewiesen, dass die Einnahme von pflanzlichen Stoffen bei entzündlichen Gelenkerkrankungen positiv wirkt. Bei weiteren 32 Studien ergab sich ebenfalls ein positiver Beweis, der allerdings etwas schwächer ausfiel. Dazu passt eine große Studie von Professor Dorin Dragos und Kollegen im Journal Nutrients aus dem Jahr 2017: Sie zeigt einen positiven Effekt von Kurkuma, Arnika, Weihrauch, Weide und Sesam. Probieren Sie also aus, ob etwas bei Ihnen wirkt.

Kurkuma sollten Sie immer zusammen mit Pfeffer einsetzen. Durch das Piperin im Pfeffer kann der Körper Kurkuma leichter aufnehmen und es wirkt besser.

BLUTHOCHDRUCK: NUR EIN RISIKO ODER EINE KRANKHEIT?

»Ihr Blutdruck ist etwas zu hoch. Den müssen wir im Auge behalten.« Hat auch Ihr Arzt das beim letzten Gesundheitscheck gesagt, obwohl Sie sich doch im Grunde pudelwohl fühlen? Tatsächlich entwickelt sich Bluthochdruck langsam und fast immer ohne Beschwerden, sodass er normalerweise unbemerkt bleibt. Erst wenn Sie wegen ganz anderer Dinge beim Doc sind, fällt bei der üblichen Messung eine Abweichung von den Normwerten auf. Oder gehören Sie bereits zu den Hypertoniepatienten, die Tag für Tag Medikamente gegen Bluthochdruck nehmen? Die Frage ist, ob Sie diese Tabletten auch wirklich nehmen *müssen*. Unstrittig ist, dass zu hoher Blutdruck das Risiko für einen Herzinfarkt und Schlaganfall erhöhen *kann*. Aber Sie werden sehen: Wann ein Blutdruckwert als hoch gilt und ob der Blutdruck Ihr individuelles Risiko tatsächlich erhöht, ist keineswegs so klar und eindeutig, wie es immer dargestellt wird.

VOLKSKRANKHEIT HYPERTONIE

20 Millionen Menschen – das ist jeder dritte Erwachsene – haben in Deutschland Bluthochdruck! Hinzu kommen all jene, bei denen Hypertonie noch nicht festgestellt wurde, weil sie keine Beschwerden bereitet. Zu diesem Ergebnis kommt das Robert-Koch-Institut (RKI) in seiner aktuellen »Studie zur Gesundheit Erwachsener

in Deutschland« (DEGS1). Ähnlich erschreckende Zahlen liefert der Arztreport 2018 der Barmer Krankenkasse, bei der immerhin etwa 10 Prozent der Deutschen versichert sind: Mit nahezu 29 Prozent steht dort Bluthochdruck auf Platz eins der Diagnosen! Typisch ist die steigende Tendenz mit zunehmendem Alter:

◇ Bei **Frauen** zwischen 25 und 40 taucht Hypertonie noch gar nicht unter den Top-20-Diagnosen auf. Bei den über 80-Jährigen steht sie dann auf Rang drei mit wenig mehr als 80 Prozent.

◇ **Männer** zwischen 25 und 40 Jahren sind zu fast 8 Prozent betroffen, zwischen 40 und 65 Jahren zu knapp 35 Prozent, bis hin zu fast 80 Prozent bei den über 80-Jährigen.

Gleichzeitig schätzt das RKI Bluthochdruck als wichtigsten, aber auch gut vermeidbaren (!) Risikofaktor für Herz-Kreislauf-Erkrankungen ein. Charakteristisch für die Diagnose Bluthochdruck ist nämlich, dass nur bei 5 Prozent eine konkrete Ursache gefunden wird wie eine Funktionsstörung der Nieren oder ein hormonelles Problem. In diesen Fällen sprechen Ärzte von einer sekundären Hypertonie, denn der hohe Blutdruck ist die Folge einer anderen Grunderkrankung. Das heißt aber auch: Für alle anderen Diagnosen gibt es keine organische Ursache! Mediziner nennen das eine »primäre« oder »essenzielle Hypertonie« – was so viel wie gar nichts heißt, sich aber bedrohlich anhört!

Damit befördert die Ärzteschaft den Bluthochdruck vom Risikofaktor in den Status einer Krankheit, obwohl er das tatsächlich nicht ist: Schließlich bereitet er ja keinerlei Beschwerden. Er beschreibt nur ein mögliches Risiko, aber mehr auch nicht! Plötzlich und unverhofft werden durch diese Umwertung und Überbewertung sogar viele gesunde Menschen langfristig und nachhaltig in das medizinische Versorgungssystem gedrängt: Zwei Minuten Blutdruckmessung und schon ist lebenslang eine tägliche medikamentöse Therapie angezeigt! Sich dieser nach einer *vermeintlich* eindeutigen Diagnostik zu entziehen – dazu bedarf es schon ziemlich viel Mumm: Schließlich geht es um das eigene Herz und damit um das eigene Leben.

Tatsächlich gibt es nicht wenige Studien, die klar belegen, dass hoher Blutdruck einer der wichtigsten Risikofaktoren für die Entstehung von Arteriosklerose ist. Diese Gefäßverkalkung *kann* Herzinfarkt und Schlaganfall zur Folge haben. Die Frage, die aber bis heute nicht beantwortet werden konnte, ist: Ab welchem Blutdruckwert muss ein Betroffener behandelt werden?

Es war einmal ...

Vor gar nicht so langer Zeit, in den 1990er-Jahren, galt in Deutschland noch der Grenzwert von 160/100 mmHg als hoher Blutdruck und war damit behandlungsbedürftig. Damals gab es in Deutschland etwa 7 Millionen Menschen mit zu hohem Blutdruck. Mitte der 1990er-Jahre setzte sich ein privater (!) Interessenverbund aus Ärzten und Pharmafirmen an einen runden Tisch und legte einen neuen Grenzwert fest: Seit diesem Tag vor gut 25 Jahren gilt ein Wert von 140/90 mmHg als Grenzwert für einen hohen Blutdruck. Damit verdreifachte sich von einem Tag auf den anderen plötzlich die Anzahl der Hypertoniker und Bluthochdruck wurde von heute auf morgen zu einer Volkskrankheit! Im begleitenden Kuratorium dieses Verbunds sitzen Vertreter von etwa 20 Pharmaunternehmen, die natürlich direkt die Strategie der Organisation beeinflussen und ein großes Interesse daran haben, dass möglichst vielen Menschen ein Problem mit ihrem Blutdruck nachgewiesen wird. Schließlich gibt es 500 Medikamente gegen Hypertonie: Wer sollte die sonst kaufen?

Natürlich ist es richtig, Bewertungskriterien zu verändern, wenn neue Studien das nahelegen wie aktuell beim Alkoholkonsum (siehe Seite 106). Aber das war in den 1990ern nicht so und auch nicht 2017/2018, als die American Heart Association ihre Richtlinien verschärfte und es in Europa heiße Diskussionen gab, ob man nachziehen solle. Zum Glück ist das nicht passiert, aber es ist ein aufrüttelndes Beispiel dafür, dass Medizin nicht nur etwas mit Objektivität oder Wissenschaft zu tun hat:

RICHTLINIEN FÜR BLUTHOCHDRUCK IN EUROPA UND IN DEN USA

	European Society of Cardiology*			American Heart Association		
	systolisch**		diastolisch***	systolisch**		diastolisch***
Optimal	<120	und	<80			
Normal	120–129	und/oder	80–84	<120	und	<80
Erhöht	130–139	und/oder	85–89	120–129	und	<80
Hypertonie						
Stadium 1	140–159	und/oder	90–99	130–139	oder	80–89
Stadium 2	160–179	und/oder	100–109	≥140	oder	≥90
Stadium 3	≥180	und/oder	≥110			

* An diesen Werten orientiert sich auch die deutsche Hochdruckliga e. V.

** Der systolische Wert beschreibt den Druck der Blutgefäße während der Anspannungsphase des Herzens, in der das Blut aus dem Herzen ausgetrieben wird.

*** Der diastolische Wert zeigt den Druck während der Entspannungsphase des Herzens an. In dieser Phase füllt sich das Herz wieder mit Blut.

Während Sie mit einem Blutdruck von 136/86 mmHg in Deutschland und Europa noch ohne Medikamente auskommen dürfen, werden Sie damit seit 2018 in den USA als Hypertoniker Stadium 1 eingestuft und entsprechend mit Tabletten behandelt. Die Amerikaner begründen das einerseits damit, dass schon

bei deutlich geringeren Werten ein erhöhtes Risiko für Schlaganfälle und koronare Herzerkrankungen nachweisbar sei. Andererseits wollen sie durch die Anpassung der Richtlinien auch
ein Umdenken der Patienten fördern: Der Risikofaktor Bluthochdruck solle ernster genommen werden. Sicher schrillen die
Alarmglocken der Patienten bei der Diagnose »Bluthochdruck
Stadium 1« lauter als bei »erhöhtem Blutdruck«, klingt Letzteres
doch ähnlich unbedeutend wie »erhöhte Temperatur«. Aber das
rechtfertigt längst keine medikamentöse Behandlung!

Unter Umständen ist es nämlich tatsächlich nicht schlimmer als leichtes Fieber: Das hängt einzig und allein vom individuellen Patienten ab. Wenn Sie nicht rauchen, kaum Alkohol
trinken, nicht besonders übergewichtig sind, sich gut ernähren
und ausreichend bewegen, also keine weiteren Risikofaktoren
für Herzerkrankungen haben, können Sie mit leicht erhöhtem
Blutdruck sehr gut steinalt werden.

Je mehr Risikofaktoren zusammenkommen, desto kritischer
sind hohe Blutdruckwerte einzuschätzen. Aber selbst dann müssen die Werte nicht zwangsläufig durch Tabletten gesenkt werden, sondern es klappt in den meisten Fällen auch ohne Medikamente, wie das RKI richtig feststellte und wie Sie auf den
folgenden Seiten noch sehen werden.

SCHWANKENDER BLUTDRUCK – GANZ NORMAL

Wenn Sie sich freuen, sich ärgern, sich anstrengen, steigt der
Blutdruck, und wenn Sie sich entspannen, ausruhen oder schlafen, sinkt er. Der Blutdruck verändert sich nach unseren Bedürfnissen, damit unser Organismus immer gut über das Blut mit
Sauerstoff und Nährstoffen versorgt wird: Beim Sport brauchen
wir viel davon, im Schlaf wenig. Deswegen sagt es gar nichts aus,
wenn der Blutdruck mal zu hoch ist, erst recht nicht, wenn er

beim Arzt gemessen wurde: Dort steigt er bei den meisten Menschen schon beim Betreten der Praxis vor lauter Aufregung um 10 bis 20 mmHg – diesen »Weißkittel-Effekt« kennen Sie vermutlich selbst: Er ist keine Einbildung, sondern wissenschaftlich gesichert.

Durch die »Antibabypille« steigt das Risiko für Bluthochdruck um das Zwei- bis Dreifache – auch bei jüngeren Frauen!

Also gilt es erst einmal Ruhe zu bewahren und den Blutdruck über ein paar Wochen zu beobachten. Nützlich ist auch eine 24-Stunden-Messung an einem ganz normalen Tag. Wenn er danach immer noch zu hoch ist, müssen andere Krankheiten als Ursache einer sekundären Hypertonie ausgeschlossen werden. Besprechen Sie alle Ergebnisse mit Ihrem Arzt und probieren Sie es zunächst ohne Tabletten. Ändern Sie Ihren Lebensstil ein wenig – und schon sinkt der Blutdruck. Schließlich liefert unser Leben genug Ursachen für hohen Blutdruck und genau da können Sie auch ansetzen: Stress, Übergewicht, Bewegungsmangel, zu viel Salz und Alkohol, Rauchen.

Viele sagen: »Hoher Blutdruck liegt bei uns ohnehin in der Familie«, und denken, damit sind sie raus aus der Verantwortung. Doch auch in diesem Fall gelten »schlechte« Gene nicht als Ausrede, wie Sie schon ab Seite 76 lesen konnten. Im Gegenteil: Gerade das ist ein Grund, bewusst zu leben und die Ursachen für hohen primären Blutdruck zu meiden.

TABLETTEN ALS EINFACHE, ABER SCHLECHTE LÖSUNG

Nicht nur ich, sondern auch die meisten Ärzte empfehlen ihren Patienten, den Lebensstil auf »gesund« zu stellen und dadurch den Blutdruck zu senken. Aber für viele klingt »gesund« nach »anstrengend« und sie wissen sofort: »Das schaffe ich sowieso

DAS BEEINFLUSST DEN BLUTDRUCK

Der Blutdruck ist sehr variabel und wird durch diese drei Aspekte bestimmt:

1. Die **Herzfrequenz** steigt nicht nur bei körperlicher Belastung, sondern auch durch Aufregung, Freude, Wut und andere Emotionen. Deswegen schwankt sie schnell.

2. Das **Schlagvolumen** des Herzens liegt im Schnitt bei 70 Milliliter pro Herzschlag und gibt die Menge an Blut an, die das Herz mit einem Schlag aus der linken Herzkammer in den Körper pumpt. Diese Menge ist folglich durch die Größe des Herzens begrenzt. Sie kann aber durch regelmäßigen Ausdauersport bis zu 50 Prozent gesteigert werden und der Blutdruck sinkt entsprechend.

3. Der **(totale) periphere Widerstand** ist der Widerstand, der einerseits durch die Größe der Gefäße und andererseits durch die Zähflüssigkeit des Bluts den Druck beeinflusst. Er verändert sich, weil sich die Gefäße eng oder weit stellen können. Damit reagieren sie auf Temperatur, körperliche Belastung oder andere Reize. Wie flüssig das Blut ist, hängt auch davon ab, ob wir genug trinken und genügend Omega-3-Fettsäuren (siehe Seite 188) zu uns nehmen. Sie machen die roten Blutkörperchen geschmeidig.

nicht.« Dann doch lieber gleich auf Tabletten setzen. Oder sie haben neben Bluthochdruck auch noch andere Risikofaktoren, die sie zwar auch durch Abnehmen, mehr Bewegung oder Rauchstopp in den Griff bekämen, aber mit Medikamenten ist man doch auf der sicheren Seite …

Fakt ist: In Deutschland wurden 2017 im Vergleich zu 1996 fast dreimal so viele Blutdrucksenker genommen: Die Tagesdosen steigerten sich von 5,5 auf 15 Milliarden! Das passt zeitlich genau zur beschriebenen Änderung der Grenzwerte und weist darauf hin, dass inzwischen viele eigentlich Blutdruckgesunde dauerhaft übertherapiert werden. Die Tablette ist die schnelle und einfache Lösung, aber wie immer gibt es nicht nur Wirkungen, sondern auch Nebenwirkungen – und schon ist die Tablette keine einfache Lösung mehr.

Viele Blutdrucksenker schädigen den Embryo, deswegen sollten Sie Ihren Arzt immer über einen Schwangerschaftswunsch und umgehend über eine ungeplante Schwangerschaft informieren.

Bei 500 Medikamenten zur Senkung des Blutdrucks haben sicher auch Mediziner Schwierigkeiten, den Überblick zu behalten, für Patienten ist es schier unmöglich. Deshalb hat sich sogar die Stiftung Warentest 2018 dieses Themas angenommen. Es gibt fünf große Gruppen von Antihypertensiva, aber oft reicht ein Mittel nicht aus, um die gewünschte Senkung zu erreichen, und wird noch durch weitere Medikamente ergänzt. Schwierig ist nicht das Verständnis der einzelnen Wirkmechanismen, sondern die Kombination der Präparate ist die Herausforderung.

ACE-Hemmer – keine Last für den Stoffwechsel

Das Enzym ACE hilft, im Organismus den Wasserhaushalt zu regulieren, und wirkt gefäßverengend. Genau in diesen Mechanismus greifen die Medikamente ein und sorgen für erweiterte Gefäße. Dadurch nimmt der periphere Widerstand ab und langfristig sinkt der Blutdruck. Gerade bei Diabetes und Herzinsuffizienz werden diese Medikamente eingesetzt, um Nierenschäden vorzubeugen. Gehören Sie zu den sportlich aktiven Menschen? Wenn Sie dann überhaupt Blutdrucksenker brauchen, sind ACE-Hemmer eine gute Wahl, weil sie sich nicht ungünstig auf den Stoffwechsel und die Leistung auswirken. Auch die Stiftung Warentest ordnet die ACE-Hemmer als »geeignet« bei Bluthochdruck ein. (Die Definition der Stiftung Warentest für »geeignet« sagt aus, dass der Nutzen des Medikaments das Risiko überwiegt.) Im Alter sollten Sie – in Absprache mit Ihrem Arzt – auf eine möglichst niedrige Dosierung achten: Da alte Menschen meist sowieso schon zu wenig trinken, ist der Eingriff in den Flüssigkeitshaushalt durch ACE-Hemmer eher bedenklich.

Ein Fünftel der Patienten klagt über Reizhusten, die typische Nebenwirkung von ACE-Hemmern. Wird der Husten jedoch zu stark, schwenken Ärzte auf die ähnlich wirkenden Sartane um.

Sartane, die ACE-Alternative mit Fragezeichen

Sartane werden auch Angiotensin-Rezeptorblocker oder AT1-Antagonisten genannt. Sie wirken im Prinzip wie ACE-Hemmer, haben aber weniger Nebenwirkungen. Warum verschreibt man Sartane dann nicht sofort? Sie sind deutlich teurer und niemand hat bisher nachgewiesen, dass sie besser wirken als ACE-Hemmer. Zwischenzeitlich standen sie sogar im Verdacht, Krebs zu erregen, aber das wurde in zahlreichen Studien widerlegt.

2018/2019 kamen einzelne Sartane von chinesischen Herstellern erneut in Zusammenhang mit Krebs in die Diskussion: Beim Herstellungsprozess waren krebserregende nitrosaminhaltige Verunreinigungen entstanden. Die Europäische Arzneimittel-Agentur (EMA) bewertete das Krebsrisiko als gering, aber vorhanden, wenn die betroffenen Mittel langfristig in Höchstdosis genommen werden. Für eine zweijährige Übergangsfrist dürfen die Nitrosamine bis zu einem bestimmten Grenzwert enthalten sein, danach nicht mehr.

Die Stiftung Warentest bewertet Sartane relativ neutral und empfiehlt sie als »geeignet« bei starken Nebenwirkungen der ACE-Hemmer. In der Schwangerschaft allerdings sollte keine Frau Sartane einnehmen.

Betablocker, die Herzberuhiger

Betablocker blockieren die Rezeptoren, an denen unsere Stresshormone Adrenalin und Noradrenalin normalerweise ansetzen. Dadurch werden Puls und Blutdruck gesenkt. Außerdem hemmen sie in den Nieren die Produktion von Renin, das auch am Wasser- und Elektrolythaushalt des Körpers beteiligt ist. Selektive Betablocker blockieren nur Beta1- oder nur Beta2-Rezeptoren, unselektive dagegen Beta1- und Beta2-Rezeptoren.

Betablocker geraten zunehmend in die Kritik: Im Unterschied zu neueren Medikamenten beeinflussen sie den Stoffwechsel negativ. Das bedeutet meist Gewichtszunahme. Die sollten wir aber nicht noch durch Tabletten fördern, schließlich ist Übergewicht Hauptursache für fast alle hier beschriebenen Beschwerden.

2017 untersuchte ein US-amerikanisches Forscherteam um Professor Dr. Charles S. Wysonge 13 Studien, die jeweils die Wirkung der Betablocker mit anderen Wirkstoffen verglichen. Danach zeigen Betablocker nur kleine oder gar keine Unterschiede bei der späteren Sterblichkeit im Gegensatz zu den anderen gängigen Medikamenten (außer Kalziumantagonisten, siehe Seite 205). Betablocker beugen Schlaganfällen vor, allerdings nicht so gut wie Präparate, die nur den Wasserhaushalt beeinflussen. Außerdem raten die Wissenschaftler dazu, ab 65 Jahren besser auf andere Medikamente zurückzugreifen. Auch Professor Thomas Eschenhagen, Mitglied im Wissenschaftlichen Beirat der Deutschen Herzstiftung, spricht sich dafür aus, Betablocker vor allem bei Herzkrankheiten und Herzrhythmusstörungen in Verbindung mit Hypertonie zu verschreiben. Da seien sie nach wie vor die erste Wahl.

Wenn Sie Betablocker nehmen, sollten Sie folgende Auswirkungen kennen:

◇ **Sie beeinflussen den Stoffwechsel** und können zu Ermüdung und Gewichtszunahme führen.

◇ **Beim Sport beeinträchtigen sie die Leistung** durch die veränderte Stoffwechsellage. Außerdem kann eine durch Formeln ermittelte Herzfrequenz nicht zur Belastungssteuerung genutzt werden. Das gilt auch für die Angaben von Pulsuhren, denn auch die arbeiten mit hinterlegten Formeln! Sie sollten Ihre Trainingsherzfrequenz deswegen beim Arzt bestimmen lassen.

◇ **Bei Asthma oder chronischer Bronchitis sollte höchstens auf einen selektiven Betablocker zurückgegriffen werden,** um eine Verengung der Bronchien zu vermeiden.

◇ In Einzelfällen sind auch schon **Potenzstörungen und eine gesunkene Libido** eingetreten.

◇ **Vorsicht bei Diabetes,** denn Betablocker verändern die typischen Warnzeichen für eine Unterzuckerung wie etwa Herzklopfen oder Zittern. Außerdem verzögern sie den Blutzuckeranstieg und verlängern dadurch eine Unterzuckerung.

Selbst wenn Sie jetzt etwas an Ihrem Konsum von Betablockern ändern wollen: Sie dürfen sie nie einfach so absetzen, weil dann Herzschlag und Blutdruck schlagartig hochschießen können! Besprechen Sie ein langsames Ausschleichen mit dem Arzt. Das sollten Sie übrigens auch bei anderen Blutdrucksenkern tun, weil die Medikamente den Blutdruck nur herunterregulieren. Nach dem Absetzen steigt er meist bereits nach wenigen Tagen ohne Tabletteneinnahme wieder in alte Höhen, oft sogar höher als vor dem Beginn der Behandlung, vor allen Dingen dann, wenn der Lebensstil nicht entsprechend verändert und angepasst worden ist.

Diuretika, die Entwässerer – Mittel der Wahl nur bei niedriger Dosierung

Bewährte Blutdrucksenker sind auch die Diuretika. Sie bewirken, dass die Nieren mehr Salz, Kalium und Wasser ausscheiden, dadurch sinkt die Blutmenge und das wiederum reduziert den Blutdruck. Deswegen werden Diuretika auch oft Wasser- oder Entwässerungstabletten genannt. Viele Studien stellten sie in den letzten Jahrzenten als Medikament der Wahl in puncto Hypertonie heraus. Besonders die Thiazide, eine Untergruppe, werden hervorgehoben. Erst 2018 wurde dieser Ansatz durch eine Metastudie vom Cochrane-Team um James M. Wright bestätigt. Allerdings wurde danach eine Verminderung der Schlaganfälle, Herzinfarkte und Sterblichkeit nur bei niedrigen Dosierungen erreicht. In der Praxis sind die eingenommenen Wirkstoffmengen aber oft deutlich höher. Sprechen Sie Ihren Arzt darauf an, denn auch Diuretika sind nicht ohne Nebenwirkungen, schließlich benötigt unser Organismus reichlich Flüssigkeit.

Eine sehr hohe Kochsalzzufuhr durch Nahrung wie durch Getränke kann die Wirkung der Diuretika beeinträchtigen.

So ist die größte Gefahr ein zu hoher Verlust von Wasser und den enthaltenen Elektrolyten. Besonders alte Menschen sind betroffen, weil sie oft weniger als 1,5 bis 2 Liter Wasser pro Tag trinken. Diese Verluste können Mundtrockenheit, Durst, Schwäche- und Schwindelgefühl, Muskel- und Kopfschmerzen sowie körperliche Leistungseinbußen verursachen.

Zwar gelten Diuretika als nebenwirkungsarm, doch die Haut kann empfindlicher auf Sonne reagieren und Kurzsichtigkeit kann sich verschlechtern. Bei mehr als einem Prozent der Patienten kommt es zu höherem Blutzucker und das Risiko von Diabetes steigt. Vorsicht ist außerdem bei der Einnahme von Schmerzmitteln geboten. Auch eine gestörte Blutbildung und Gicht sind möglich, im Einzelfall können Diuretika sogar zu Leberschäden führen. Und natürlich ist ein Wasserverlust immer auch begleitet von einem erhöhten Schlaganfall- oder Herzinfarktrisiko, denn das Blut wird dadurch dickflüssiger und zäh, was nicht ungefährlich ist.

Kalziumantagonisten – Vorsicht ist angesagt

Winzige Kanäle in der Zellmembran lassen nur Kalzium-Ionen hindurch, die überall im Körper für unterschiedlichste Abläufe benötigt werden. Der Name der Kalziumantagonisten beschreibt schon ihre Art zu wirken: Sie verhindern nämlich, dass Kalzium durch den L-Typ-Kalziumkanal zu den Muskel- und Herzzellen strömt. Dadurch ziehen sich die Blutgefäße nicht zusammen. Sie bleiben also weitgestellt, sodass der periphere Widerstand (siehe Kasten auf Seite 199) geringer und damit der Blutdruck niedriger wird.

Es gibt drei Typen von Kalziumkanalblockern, von denen zwei bei Bluthochdruck eingesetzt werden:

◇ **Dihydropyridine (Nifedipin-Typ)** können den Herzschlag beschleunigen und sollten nur kurzfristig eingesetzt werden, besonders im Alter, denn sie können zu Herz-Kreislauf-Vorfällen führen. Außerdem können sie eine akute Brustenge auslösen.
◇ **Phenylalkylamine (Verapamil-Typ)** werden auch bei Herzrhythmusstörungen eingesetzt, denn sie verlangsamen den Herzschlag und wirken langfristig. Kopfschmerzen treten auch hier auf, aber mit einer geringeren Wahrscheinlichkeit. Außerdem droht Verstopfung. Vorsicht ist geboten bei der Kombination mit anderen Medikamenten, die den Herzschlag verlangsamen, wie Betablocker.

Allgemeine Nebenwirkungen sämtlicher Kalziumantagonisten können Flushing, also Hautrötungen mit Wärmegefühl – leider gern im Gesicht –, Kopfschmerzen, Probleme mit dem

Zahnfleisch und je nach Wirkstoff bei zwei von zehn Patienten Wassereinlagerungen sein.

Die Forschungslage seit Einführung dieser Blutdrucksenker ist dürftig und weist darauf hin, dass zwar weniger Schlaganfälle auftreten, dafür aber häufiger Herzinfarkte und -todesfälle. Für wirklich aussagekräftige Ergebnisse wären weitere große Studien nötig. Bei den Kalziumantagonisten heißt es also: misstrauisch bleiben!

OHNE PILLEN, DAFÜR NUR POSITIVE NEBENWIRKUNGEN

Geht es Ihnen auch so? Wenn ich lese, wie gravierend die Nebenwirkungen der Blutdrucksenker sein können, wundere ich mich doch sehr, dass die Deutschen sie so bereitwillig einnehmen. Klar: Die eigenen Gewohnheiten zu durchforsten und umzustellen, bereitet am Anfang ein wenig Mühe. Dafür ist die Belohnung aber auch ungleich viel höher als bei Tabletten: Sie werden nicht nur einen niedrigeren Blutdruck erreichen, sondern zusätzlich ein insgesamt viel höheres Wohlbefinden gepaart mit mehr Lebensfreude und -genuss, und zwar das ganze Jahr über, nicht nur im Urlaub. Sich dafür ein wenig anzustrengen, sollte sich doch lohnen, zumal Ihnen dieser Gewinn dauerhaft bleibt.

Stress, Ernährung, Bewegung – wenn Sie Ihr Leben in diesen drei Bereichen mit dem »Blutdruckblick« durchforsten, werden Sie mit Sicherheit fündig. Fragen Sie sich in jedem Bereich: »Was lässt meinen Blutdruck steigen, was lässt ihn sinken?« So finden Sie die Ansatzpunkte und können hier etwas ändern – es muss ja nicht alles auf einmal sein. Wenn Sie aber motiviert sind und Ihren Lebensstil richtig »durchbürsten« und umkrempeln, können Sie Ihren Blutdruck schon binnen drei Monaten sehr deutlich senken – ganz ohne Tabletten.

Stress – den Druck runterfahren

Die Muskeln spannen an, das Blut schießt in den Kopf, der ganze Körper fühlt sich warm an: Wenn wir uns ärgern oder sehr aufgeregt sind, spüren wir tatsächlich, wie der Blutdruck steigt. Das ist nämlich ein ganz normaler Bestandteil der natürlichen Stressreaktion und eigentlich kein Problem: Das Gehirn schüttet Stresshormone aus und die bereiten uns auf Kampf oder Flucht vor. Dann kämpfen oder flüchten wir und kommen wieder zur Ruhe: Der Blutdruck sinkt. So läuft es bei körperlicher Gefahr von der Steinzeit bis jetzt. Aber unsere Stressauslöser betreffen uns heutzutage nur noch selten körperlich, sondern meistens geistig, seelisch und emotional. Wir reagieren in diesen Fällen nicht mit intensiver körperlicher Aktivität und deshalb bleiben uns die Stresshormone und damit die Anspannung erhalten. Immer wiederkehrender oder gar chronischer Stress führt dann zu Bluthochdruck.

Aber auch die Art, wie wir tatsächlich häufig auf Stress reagieren, fördert Bluthochdruck: Süßes und fettiges Essen, Alkohol und Rauchen zur Entspannung, stundenlanges Fernsehen zur Ablenkung – all das führt zu Hypertonie! Stress lässt unseren Blutdruck also doppelt steigen und deswegen ist es unerlässlich, etwas gegen Dauerstress zu tun. Dabei haben sich Entspannungsmethoden wie progressive Muskelentspannung (siehe Seite 165) und körperliche Aktivität bestens bewährt.

Gartenarbeit und Waldbaden (siehe Seite 132), also gemäßigte Bewegung im Grünen, wirken nachgewiesenermaßen gut gegen Stress.

Die perfekte Kombination aus Entspannung und Aktivität bietet Yoga: Eine gute Yogastunde beginnt und endet mit meditativer Entspannung, dazwischen werden Körper- und Atemübungen durchgeführt. In 97 von 120 betrachteten Studien wurde der blutdrucksenkende Effekt von Yoga nachgewiesen! Dabei wirkt vermutlich besonders die Kombination von bewusster Atmung und körperlicher

Aktivität. Längst praktizieren sehr viele Manager Yoga, um ihre Leistungsfähigkeit zu erhalten und ihren Stress nicht überhand nehmen zu lassen: Das ist für mich einfach der beste Beweis für die Wirksamkeit von Yoga, denn wenn eine Berufsgruppe ihre kostbare Zeit nicht mit unnützem Zeug verplempert, dann sind es die Manager!

Für Anfänger ist es am besten, Yoga bei einem guten Trainer einzeln oder in einem Kurs zu erlernen. Er kann auf individuelle körperliche Probleme eingehen und entsprechende Tipps geben. Auf Buch oder DVD greifen Sie besser erst zurück, wenn Sie mit Yoga schon vertraut sind.

Natürlich gibt es von autogenem Training bis Tai Chi noch zahlreiche andere Methoden, mit denen Sie Ihren Stress in den Griff bekommen können. Probieren Sie einfach mehrere aus und finden Sie jene, die Sie mögen und mit denen Sie selbst im Stress gut klarkommen. Wenn Sie das schaffen, wird es Ihnen auch leichter fallen, sich blutdruckfreundlich zu ernähren und Alkohol zu begrenzen.

Ernährung – DASH, Salz, Alkohol

Wer viel Stress hat, greift schnell zu Schokolade und Co., um sich die Süße des Lebens auf diese Weise zurückzuholen oder um sich für einen anstrengenden Tag zu belohnen. Beides führt leider zu Übergewicht und das wiederum begünstigt Hypertonie. Falls Sie also übergewichtig sind, sollten Sie Ihre Ernährung auf Abnehmen umstellen. Wie sehr sich das lohnt, zeigte 2017 eine großangelegte britische Übersichtsarbeit um Professor Jalal Poorolajal und sein Team mit insgesamt fast 174 000 Teilnehmern: Bei übergewichtigen Menschen senkt ein Gewichtsverlust auf Normalgewicht das Bluthochdruckrisiko um 24 bis 40 Prozent und bei

Das Normalgewicht liegt für Frauen bei einem BMI (siehe Seite 94) unter 24 und für Männer unter 25.

extrem Übergewichtigen sogar zwischen 40 und 54 Prozent. Dadurch könnte die Hypertonie in der Gesamtbevölkerung um 25 Prozent gesenkt werden.

Bei blutdruckfreundlicher Ernährung geht es aber keineswegs in erster Linie ums Abnehmen, schließlich haben auch Normalgewichtige zu hohen Blutdruck. Viel wichtiger ist, *was* wir essen und trinken. Sie können Ihren Blutdruck mit der richtigen Ernährung sogar von hohen Ausgangswerten in den Normalbereich bringen, und zwar mit einer Kombination aus DASH (siehe Kasten auf der nächsten Seite) und wenig Salz. »Dietary Approaches to Stop Hypertension« – dafür steht die Abkürzung DASH, auf Deutsch also »ernährungsbezogene Maßnahmen zur Beendung der Hypertonie«. Sie wurden von den Experten des Herz-, Lungen- und Blutinstituts (NHLBI) der USA entwickelt. Viele Vital-, Ballaststoffe und komplexe Kohlenhydrate sowie wenig Salz sind das Geheimnis von DASH. Von DASH profitieren besonders Menschen mit hohem Blutdruck ab 150 mmHg: Bei ihnen fiel er um durchschnittlich 20 mmHg, wenn sie sich nach DASH ernährten und nicht mehr als 3 Gramm Kochsalz täglich zu sich nahmen.

So beeindruckend senkte sich der Blutdruck naturgemäß bei niedrigeren Ausgangswerten zwar nicht ab, aber immer noch so stark, dass sich das Risiko für Herz-Kreislauf-Erkrankungen verringerte. Beides hat erst 2017 eine randomisierte Studie von Professor Dr. Steven Jurasckek aus Harvard mit über 400 Probanden nachgewiesen. Probieren Sie diese durchschlagende Wirkung von DASH mit nur 3 Gramm Kochsalz aus: Sie werden sehen, wenn Sie Salz durch Kräuter ersetzen, schmeckt es richtig gut und Sie werden das Salz nicht lange vermissen.

Wein und Bier oder neuerdings auch immer öfter Gin und Whisky zum Feierabend, um zu entspannen oder mit Freunden, weil es so nett ist und so schön locker macht – das sollte nicht nur für Hypertoniker, sondern für uns alle besser die

MIT DASH HERZGESUND ESSEN

Als wirksam gegen Bluthochdruck haben sich viel Gemüse, Obst, Vollkornprodukte, Fisch, Nüsse und Geflügel, aber wenig rotes Fleisch, Süßigkeiten und süße Getränke sowie salz- und fettreiche Lebensmittel erwiesen. Konkret, wenn Sie etwa 2000 Kilokalorien täglich essen möchten:

◇ **Vollkornprodukte und Hülsenfrüchte:**
6–8 Portionen pro Tag (1 Portion = 1 Handvoll)

◇ **Gemüse, Obst:** 4–5 Portionen pro Tag
(1 Portion = 1 Handvoll)

◇ **Fettarme Milchprodukte:** 2–3 Portionen pro Tag
(1 Portion = 200–250 Gramm)

◇ **Nüsse:** 1 Portion pro Tag (= 40 Gramm)

◇ **Fette und Öle:** 2–3 Portionen pro Tag
(1 Portion = 1 Teelöffel)

◇ **Fisch und mageres Fleisch:** 2 Portionen pro Woche
(1 Portion = 150–200 Gramm)

Stellen Sie Ihre Ernährung nach und nach um, damit Sie sich langsam an die neue Art zu essen gewöhnen. Gerade der Verzicht auf Salz und Süßes fällt vielen anfangs schwer. Würzen Sie statt mit Salz mit Kräutern, Zwiebeln und Knoblauch und greifen Sie statt bei Süßigkeiten lieber bei Nüssen und Früchten zu. Anfangs reicht es, wenn Sie Ihren Salz- und Zuckerverbrauch nur deutlich reduzieren.

DASH kommt den Empfehlungen der DGE recht nahe und lässt sich gut umsetzen, eignet sich aber nicht für Kinder und für Leistungssportler.

Ausnahme als die Regel sein. Abgesehen von den bereits auf Seite 106 beschriebenen Folgen fördert regelmäßiger Alkoholkonsum die Entstehung von Bluthochdruck, und zwar ganz einfach nach dem Schema: Je mehr Alkohol, desto höher der Blutdruck.

Weniger Salz ist mehr

Kochsalz an sich ist nicht das Problem, sondern das darin enthaltene Natrium. Es bindet Wasser und dadurch steigt das Blutvolumen und in Folge der Blutdruck. Die DGE empfiehlt allgemein höchstens 6 Gramm am Tag, aber tatsächlich verzehren wir deutlich mehr: Salz ist ein preiswerter Geschmacksverstärker und es konserviert. Deswegen steckt es reichlich in allen Fertigprodukten, in Snacks, in Wurst und Schinken, aber auch in Brot, Käse und Dosengemüse. Da Hypertoniker besonders sensibel auf Salz reagieren, sollten sie unbedingt auf ihren Salzverzehr achten und lieber zu Gewürzen und Kräutern greifen. Ein kompletter Salzverzicht ist aber auch nicht angesagt: 2016 zeigte eine kanadische Metastudie von Professor Dr. Robert Bayer im »Lancet«, die mehr als 133 000 Menschen aus 49 Nationen berücksichtigte, dass auch bei einem zu niedrigen Salzkonsum unterhalb von 3 Gramm pro Tag das Risiko für Herz-Kreislauf-Probleme steigen kann sowie die Gesamtsterblichkeit. Die Autoren kamen zu dem Schluss, dass Hypertoniker weiter auf einen niedrigen Salzkonsum achten sollten, eine zu starke Einschränkung jedoch nicht von Vorteil ist.

Wer viel schwitzt, verliert dabei Salz und muss deswegen etwas mehr Salz zu sich nehmen! Das ist beispielsweise beim Sport, bei heißem Wetter und bei Hitzewellen der Fall.

Die beiden Methoden des auf Seite 226 beschriebenen Intervallfastens eignen sich darüber hinaus gut, um Bluthochdruck, aber auch die Blutfettwerte zu senken.

Mit mehr Ausdauer und Kraft den Blutdruck senken

Ein wichtiges Rädchen, um an Ihren Blutdruckwerten zu schrauben, ist die Bewegung. Sie unterstützt nicht nur das Abnehmen, sondern sie baut Stresshormone ab und schüttet gesundheitsfördernde Botenstoffe aus. Dabei sollten Sie auf zwei Säulen setzen:

◇ **Mehr körperliche Aktivität im Alltag** über den ganzen Tag verteilt: Stehen Sie zwischendurch öfter auf, nutzen Sie Treppen, parken Sie weiter weg vom Haus, holen Sie Ihre Brötchen zu Fuß, nehmen Sie das Rad ...
◇ **Zwei- bis dreimal pro Woche Sport:** Dabei kommt es weniger darauf an, was Sie machen, sondern mehr darauf, *dass* Sie etwas machen. Finden Sie etwas, das Ihnen Spaß macht, denn nur dann bleiben Sie dauerhaft dran.

Etabliert in Sachen Hypertonie ist Ausdauertraining, und zwar besonders jene Sportarten mit geringem Krafteinsatz, wie Radfahren, Jogging, Schwimmen oder Nordic Walking. Bei all diesen Sportarten werden kurzzeitige Blutdruckspitzen vermieden. Versuchen Sie doch das Walking-Programm von Seite 170 oder beginnen Sie nach dieser Anleitung mit Joggen, wenn Sie sich beim Walken langweilen.

Bei isometrischen Übungen wird eine Bewegung mehrere Sekunden lang gehalten, sodass der Muskel wie beim Armdrücken unter Dauerspannung steht.

Studien der letzten Jahre zeigten allerdings, dass ein hochintensives Training diesem gemäßigten Training überlegen ist. Das bringt dann Spitzenbelastungen und auch Spitzenwerte für den Blutdruck mit sich. Allerdings ist die Beweislage noch ziemlich dünn, deswegen rate ich Ihnen: Verringern Sie zunächst sehr hohe Blutdruckwerte durch moderates Training und probieren Sie erst dann das sehr anstrengende Intervalltraining.

Sie finden Krafttraining viel spannender? Kein Problem: auch damit können Sie Ihren Blutdruck senken. Das haben neue

Studien gezeigt. Dabei stellte sich heraus, dass ausgerechnet isometrisches Krafttraining sehr gute Ergebnisse bringt: Galten doch isometrische Übungen lange als nicht geeignet bei Herzrisikopatienten, weil durch die Pressatmung die Wahrscheinlichkeit von Herzproblemen steigen kann. Bis heute ist die Datenlage noch nicht aussagekräftig genug, um isometrische Übungen uneingeschränkt zur Blutdrucksenkung zu empfehlen. Die Autoren der Studien empfehlen sie daher lediglich als ergänzendes Training.

Sie können auch viele andere Sportarten trotz des erhöhten Bluthochdrucks ausüben. Die meisten wurden bisher einfach nur weniger untersucht. Teilweise können schon kleine Abwandlungen Ihren Sport geeignet machen und Ihnen wieder oder weiterhin viel Spaß bringen! Sprechen Sie darüber mit Ihrem Arzt und/oder Ihrem Trainer. Damit Sie sich sicherer fühlen, sollten Sie außerdem beim Arzt Ihren Belastungspuls bestimmen lassen und mithilfe einer Pulsuhr Ihr Training kontrollieren.

DIABETES TYP 2: RUNTER MIT DEM ZUCKER

»Ich war immer so müde und schlapp und hatte dauernd Erkältungen. Außerdem dieser ständige Durst und danach dann das Gerenne zur Toilette – da hab ich mich bei meinem Arzt mal durchchecken lassen. Stell dir mal vor, was der festgestellt hat: Ich hab Zucker! Diabetes mellitus Typ 2!« Ganz aufgeregt erzählte mir das neulich ein Freund. Tatsächlich ist diese Diagnose für die meisten Menschen ein ziemlicher Schock: Sie werden nicht nur mit den unangenehmen akuten Symptomen konfrontiert, sondern vor allem auch mit den viel schlimmeren Folgeerkrankungen: Herzinfarkt, Schlaganfall, nachlassende Sehkraft bis zur Erblindung, Schäden an den Nieren und den Nerven. Das alles möchte niemand bekommen und deshalb greifen viele Diabetiker gern zu Tabletten nach dem Motto: »Sicher ist sicher!« Diese Stoffwechselerkrankung wird ausschließlich durch den eigenen Lebensstil verursacht – und da besonders durch die Ernährung und körperliche Inaktivität – und kann auch durch die richtigen Veränderungen oft komplett wieder rückgängig gemacht werden. Allerdings: Bei Typ-2-Diabetes gibt es keine Heilung, sondern »nur« eine Remission. Dann verschwinden zwar die Symptome, aber sie können jederzeit wieder zurückkommen, falls sich die alte, ungesunde Lebensweise wieder einschleicht. Vorbeugen lohnt sich also!

Wie bei allen Volkskrankheiten sind die Zahlen auch hier erschreckend: Knapp 7,5 Millionen Menschen in Deutschland haben Diabetes Typ 2, nur 367 000 dagegen Diabetes Typ 1. Das Verhältnis liegt bei 95 zu 5 Prozent. Hinzu kamen 2017 laut International Diabetes Federation geschätzte mehr als 2,5 Millionen mit einem bisher unerkannten Diabetes und gut 5,6 Millionen mit einer gestörten Glukosetoleranz. Diese Menschen befinden sich also auf dem Weg in einen Diabetes. Entsprechend werden in Deutschland im Schnitt 6235 US-Dollar pro Diabetiker im Jahr ausgegeben. Damit liegt Deutschland im europäischen Vergleich auf Platz 2, bezogen auf die Gesamtanzahl an Diabetikern, und weltweit auf Platz 9 hinter China, Indien, den USA, Brasilien, Mexiko, Indonesien, Russland und Ägypten. Die mit Diabetes Typ 2 assoziierten Todesfälle stiegen weltweit zwischen 2005 und 2015 um 32 Prozent, wie die »Global Burden of Disease«-Studie herausstellte. Für Deutschland rechnet man mit über 150 000 Diabetes-Toten jährlich.

WIE KOMMT DER ZUCKER INS BLUT UND WAS MACHT ER DA?

»Ich habe Zucker«, sagen viele, die unter Diabetes mellitus Typ 2 leiden. Tatsächlich ist es typisch für diese Stoffwechselerkrankung, dass der Organismus den Zucker aus unserer Nahrung nicht ordnungsgemäß in die Zellen schleusen kann. Dadurch bleibt er im Blut und das Blut wird zu süß. Der Urin übrigens auch, denn die Niere schafft es irgendwann nicht mehr, den Zucker zu filtern, und scheidet ihn deswegen aus.

Glukose ist der wichtigste Energieträger für unser Gehirn!

Aber fangen wir von vorn an: Unser Körper braucht und verbraucht in jeder Sekunde Energie. Sei es für die Arbeit der Muskeln oder für unser Gehirn. Am einfachsten und schnellsten kann er Energie aus Glukose gewinnen. Das ist ein Einfachzucker, den der Stoffwechsel durch Aufspaltung der Kohlenhydrate aus unserem Essen und

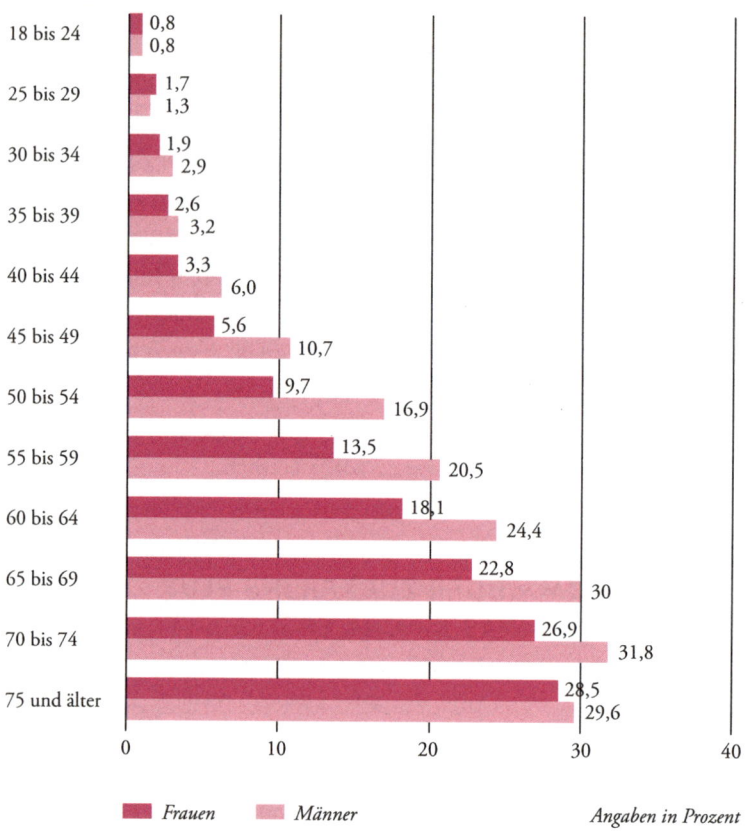

	Frauen	Männer
18 bis 24	0,8	0,8
25 bis 29	1,7	1,3
30 bis 34	1,9	2,9
35 bis 39	2,6	3,2
40 bis 44	3,3	6,0
45 bis 49	5,6	10,7
50 bis 54	9,7	16,9
55 bis 59	13,5	20,5
60 bis 64	18,1	24,4
65 bis 69	22,8	30
70 bis 74	26,9	31,8
75 und älter	28,5	29,6

■ Frauen ■ Männer   *Angaben in Prozent*

aus süßen Getränken herstellt. Bei einfach aufgebauten Kohlenhydraten, wie sie in Süßigkeiten und Weißbrot stecken, geht das ratzfatz – und schon ist eine große Menge Glukose im Blut. Bei komplex zusammengesetzten Kohlenhydraten aus Gemüse und Vollkornprodukten ist der Umbauprozess komplizierter und dauert deswegen länger. Dadurch gelangen kleinere Glukosemengen nach und nach ins Blut. Das Blut transportiert die Glukose dann zu den Organen und Zellen, wo sie benötigt wird. Zucker im Blut ist also nicht nur normal, sondern lebenswichtig!

Aber es kommt auf die Menge an: Nüchtern liegt ein normaler Blutzuckerspiegel unter 110 mg/dl. Nach dem Essen steigt er deutlich an und sollte sich zwei Stunden später wieder unter 140 mg/dl eingependelt haben. Dann ist alles im grünen Bereich!

Doch wie kommt die Glukose in die Zellen, damit sie dort genutzt werden kann? An dieser Stelle kommt das Hormon Insulin ins Spiel: Es schließt quasi die Zelle für den Zucker auf. Wird die Zelle aber ständig mit Insulin bombardiert, weil wir in einem fort Zuckerhaltiges zu uns nehmen, reagiert die Zelle immer schlechter und wird unempfindlich gegenüber Insulin. Man spricht dann von Insulinresistenz.

DIABETES MELLITUS TYP 1

Wenn die Betazellen in der Bauchspeicheldrüse kaum oder gar kein Insulin produzieren, sprechen wir von Diabetes Typ 1. Davon sind in Deutschland etwa 200 000 Menschen, darunter rund 30 000 Kinder, betroffen. Bei dieser gefährlichen Stoffwechselerkrankung wird zum einen die sowieso schon vorhandene Glukose aus dem Blut nicht in die Zellen geschleust. Zum anderen denkt der Körper, es gäbe keine verfügbare freie Energie, und produziert deswegen über andere Wege zusätzlich Glukose. Dadurch steigt der Blutzuckerspiegel noch mehr. Er sinkt nur, wenn ein Diabetiker Insulin von außen in den Körper spritzt. Die genauen Ursachen für die Krankheit sind weitgehend unbekannt. Autoimmunerkrankungen können sie verursachen und auch Virusinfektionen werden als Auslöser diskutiert. Diabetes Typ 1 muss mit Medikamenten (Insulin) behandelt werden, denn bei sehr hohem Blutzuckerspiegel kann es zu Bewusstseinsstörungen und sogar zu Bewusstlosigkeit kommen, zum diabetischen Koma.

Es kann auch sein, dass sich die Zahl der Rezeptoren verringert hat, die in der Zellmembran sitzen. Sie verarbeiten die Anweisungen und geben sie weiter. Als Folge produziert der Körper mehr Insulin, um trotzdem die gewünschte Wirkung zu erzielen und die Zellen mit ausreichend Glukose zu versorgen. Bei Diabetes Typ 2 liegt also kein Insulinmangel vor wie bei Diabetes Typ 1 (siehe Kasten auf der vorangehenden Seite).

Lange wurde Typ-2-Diabetes nur als »Altersdiabetes« bezeichnet, weil er meist nach dem 60. Lebensjahr festgestellt wurde. Also in einem Lebensabschnitt, in dem viele Menschen nur noch mäßig aktiv sind, ein wenig Bauch bekommen und die Muskeln am Verschwinden sind. Doch die Grenzen verschieben sich: Die Patienten werden immer jünger und neigen sogar zu Fettleibigkeit. Inzwischen gibt es schon Kinder und Jugendliche mit »Altersdiabetes«.

Möglichst früh reagieren und schlimme Folgen verhindern

Wie achtsam gehen Sie mit sich um? Registrieren Sie körperliche Veränderungen? Und wenn ja, reagieren Sie auch darauf oder leben Sie eher nach dem Motto: »Kommt von selbst, geht von selbst«? Das Tückische am Diabetes ist, dass er sich still und heimlich anschleicht: Es kann fünf bis zehn Jahre dauern, bis er als solcher erkannt wird, ganz oft zufällig, wenn die Betroffenen – wie mein Bekannter vom Beginn des Kapitels – wegen etwas anderem zum Arzt gehen. Sie können die Gefahr jedoch viel früher erkennen, denn es gibt einige körperliche Anzeichen, die auf eine Insulinresistenz hinweisen. Da die Zellen dabei nicht gut mit Glukose, also Energie, versorgt werden, schwächeln wir in unterschiedlichen Bereichen:

◇ Die **Muskeln** arbeiten schlechter als gewohnt.
◇ Wir **ermüden** schneller.

◇ Die **Konzentration** lässt schneller nach und wir sind weniger leistungsfähig.

◇ Das **Immunsystem** arbeitet schlechter und es kommt öfter zu Infektionen. Vor allem Pilzerkrankungen sind typisch.

◇ Da die **Nieren** den Zucker aus dem Blut herausfiltern, müssen wir öfter Wasser lassen und haben auch mehr Durst, denn der Zucker kann nur in Wasser gelöst werden. Außerdem kann dadurch die Haut austrocknen und es kann zu gesteigertem Juckreiz kommen.

Wenn Sie von diesen Symptomen einige gleichzeitig oder kurz hintereinander bei sich bemerken und Sie viel Süßes und viele Weißmehlprodukte essen, vielleicht auch übergewichtig sind, empfehle ich Ihnen: Gehen Sie zum Arzt und lassen Sie sich auf Diabetes untersuchen. Je früher ein Diabetes erkannt wird, desto einfacher können Sie gegen ihn angehen.

Dem Typ-2-Diabetes geht immer eine gestörte Glukosetoleranz voran: Die Blutzuckerwerte sind dann schon zu hoch und steigen nach dem Essen enorm an, können sich aber in den Normalbereich zurückregulieren. Ein oraler Glukosetoleranztest (oGTT) lässt eindeutige Aussagen zu. Dazu wird nüchtern Blut abgenommen, dann trinken Sie 250 Milliliter Wasser, in dem 75 Gramm Traubenzucker gelöst sind. Nach zwei Stunden nimmt Ihr Arzt wieder Blut ab, bestimmt den Zuckerwert und kann Ihnen nun sagen, ob es Hinweise auf einen Diabetes gibt. Außerdem kann der Arzt den HbA1c-Wert bestimmen, das Glykohämoglobin, und damit eine Aussage über den Blutzucker der letzten sechs bis zwölf Wochen treffen.

Wird Diabetes nicht bereits in einem Vor- oder Frühstadium erkannt, entwickelt er sich weiter: Kohlenhydrate können zunehmend schlechter verstoffwechselt werden und der Körper zieht mehr Fette zur Energiegewinnung heran. Dadurch verlieren Diabetiker anfangs sogar manchmal an Gewicht. Als Nebenprodukt entstehen Ketonkörper, die jetzt für das Gehirn als Energieträger besonders wichtig sind, weil dort kaum noch Glukose ankommt. Ob es schon so weit ist, können Sie und vor allem auch Ihre Mitmenschen riechen: Zu den Ketonkörpern gehört Aceton, sodass Diabetiker oftmals einen auffälligen Mundgeruch haben.

Da durch starke Schwankungen des Blutzuckerspiegels die Linse aufquillt, können auch Sehstörungen auftreten. Zum Glück sind diese meist nur vorübergehend. Auch Störungen der Wundheilung und der Sexualität sind oft Folgen eines schlecht eingestellten Stoffwechsels. Rund die Hälfte der männlichen Diabetiker klagt über Erektionsstörungen. Für Frauen liegen keine Zahlen vor, vermutlich aber nur, weil sie seltener wegen sexueller Probleme zum Arzt gehen.

Es kommt noch schlimmer

Noch viel schwerer wiegen die Schäden, die dauerhaft zu hohe Blutzuckerwerte anrichten. Der Stoffwechsel ist dann total entgleist und das beeinflusst zahlreiche Vorgänge im Körper. Es kommt vor allem zu Schäden an den Blutgefäßen und den Nerven, die wiederum schlimme Erkrankungen nach sich ziehen. Typisch sind zu enge kleine Blutgefäße, die besonders eine schlechte Durchblutung von Nieren – 42 Prozent der Diabetiker sind nierenkrank –, Augen und Füßen nach sich ziehen. Die Veränderungen am Auge sind ein frühes Zeichen für allgemeine Gefäßschädigungen und reichen von einer Linsentrübung bis zur Erblindung. Das Risiko dafür steigt bei Diabetes um das Fünffache!

Auch die großen Blutgefäße werden beeinträchtigt, in Kombination mit einem hohen Blutdruck und hohen Blutfettwerten. Dieses tödliche Trio führt zu Arteriosklerose und infolgedessen zu einem hohen Risiko für Herz-Kreislauf-Erkrankungen, wozu auch Herzinfarkt, Herzinsuffizienz und der plötzliche Herztod gehören. So sterben etwa 75 Prozent der Diabetiker an

Gefäßkomplikationen. Erschwerend kommt hinzu, dass auch das diabetische Herz unter der Energieknappheit im Organismus leidet und dadurch Herzprobleme schneller auftreten und oft kritisch verlaufen.

Ein hoher Blutzuckerspiegel stört auch den Stoffwechsel der Nerven, und zwar besonders in den Beinen und am Herzen. Diabetiker leiden deswegen meist an Muskelschwäche und Empfindungsstörungen: Schmerzen werden weniger wahrgenommen und Diabetiker bemerken einen Herzinfarkt manchmal gar nicht.

Sind das nicht genügend Gründe, es gar nicht erst zu dauerhaft stark erhöhten Blutzuckerwerten kommen zu lassen?

NEUER LEBENSSTIL: EIN ABSOLUTES MUSS

Jetzt werden Sie sich wundern: In puncto Diabetes-Typ-2-Behandlung bin ich mit den Ärzten und ihren Leitlinien einer Meinung. Die besagen nämlich, dass eine Lebensstiländerung Vorrang hat vor einer medikamentösen Therapie! Die Leitlinien der Bundesärztekammer von 2013 geben eindeutig an, dass jede Diabetestherapie mit einer strukturierten Schulung beginnen sollte, begleitet von Ernährungsumstellung und mehr Bewegung. Erst wenn nach drei bis sechs Monaten keine Tendenz zur Besserung zu erkennen ist, sollte über medikamentöse Behandlungen nachgedacht werden.

Damit das klappt, sollen Schulungen die Patienten für ihre Krankheit sensibilisieren und sie dabei unterstützen, Eigenverantwortung zu übernehmen. Solche Schulungen unterscheiden sich je nach Höhe des Blutzuckerwerts, werden normalerweise von der Krankenkasse übernommen und Studien bestätigen ihre positiven Effekte. So zeigte Dr. Kate Odgers-Jewell mit ihrem Team 2017 bei der Untersuchung von 47 Einzelstudien, dass Gruppenschulungen zu einem langfristig reduzierten

Blutzuckerspiegel führen. Außerdem wirken sich die Seminare positiv auf das Gewicht, den Taillenumfang, Blutfette und allgemeines diabetologisches Wissen aus. Wenn die Angehörigen eines Diabetikers in die Schulungen einbezogen werden, klappt die Umsetzung des Gelernten besser.

Vernünftig essen als Basistherapie

Was für uns alle gilt, ist für Diabetiker von immenser Bedeutung: Mit einer ausgewogenen und maßvollen Ernährung fördern wir unsere Gesundheit am besten! Die Hauptursache für Diabetes ist eine einseitige Ernährung mit zu viel Zucker, Weißmehl und süßen Getränken. Genau das sind auch Ihre Ansatzpunkte für gesünderes Essen und Trinken, das nicht ständig neuen Zucker ins Blut schwemmt. Maßvolle Ernährung heißt, die Portionen so zu verkleinern, dass sie zum Kalorienverbrauch passen. Wer sich wenig bewegt, braucht keine Portionen für Bauarbeiter!

Ich empfehle Ihnen eine professionelle Ernährungsberatung, damit die Veränderung gelingt. Schließlich müssen Sie es sich selbst nicht schwerer machen als nötig. So hat 2017 eine Metaanalyse gezeigt, dass eine Umstellung der Ernährung durch geschultes Fachpersonal gegenüber einfachen Tipps weitaus erfolgreicher ist! Kein Wunder, denn dabei werden Ihre individuellen Gewohnheiten berücksichtigt, und zwar nicht nur mit Blick auf die passenden Lebensmittel, sondern auch mit Rücksicht auf Ihre Vorlieben und Abneigungen sowie auf Ihren Tagesablauf mit seinen Stresspunkten.

Sich an eine andere Ernährung zu gewöhnen, braucht Zeit und scheint in den ersten Wochen oft schwierig. Regelmäßige Termine bei der Ernährungsberatung motivieren und helfen, eventuelle Tiefs durchzustehen. Allein gibt man leider viel schneller auf.

Wie sollten Sie sich nun mit Diabetes Typ 2 konkret ernähren? Dazu wurde und wird viel geforscht, dummerweise sind die Ergebnisse nicht einheitlich. Das liegt vermutlich auch mit daran, dass wir Menschen eben unterschiedlich sind und nicht immer in gleicher Weise auf dieselbe Ernährung reagieren. Die American Diabetes Association (ADA) rät auf wissenschaftlicher Grundlage in ihren Leitlinien von 2018: Die Ernährung bei Diabetes soll jeweils an die vorherigen Essgewohnheiten der Patienten angepasst werden.

Die ADA geht außerdem davon aus, dass es keine ideale Verteilung der Makronährstoffe Eiweiß, Fett und Kohlenhydrate gibt. Diabetiker sollen laut ADA keine Angst vor Kohlenhydraten haben, denn es kommt nur auf die Art der »Zucker« an. Gemüse, Hülsenfrüchte, Vollkornprodukte und Milchprodukte enthalten mehr Ballaststoffe und sind absolut zu empfehlen. Dadurch benötigt der Körper mehr Zeit, um sie aufzunehmen, und der Blutzucker schießt weder schlagartig in die Höhe, noch sinkt er plötzlich wieder ab.

Beim Obst gibt es Unterschiede. So lassen Weintrauben, Bananen und Wassermelonen beispielsweise den Blutzucker schnell ansteigen. Empfehlenswerter sind Äpfel, Birnen, Erdbeeren, Grapefruits, Kirschen, Kiwis, Mangos, Orangen, Pfirsiche und Pflaumen. Auch gesunde Fettsäuren sind selbst bei Übergewicht ein Muss: Allein ein hoher Verzehr von Olivenöl konnte im Vergleich zu einem geringen Verzehr das Diabetesrisiko um 16 Prozent senken, wie Dr. Lukas Schwingshackl mit seinem Team in Freiburg 2017 zeigte.

Auch auf die Getränke achten

Getränke wie Cola, Limo, Eistee und Co. enthalten nicht nur viele Kalorien, sondern auch viele einfache Kohlenhydrate, die den Blutzucker in die Höhe treiben. Aber was ist mit Fruchtschorlen, Bionade und Iso-Getränken? Die klingen zwar gesund, aber für sie gilt dasselbe: Finger weg! Greifen Sie lieber zu Wasser oder Kräutertee.

Der richtige Zeitpunkt – biorhythmisch essen

Nicht nur *was* Sie essen, sondern auch *wann* Sie etwas essen, ist gerade bei einer Stoffwechselerkrankung wie Diabetes Typ 2 wichtig. Das liegt daran, dass unser Stoffwechsel und unsere Hormonproduktion einen bestimmten Rhythmus haben. Dieser Biorhythmus gibt vor, was wann im Körper passiert. – Sie kennen sicher das typische Bio-Tief in der Mittagszeit. – Deswegen werden die gleichen Nährstoffe je nach Tageszeit durchaus unterschiedlich aufgenommen und besser oder schlechter verstoffwechselt. Da beispielsweise wasserlösliche Vitamine ziemlich schnell wieder ausgeschieden werden, sind sie dann vielleicht nicht zur richtigen Zeit am richtigen Ort. Damit so etwas nicht passiert, achten Sie einfach beim Essen auf Folgendes:

◇ **Morgens energiereich:** Nach dem Aufstehen wollen die Tageshormone Serotonin und Adrenalin Futter und das Gehirn auch. Deswegen sollten Sie in den ersten beiden Stunden Ihren Organismus vor allem mit Kohlenhydraten und etwas Fett versorgen. Dann startet Ihr Stoffwechsel gut in den Tag. Mit einem zuckerarmen Vollkornmüsli oder Vollwertbrötchen liegen Sie richtig.

◇ **Mittags vitalstoffreich:** Ihr Körper braucht neue Energie, damit Sie auch den Rest des Tages gut überstehen. Der Stoffwechsel braucht jetzt Vitamine und Mineralstoffe. Viel Salat und Gemüse, etwas Fisch und Hähnchen mit Vollkornreis oder -nudeln passen jetzt wunderbar.

◇ **Abends baustoffreich:** Nachts erledigt unser Organismus die nötigen Reparaturen. Dafür braucht er Eiweiß, den Baustoff der Zellen. Kohlenhydrate dagegen kann er nachts nur schlecht verstoffwechseln. Sie beanspruchen dann Zeit und Energie für die Verdauung, die eigentlich für die Regeneration benötigt würde. Eierspeisen, Milch- und Sojaprodukte, Fisch, Geflügel und gegartes Gemüse sind also abends ideal.

Genau wie wir bei unserer Arbeit kann auch unser Organismus nicht alles gleichzeitig erledigen. Snacks, Bonbons und Kuchen zwischendurch, aber auch Milch und Zucker im Kaffee oder Tee beschäftigen den Körper mit Verdauungsarbeit, obwohl er eigentlich anderes zu tun hat. Deswegen verzichten Sie optimalerweise darauf und essen zwischen Ihren Mahlzeiten am besten vier bis fünf Stunden nichts. Wer an diese kleinen Schmankerl gewöhnt ist, tut sich damit vielleicht zunächst schwer: Ein großes Glas Wasser lenkt ab und fördert Ihren Flüssigkeitshaushalt.

Das Übergewicht muss verschwinden!

Vier Fünftel aller Diabetiker haben Übergewicht, und zwar zum Teil sehr starkes! Kein Wunder, denn zu viel Essen und zu wenig Bewegung sind die beiden Hauptursachen für Insulinresistenz und Diabetes Typ 2. Deswegen sind Abnehmen und mehr Bewegung die Mittel der Wahl, um den Stoffwechsel wieder in die richtigen Bahnen zu lenken und die Blutzuckerwerte so weit zu senken, dass Tabletten überflüssig werden. Selbst die Beta-Zellen in der Bauchspeicheldrüse können sich dann regenerieren, wenn sie nicht bereits durch jahrelangen schlimmen Diabetes irreversibel geschädigt wurden.

Wie durchschlagend sich Abnehmen auswirkt, zeigte 2018 die schottische DiRECT-Studie: Immerhin 46 Prozent der Teilnehmer senkten ihren HbA1c-Wert unter 6,5 Prozent, sodass sie quasi aus dem diabetischen Blutzucker heraus waren. Je mehr Kilos die Teilnehmer abnahmen, desto höher war der Effekt auf den Blutzucker. Marion Franz fand 2015 mit ihrem Team heraus, dass mindestens 5 Prozent des Ausgangsgewichts runter müssen, damit auch der Blutzucker langfristig unten bleibt. Das entspricht auch der Nationalen Versorgungsleitlinie für die Behandlung von Diabetes Typ 2: Patienten, die einen BMI zwischen 27 und 35 haben (siehe Seite 94), sollten ihr Gewicht um etwa 5 Prozent reduzieren und bei einem BMI über 35 um mehr als 10 Prozent.

Wie Sie das schaffen? Wenn Sie so essen wie bereits beschrieben – also kleinere Portionen, umgestellt auf gesund und biorhythmisch –, nehmen Sie mit großer Wahrscheinlichkeit schon ab: langsam, aber sicher und ohne große Mühe. Dazu noch regelmäßige Bewegung und Sie haben Ihren Lebensstil so umgestellt, dass Sie damit langfristig gesund bleiben können. Diesen Weg empfehle ich Ihnen, denn er ist der nachhaltigste! Wenn Sie von einem sehr hohen Körpergewicht ausgehen, möchten Sie vielleicht noch zusätzlich Kalorien sparen. Dann können Sie abends auch auf einen Eiweißshake zurückgreifen, der sättigt, die notwendigen Nährstoffe enthält und nur wenig Kalorien hat.

Intervallfasten besser nicht bei Diabetes

Sehr beliebt und ziemlich erfolgreich ist aktuell das intermittierende Fasten, auch Intervallfasten genannt. Verbreitet sind die beiden Varianten 5 zu 2 und 16 zu 8. Bei 5 zu 2 essen Sie pro Woche fünf Tage wie gewohnt und nehmen an zwei Tagen, die nicht aufeinander folgen dürfen, nur 500 Kalorien zu sich. Bei 16 zu 8 fasten Sie 16 Stunden lang und essen in den verbleibenden 8 Stunden, was Sie mögen. Beide Methoden eignen sich bestens, um Bluthochdruck und die Blutfette zu senken.

Bei massivem Diabetes ist jedoch bei 5 zu 2, das vielen Menschen leichter fällt, Vorsicht angebracht: Es kann zu Hypoglykämie, also extremer Unterzuckerung, kommen, weil der Organismus mit den stark schwankenden Kohlenhydratmengen nicht klarkommt. Besonders problematisch ist das bei Diabetikern, die Medikamente nehmen. Wer nur leichten Diabetes oder eine gestörte Glukosetoleranz hat, kann es mit dem Intervallfasten probieren. Ich empfehle es jedoch nicht, denn Sie brauchen bei Diabetes eine grundsätzliche Ernährungsumstellung und die schaffen Sie mit intermittierendem Fasten nicht.

MEHR BEWEGUNG UND MEHR MUSKELN
SIND DER SCHLÜSSEL

Mit Bewegung fällt nicht nur das Abnehmen leichter, weil mehr Kalorien verbrannt werden. Nein, körperliche Aktivität beeinflusst auch direkt den Diabetes: Sie erhöht die Insulinempfindlichkeit der Zellen und diese können mehr Glukose aufnehmen. Das entlastet auch die Beta-Zellen, weil sie nicht mehr so viel Insulin herstellen müssen. Aber: Sport kann die Sensitivität nur vorübergehend erhöhen, und zwar maximal drei Tage. Deswegen ist regelmäßige Bewegung für Diabetiker unverzichtbar, um dauerhaft ohne Medikamente leben zu können. Nur dann bleibt der Blutzuckerspiegel konstant.

Die Zusammenhänge von körperlicher Aktivität und Diabetes sind durch viele Studien eindeutig belegt. 2015 wollten europäische Forscher um den Norweger Dr. Dagfinn Aune herausfinden, ob es Unterschiede bezüglich der Sportarten, der Intensität oder des Umfangs gibt, und untersuchten dazu 81 Studien. Sie stellten fest, dass alle Formen der Bewegung positiv wirken und das relative Risiko des Diabetes um 25 bis 40 Prozent senken. Bewegen Sie sich also so, wie es Ihnen Spaß macht! Dabei bringt eine höhere Intensität einen größeren Nutzen. Die ADA empfiehlt in ihren Leitlinien von 2018:

◇ **Mindestens 150 Minuten körperliche Aktivität pro Woche** verteilt auf drei Einheiten (nicht mehr als 2 Tage Pause). Sie rät zu Ausdauertraining von moderater bis hoher Intensität. Das entspricht den Ergebnissen einer Übersichtsarbeit von 2011, die eine absolute Senkung des HbA1c-Wertes um 0,89 Prozent bei mehr als 150 Minuten Bewegung pro Woche zeigte. Bei weniger Aktivität sank der Wert nur um 0,36 Prozent. Alternativ reichen für jüngere und fittere Menschen mit Diabetes schon mindestens 75 Minuten pro Woche verteilt auf 3 Einheiten (nicht mehr als 2 Tage Pause), allerdings mit hoher Intensität oder Intervalltraining (High Intensity Training, HIT).

◇ **2- bis 3-mal pro Woche Muskeltraining an nicht aufeinanderfolgenden Tagen.** Wie gut das wirkt, zeigt eine aktuelle Studie von 2019: Nach sechs Wochen Krafttraining – 20 Minuten dreimal pro Woche – zeigte sich bei übergewichtigen Männern eine deutlich verbesserte Insulinempfindlichkeit und eine Zunahme der Muskelmasse. Dadurch wird der Kalorienverbrauch jeden Tag rund um die Uhr gesteigert und das wirkt sich positiv aufs Gewicht aus, denn Muskeln brauchen auch in Ruhe viel Energie.

Wenn Sie sich bisher kaum bewegt haben, beginnen Sie am besten mit ruhigen Spaziergängen wie auf Seite 133 beschrieben und bauen viel mehr Bewegung in Ihren Alltag ein. Die verlängern Sie nach und nach und spazieren auch etwas zügiger. Nach zwei bis vier Wochen starten Sie das Walking-Programm von Seite 170, und wenn das richtig gut läuft, steigen Sie vielleicht auf Joggen um. Falls das Ihr Gewicht (noch) nicht zulässt, probieren Sie Aquajoggen.

Oder vielleicht haben Sie ja sogar einen Heimtrainer oder ein Fahrrad-Ergometer, einen Stepper oder Ähnliches zu Hause, mit dem Sie ihre Ausdauer und Ihr Herz-Kreislauf-System regelmäßig trainieren können. Bei schönem Wetter und besonders am Wochenende empfiehlt sich auch schon mal eine längere Radtour oder eine kleine Wanderung in der Natur! Ausdauertraining ist immer ruhiges und entspanntes Training – getreu dem Motto: je länger, umso besser!

Im Wechsel mit Ihren Ausdauertagen trainieren Sie Ihre Muskeln. Dazu können Sie in einen Verein oder ein Fitnessstudio gehen. Oder Sie führen ganz einfach fünf Übungen zu Hause durch. Damit trainieren Sie all Ihre großen Muskelgruppen. Starten Sie mit der »Brücke« (siehe Seite 152) und machen Sie dann mit den folgenden vier Übungen weiter:

SQUAT

1. Stellen Sie sich mit schulterbreit geöffneten Füßen hin.
   Drücken Sie die Brust ein wenig raus und spannen Sie den
   Bauch an. Verlagern Sie das Gewicht auf die Fersen.
2. Strecken Sie die Arme nach vorn, beugen Sie die Knie so
   weit wie möglich und senken Sie das Gesäß nach hinten ab,
   als wollten Sie sich auf einen Stuhl setzen.
3. Drücken Sie sich wieder hoch in den Stand. Machen Sie
   12 bis 15 Wiederholungen.

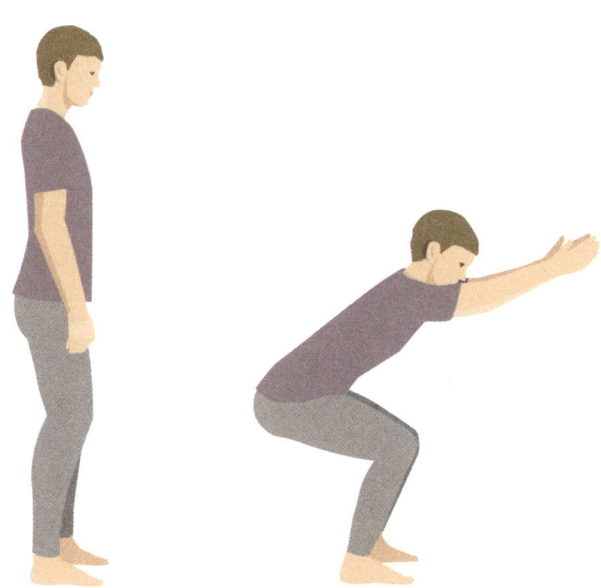

BACK-SIT-UP

1. Setzen Sie sich mit aufrechtem Oberkörper auf den Boden, die Knie 90 Grad gebeugt, die Hände auf den Knien.
2. Mit dem Einatmen neigen Sie langsam den Oberkörper zurück. Der Rücken bleibt gerade.
3. Halten Sie diese Position 15 bis 20 Sekunden und atmen Sie ruhig weiter.
4. Gehen Sie dann mit dem nächsten Ausatmen langsam und kontrolliert in die Ausgangsposition zurück. Wiederholen sie das 10- bis 15-mal.

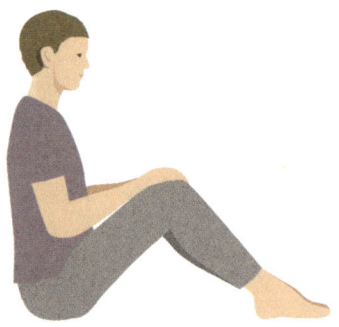

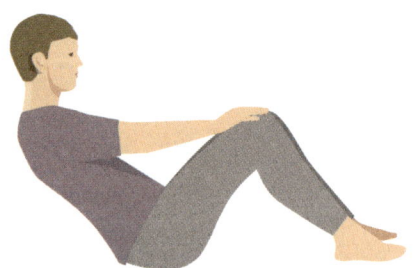

SIDE-BANK

1. Legen Sie sich auf die linke Seite und stützen Sie sich auf den linken Unterarm. Er zeigt nach vorn, der Ellbogen befindet sich unter der Schulter. Die Beine liegen gerade übereinander.

2. Bauen Sie Körperspannung auf und heben Sie mit dem Ausatmen Rumpf, Becken und Oberschenkel, bis Oberschenkel und Oberkörper eine Linie bilden. Halten Sie diese Position 20–40 Sekunden.

3. Senken Sie die Beine und das Becken wieder ab. Wiederholen Sie das insgesamt auf jeder Seite 5-mal.

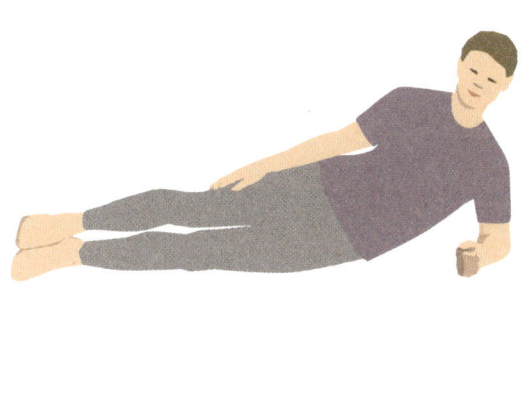

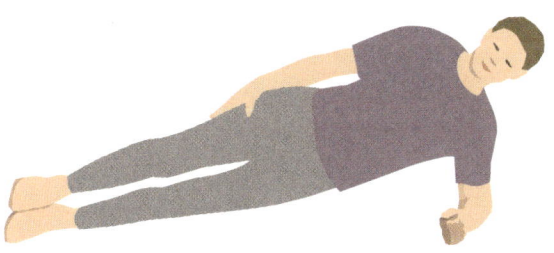

LEG-PULL-FRONT

1. Gehen Sie in die Liegestützposition.
2. Heben Sie nun Ihr rechtes Bein in Verlängerung des Rumpfes hoch, sodass Sie Wirbelsäule und Becken ruhig halten können. Halten Sie diese Position 5 Sekunden.
3. Dann senken Sie das Bein wieder ab und machen insgesamt 10 Wiederholungen. Danach mit dem anderen Bein. Achten Sie dabei immer auf langsame, kontrollierte Bewegungen.

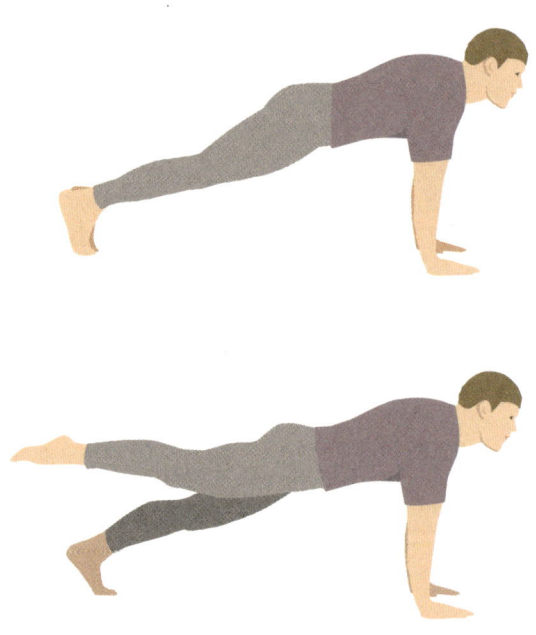

ODER LIEBER DOCH TABLETTEN?

Im Unterschied zu Diabetes Typ 1 muss bei Typ 2 keinesfalls automatisch Insulin gespritzt oder ein Medikament genommen werden. Nur wenn die Patienten alle Ratschläge in den Wind geschossen haben und die Beta-Zellen schließlich doch zerstört sind, wird Insulin notwendig. Dann müssen auch die Blutzuckerwerte ständig kontrolliert und die Kohlenhydrate recht genau geplant werden. Ich hoffe, Sie lassen es nicht so weit kommen!

Mit Abstand das bekannteste Arzneimittel gegen zu hohen Blutzucker ist Metformin. Es ist das Standardmittel der medikamentösen Behandlung bei Diabetes Typ 2 und wird weltweit von allen Fachgesellschaften als Mittel der Wahl empfohlen. Metformin sorgt dafür, dass die Leber keine weitere Glukose produziert und so die Blutzuckerwerte im nüchternen Zustand nicht ständig zu hoch sind. Nach Mahlzeiten verzögert Metformin die Aufnahme von Glukose im Darm, sodass der Blutzuckerspiegel gar nicht erst in die Höhe schießt. Außerdem wird die Glukoseaufnahme in der Muskulatur gesteigert, die Sensitivität der Muskelzellen nimmt also wieder zu und dadurch kann sich der Blutzuckerspiegel schneller normalisieren.

Lediglich 39 Prozent der genutzten Antidiabetika sind Insuline. Die übrigen 61 Prozent stellen andere Medikamente gegen Diabetes dar. 2017 lag der gesamte Verbrauch bei über 2,21 Milliarden Tagesdosen.

Obwohl Metformin meist gut verträglich ist, gibt es oft zu Beginn der Einnahme starke Magen-Darm-Probleme. Weitere Nebenwirkungen sind Geschmacksveränderungen und sehr selten eine Übersäuerung des Körpers mit Laktat. Dann treten Muskelschmerzen, Unwohlsein und Schnappatmung auf.

Das scheint alles nicht wirklich schlimm. Doch was sagt die Studienlage zu dem hohen Konsum von Metformin? Untersuchungen von 2014 und 2015 zeigten, dass sich dieses

Medikament negativ auf den Vitamin B_{12}-Spiegel des Körpers auswirkt. Vitamin B_{12} ist im Körper für die Nervenfunktion, die Zellteilung und die Blutbildung verantwortlich, daher kann es zu Sensibilitätsstörungen, Schwäche, Depression und Blutarmut führen. Davon wollen Sie doch nichts bekommen, oder? Mein Bekannter jedenfalls, der so überrascht von seiner Diabetes-Typ-2-Diagnose war, sagte mir: »Ach du Schreck: Bevor ich von den Medikamenten noch einmal eine Depression bekomme, wie ich sie vor einigen Jahren hatte, versuche ich es lieber mit der Lebensstiländerung!« Tun Sie es ihm nach!

CHOLESTERIN: ZU UNRECHT AM PRANGER

Zu hohe Cholesterinwerte! Haben Sie auch einen Schreck bekommen, als Ihr Arzt das feststellte? Haben Sie gleich an Schlaganfall und Herzinfarkt gedacht? Wie eine drohende, dunkle Wolke liegt diese Diagnose über unserem Land: Etwa 60 Prozent der Deutschen haben einen angeblich zu hohen Cholesterinwert und bei jedem siebten ist auch der Wert an Triglyzeriden erhöht. Tatsächlich gelten bei vielen Menschen (nicht bei allen!) hohe Cholesterinwerte als Risikofaktor für Herz-Kreislauf-Erkrankungen, aber sie sind grundsätzliche keine Krankheit, und zwar aus folgenden Gründen:

◇ Die Cholesterinwerte sind **nur ein Faktor von mehreren!**
◇ Die **Aussagekraft dieser Werte ist keineswegs so eindeutig,** wie es scheint und wie es den Patienten immer suggeriert wird!

Schon im Jahr 2002 hat das Buch »Die Cholesterin-Lüge« des Mediziners Walter Hartenbach viele Menschen verunsichert. Gerade in den letzten Jahren mehren sich die Stimmen von kritischen Wissenschaftlern, die einen direkten Zusammenhang zwischen Cholesterin und Herz-Kreislauf-Erkrankungen anzweifeln. Besonders massiv kritisieren sie die geltenden Norm- oder Richtwerte für eine Fettstoffwechselstörung, weil sie diese für viel zu niedrig halten. Die aktuelle mediale Diskussion zum Thema führt zunehmend zu intensiven Diskussionen, auch in der Ärzteschaft.

CHOLESTERIN IST LEBENSWICHTIG

Egal, wie schlecht das Image von Cholesterin ist: Für unseren Körper ist es ein sehr wertvoller Stoff, ohne den wir nicht leben können! Medizinisch korrekt heißt es auch nicht Cholesterin, sondern Cholesterol, denn es handelt sich um einen Fettalkohol. Wie wichtig dieser Stoff für unser Leben ist, erkennen Sie daran, dass unser Organismus ihn nicht nur aus unserer Nahrung bildet, sondern ihn auch regelmäßig selbst herstellt, und zwar in der Leber. Cholesterol ist nämlich ein unverzichtbarer Bestandteil der Zellmembranen, es ist an den Produktionsvorstufen der Gallensäure, der Bildung verschiedener Hormone beteiligt und spielt bei der Verarbeitung von Vitamin D eine wichtige Rolle. Ein möglichst niedriger Cholesterinspiegel ist daher keinesfalls ein Zeichen für gute Gesundheit – im Gegenteil!

Bei einem Bluttest werden mehrere Werte im Zusammenhang mit dem Fettstoffwechsel bestimmt. Zum einen sind es die Gesamtcholesterinwerte und zum anderen die Unterformen wie LDL-Cholesterin, das sogenannte »schlechte« Cholesterin, und HDL als das »gute« Cholesterin. LDL steht dabei für »low density lipoprotein« und HDL für »high density lipoprotein«. Damit wird die niedrige oder hohe Dichte von speziellen Transportmolekülen bezeichnet: Sie entscheidet letztlich über die Wirkung des Cholesterins. Zusätzlich werden meist die Werte der Triglyzeride im Blut ermittelt. Sie charakterisieren das natürlich vorkommende Fett in der Nahrung. Bei Bewegungsmangel allerdings stellt der Körper sie auch selbst her und lagert sie dann im Fettgewebe ab.

Cholesterol und Triglyzeride sind mit ihren Unterformen entscheidende Blutparameter, um den Fettstoffwechsel zu bewerten.

Da Cholesterol zu den körpereigenen Fetten gehört, ist es wie alle Fette nicht wasserlöslich. Also kann es von allein nicht im Blut schwimmen und gelöst werden. Wie gelangt das Cholesterol dann in die Zellen, wo es gebraucht wird? Dazu nutzt es spezielle Transportmoleküle: die sogenannten Lipoproteine LDL und HDL. Nur mithilfe des so häufig zu Unrecht als »schlecht« angeklagten LDL gelangt das Cholesterol in alle Körperbereiche, wo es dann seine Funktionen erfüllen kann. LDL ist also nicht per se schlecht. Wenn zu viel davon im Blut herumschwimmt, hat LDL allerdings den Nachteil, dass es sich innen an den Gefäßwänden anreichern *kann* – und das verengt die Gefäße und führt zu Plaques (siehe Seite 238).

Diesen Prozess hält das HDL auf: Wenn davon genug im Blut ist, sammelt es die LDL-gebundenen Cholesterinüberschüsse im Blut ein und transportiert sie direkt zur Leber. Dort werden sie zu Gallensäure verstoffwechselt und anschließend ausgeschieden. Gleichzeitig steigert HDL die Produktion von Stickstoffmonoxid und dadurch sinkt der Blutdruck, sodass sich der Gefäßwiderstand reduziert. Außerdem hemmt HDL das Auftreten von Entzündungen.

Das gute HDL-Cholesterin kann das schlechte LDL-Cholesterin also unschädlich machen, sobald es einen Überschuss davon geben sollte.

Kaum bekannt: Oxidiertes HDL nützt nichts!

Das klappt aber leider nicht immer, wie wir erst seit einigen Jahren wissen: Das HDL kann oxidieren, etwa bei Diabetes Typ 2 (siehe Seite 214), bei gestörter Nierenfunktion und bei Erkrankungen der Herzkranzgefäße. Dann schützt das Enzym Paraoxonase die Fette im Cholesterin nicht mehr so, wie es in einem funktionierenden Stoffwechsel der Fall ist. Das fand der Kardiologe Professor Ulf Landmesser erst 2013 heraus. Er erkannte auch, dass Vitamin B_3 die Schutzfunktion des HDL deutlich verbessert. Dr. Volker Adams vom Herzzentrum der Uni Leipzig stellte in seinen Arbeiten fest, dass mehr körperliche Aktivität am besten vor oxidiertem und damit funktionsunfähigem HDL

VON LDL ZU PLAQUE: DANN WIRD'S TATSÄCHLICH GEFÄHRLICH!

Wenn sich LDL an den Innenwänden der Arterien ablagert, aktiviert der Körper bestimmte Fresszellen, die das überflüssige LDL aufnehmen und abtransportieren sollen. Gibt es aber zu viel vom LDL, dann werden diese Fresszellen einfach zu groß und dick und können sogar platzen. Dadurch bilden sich Fettablagerungen in den Wänden der Arterien. Wissenschaftler nennen diese Ablagerungen Plaque. Diese Plaques können den Durchmesser eines Gefäßes so stark verringern, dass das Blut schlechter fließen kann, weil es nicht mehr genug Platz hat. Wenn dann noch eine Plaque einreißt, lagern sich an diesen rauen Stellen an der Innenwand weitere Substanzen ab. Darunter sind auch Blutplättchen, sodass an dieser Stelle das Blut gerinnt: Es bildet sich ein richtiger Blutpfropf und der kann das Gefäß sogar komplett verschließen. Betrifft das die Gefäße am Hals oder gar im Gehirn, kann es zu einem Schlaganfall kommen. Bei den Gefäßen des Herzmuskels, wie zum Beispiel den Herzkranzarterien, kann dieser Vorgang zu einem Herzinfarkt führen.

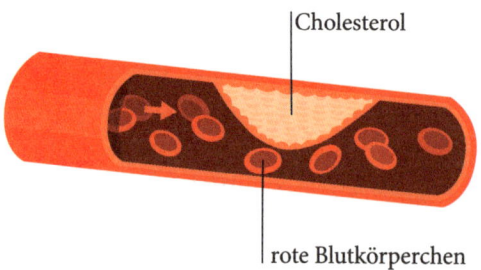

Cholesterol

rote Blutkörperchen

Plaque-Ablagerung in einer Arterie

schützt: Ein fünfmal pro Woche durchgeführtes 30-minütiges Ausdauertraining über einen Zeitraum von drei Monaten verringerte die Konzentration von oxidiertem Cholesterin deutlich. Dabei gab es sogar einen doppelten Gewinn: Es sank nicht nur die Konzentration des veränderten HDL-Cholesterins um etwa 30 Prozent, sondern es erhöhte sich auch die Stickstoffmonoxidsynthase in der Gefäßwand. Sport und körperliche Aktivität – besonders Ausdauertraining – wirken in diesem Zusammenhang nicht nur therapeutisch, sondern auch vorbeugend.

Gerade in den letzten Jahren streitet die Wissenschaft mehr denn je darüber, ob es wirklich einen direkten Zusammenhang zwischen Blutfetten und Arteriosklerose und damit eine Verbindung zu Herzerkrankungen gibt. Für die Einschätzung Ihres individuellen Risikos sollten die üblichen Laboruntersuchungen durch weitere Messungen ergänzt werden. Hierzu sollten dann zusätzlich folgende Werte erhoben werden: Non-HDL-Cholesterin, Apolipoprotein B, Apolipoprotein A1.

Hilfreich zur Risikoeinschätzung scheinen die erst vor wenigen Jahren entdeckten sogenannten Remnants zu sein. Diese Cholesterin-Überbleibsel aus dem Stoffwechsel sind besonders reich an Fett und Cholesterin und unterdrücken stark das gute HDL-Cholesterin. Untersuchungen aus Dänemark und Österreich deuten darauf hin, dass sich dieser Wert gut eignet, um das Risiko für Herz-Kreislauf-Erkrankungen einzuschätzen. Man zieht einfach vom Wert des Gesamtcholesterins den von LDL und HDL ab. Inzwischen wird der Wert auch von Labors ermittelt.

Einig sind sich die Wissenschaftler dagegen bei den erblich veränderten Blutfetten:

◇ **Zu viel Lipoprotein(a)** wird eine wesentliche Bedeutung bei der Entstehung von Arteriosklerose zugesprochen. Es kann nicht durch Medikamente oder einen veränderten Lebensstil, sondern nur durch ein spezielles Blutreinigungsverfahren, die Lipidapherese, behandelt werden.

◇ Unter **homozygoter familiärer Hypercholesterinämie** leidet zum Glück nur einer von 160 000 bis 300 000 Menschen. Dabei wird das Cholesterin nicht direkt vom Blut in die Körperzellen transportiert, weil die Betroffenen nicht genug funktionierende Cholesterinrezeptoren haben. So steigt der Cholesterinspiegel stetig und liegt zwischen 400 und 1000 mg/dl. Obwohl die Behandlung Medikamente, Lipidapherese und Lebensstiländerung umfasst, sind schon bei Jugendlichen Gefäß- und Herzoperationen nötig und die Betroffenen erreichen im Durchschnitt nicht das 34. Lebensjahr.

◇ Die **heterozygote familiäre Hypercholesterinämie** betrifft einen von 200 bis 500 Menschen und wird meist nur festgestellt, wenn bereits in jungen Jahren ein Herzinfarkt oder Schlaganfall auftritt. Der Cholesterinspiegel liegt zwischen 190 und 450 mg/dl. Behandelt wird er vor allem durch eine Lebensstiländerung und Medikamente.

Gibt es in der Familie bereits solche Erkrankungen oder kommt es sehr früh zu schwerwiegenden Herz-Kreislauf-Problemen, sollte – auch bei Kindern – ein Gentest durchgeführt werden. Bestätigt er die Erbkrankheit, kann die Behandlung entsprechend angepasst werden. Ein gesunder Lebensstil mit viel Bewegung ist trotzdem immer von grundlegender Bedeutung und somit auf jeden Fall Pflicht.

Daran mangelt es leider den meisten Cholesterinpatienten, denn das Gros hat sich seinen zu hohen Cholesterinspiegel selbst »erarbeitet«: durch eine Ernährung mit zu viel ungesunden Fettsäuren (siehe Seite 248) und zu wenig Bewegung! Bei einem kleineren Teil der Betroffenen ist der hohe Cholesterinspiegel die Folge einer Krankheit wie Nierenversagen oder Schilddrüsenunterfunktion oder die Nebenwirkung von Tabletten. Medikamente gegen Bluthochdruck sind generell genau dafür bekannt. (In diesen Fällen sprechen Mediziner von einer sekundären Hypercholesterinämie, die Erbkrankheiten sind die primären Formen der Hypercholesterinämie.)

AM ENDE SIND ES MEIST HAUSGEMACHTE URSACHEN

Insgesamt scheinen die Gene in puncto Cholesterin eine größere Rolle zu spielen als bei den anderen Volkskrankheiten. So fanden Wissenschaftler vom Cardiovascular Disease Prevention Center aus Massachusetts (USA) 2017 an 5400 Testpersonen heraus, dass mindestens neun verschiedene Gen-Ausprägungen den Cholesteringehalt im Blut direkt beeinflussen, und zwar die Konzentrationen von HDL- und LDL-Cholesterin. Trotzdem kommen genetische Faktoren aber erst durch eine Kombination mit schlechter Ernährung, Übergewicht und vor allem Bewegungsmangel zum Tragen. Nur das Vorhandensein von genetischen Risiken führt noch lange nicht zu einem erhöhten Cholesterinspiegel und damit zu einem Risiko für das Herzkreislaufsystem!

Welcher Wert ist gesund?

Gute Frage! Sogar so gut, dass jeder, der ehrlich mit den Werten und der medizinischen Wissenschaft umgeht, darauf keine eindeutige, wissenschaftlich begründete Antwort geben kann, weil die Richtwerte der Fachgesellschaften sich nicht an den Cholesterinwerten von Gesunden orientieren, sondern nur an Werten von *vermeintlich* gesunden Menschen – ein erheblicher Unterschied!

Wir alle gehen normalerweise nur zum Arzt, wenn uns irgendetwas zwickt, nicht wenn wir uns rundum wohlfühlen. Er nimmt Blut ab und vergleicht unsere Werte mit den Normwerten. Sie wurden statistisch ermittelt und beruhen auf großen Datenmengen aus vorliegenden Blutanalysen großer Labore – von *vermeintlich* Gesunden. Tatsächlich aber wissen wir gar nicht, ob diese Menschen zum Zeitpunkt der Untersuchung gesund waren, denn es liegen keine Erkenntnisse über die gesundheitliche Vergangenheit und Weiterentwicklung dieser Menschen vor. Für korrekte Werte müsste man bei einer riesigen Zahl von Menschen alle paar Jahre Blut abnehmen, gleichzeitig ihren Gesundheitszustand dokumentieren und dann alle Gesunden nach Alter herausfiltern und den jeweiligen Durchschnittswert ermitteln – das wäre eine riesige Aktion, die nicht nur viel Geld, sondern auch viel Zeit verschlingen würde, weil die Probanden ein Leben lang untersucht werden müssten.

Kritiker bemängeln zu Recht, dass es keinerlei echte wissenschaftlich haltbare Beweise dafür gibt, dass unterhalb einer bestimmten Grenze der Cholesterinwerte alles in Ordnung ist und bei Werten darüber Schlaganfall oder Herzinfarkt drohen.

Die großen Datenmengen der Labore geben eine Pseudo-Sicherheit, ohne jedoch das Individuum berücksichtigen zu können. Das British Medical Journal veröffentlichte im Jahre 2016 eine große Übersichtsarbeit des dänischen Arztes Dr. Uffe Ravnskov, der sich mit seinen Fachkollegen seit längerem heftig darum streitet, ob zu viel Cholesterin überhaupt tödlich ist. In seiner Publikation zeigt er Studien, die belegen, dass bei über 60-Jährigen diejenigen länger leben, die einen hohen Cholesterinspiegel haben – und eben nicht andersherum.

Dem stehen aber auch klinische Erfahrungen sowie größere Studien gegenüber, die zeigen, dass abgesenkte Cholesterinspiegel für eine verringerte Herzinfarktrate sorgen können. Wie weit man die Werte jedoch drücken sollte, wird weiterhin sehr kontrovers unter Wissenschaftlern und Medizinern diskutiert.

Cholesterin immer individuell betrachten

Letztlich hängen die Normwerte oder besser Richtwerte immer vom individuellen Risikoprofil ab. Liegt zum Beispiel bei einem gesunden Menschen mit einem geringen Risiko für Herzkrankheiten der LDL-Wert unter 160 mg/dl, so scheint alles in Ordnung zu sein. Wenn bei ihm parallel jedoch andere Risiken wie Bluthochdruck, Übergewicht oder Rauchen hinzukommen und vielleicht schon in der Familie Herz-Kreislauf-Erkrankungen vorlagen, dann werden Richtwerte unter 130 mg/dl empfohlen. Kam es in der Familie sogar bereits zu einem Schlaganfall oder einem Herzinfarkt, besteht ein hohes Risiko und dann werden Werte unter 100 mg/dl für LDL empfohlen.

Der HDL-Wert sollte über 40 mg/dl liegen und es gilt das Motto: je höher, desto besser! Der Gesamtcholesterinwert sollte bei gesunden Menschen nicht über 200 mg/dl liegen.

CHOLESTERIN IM JAHRESVERLAUF MESSEN

Viel Bewegung draußen sowie Salat und Gemüse im Sommer, im Winter dagegen sehr viel deftigeres, fetteres Essen und Kuscheln auf dem Sofa – eigentlich ist es logisch, dass sich unsere Blutfette im Jahresverlauf ändern. Wissenschaftlich nachgewiesen haben das Wissenschaftler der University of Campinas in Brasilien: Sie untersuchten die Daten von mehr als 220 000 Menschen. Das LDL-Cholesterin lag im Winter durchschnittlich bei 7 mg/dl und die Triglyzeride bei 12 mg/dl, in den Sommermonaten dagegen bei 5 mg/dl bzw. 3 mg/dl für die Triglyzeride. Im Sommer stieg außerdem das HDL-Cholesterin deutlich an. Da die Werte im Winter immer schlechter sind als im Sommer, sollten Sie Ihre Cholesterinwerte also nicht nur einmal im Jahr messen lassen. Stattdessen ist es sinnvoll, öfter zu messen und die Entwicklung im Jahresverlauf zu überprüfen.

Ob dies aber der richtige untere Grenzwert ist oder ob nicht ein höherer Cholesterinspiegel sogar besser für die Gesundheit sein kann, ist bisher wissenschaftlich nicht ausreichend erforscht worden. Gerade in den letzten Jahren wurden die Richtwerte immer weiter nach unten verschoben, die Werte für Gesamtcholesterin zuletzt erst von 220 auf 200 mg/dl. Ob diese Verschiebung aber den gewünschten Erfolg bringt und klinisch relevant ist, wird sich allerdings erst in ferner Zukunft zeigen, denn wissenschaftlich haltbare Studien gibt es dazu bisher nicht.

STATINE, STATINE ... UND LANGE NICHTS ANDERES

Cholesterin = Statin. Das ist die medikamentöse Antwort auf einen zu hohen Cholesterinspiegel. Tatsächlich ist diese Medikamentengruppe für die Pharmaindustrie zur Gelddruckmaschine geworden: Jahresumsätze von mehreren Milliarden Euro sind für verschiedene Hersteller keine Seltenheit, denn in der ganzen Welt nehmen aktuell etwa 50 Millionen Menschen nahezu täglich diese Tabletten ein. Statine sind die schärfsten Waffen im Kampf gegen Herz-Kreislauf-Erkrankungen, denn sie wirken auf mehreren Ebenen: Sie hemmen nicht nur die Produktion von Cholesterin, sondern auch die Bildung von Mevalonsäure, die für die Synthese und den Aufbau von Cholesterin benötigt wird. Dadurch versorgen sich die Körperzellen verstärkt mit dem Cholesterin aus der Nahrung und der Cholesterinspiegel im Blut sinkt zwangsläufig.

Die britische »Heart Protection Study« mit über 20 000 Teilnehmern, die aufgrund von Vorerkrankungen ein hohes Sterberisiko hatten, zeigte 2002 eindrucksvoll, dass eine tägliche Einnahme von 40 Milligramm eines Statins (in diesem Fall Zocor) das Auftreten von Arteriosklerose und deren Folgen wie Schlaganfall oder Herzinfarkt um etwa 24 Prozent – also fast ein

Viertel! – reduzieren kann. Auch die Anzahl der Todesfälle sank im Vergleich zu einer nicht mit Statinen versorgten Kontrollgruppe von 14,7 auf 12,9 Prozent. In absoluten Zahlen bedeutet dies, dass man bei 1000 Menschen 18 Todesfälle durch zu hohe Cholesterinwerte vermeiden könnte, sofern diese fünf Jahre lang jeden Tag 40 Milligramm Statine eingenommen hätten.

Das Verrückte an dieser Studie war aber auch, dass selbst Menschen mit einem sowieso niedrigen Cholesterinspiegel von der täglichen Statin-Einnahme profitierten. Es scheint also so zu sein, dass der Effekt nicht in der Senkung des Cholesterins zu suchen ist, sondern dass Statine vermutlich andere positive Wirkungen nach sich ziehen. Vermutet wird eine Stabilisierung der Plaques an den Wänden der Gefäße: Dadurch reißen sie seltener ab und es kommt zu weniger Embolien. Auch eine Verminderung oder Hemmung von Entzündungen an den Gefäßwänden könnte als Ursache infrage kommen. Dieser überraschende Effekt macht natürlich nachdenklich und es stellt sich wieder die Frage: Wie sinnvoll ist dann eine Messung und Senkung des Cholesterins?

Unerwünschte Nebenwirkungen

Wie alle Medikamente haben auch Statine noch andere Wirkungen von Kopfschmerzen, Muskelschmerzen bis hin zu einer Zerstörung und sogar Auflösung von Muskelmasse. 2018 stellte Dr. Miroslav Balaz von der eidgenössischen technischen Hochschule Zürich fest, dass Statine hochdosiert eingenommen das Risiko erhöhen, an Diabetes zu erkranken. Unterstützt wird dies von einer großen Metaanalyse aus Finnland im Jahre 2018 mit 8749 männlichen Probanden, die keinen Diabetes hatten und sechs Jahre während ihrer Einnahme von Statinen begleitet wurden: 625 Teilnehmer entwickelten in dieser Zeit Diabetes, das sind 7,1 Prozent. Auch die Insulinempfindlichkeit (siehe Seite 227) verringerte sich um 24 Prozent im Vergleich zur Gruppe, die keine Statine erhielt. Insgesamt kamen die finnischen Forscher zum Schluss, dass eine Therapie mit Statinen das Risiko für Diabetes um etwa 46 Prozent ansteigen lässt. Treibt man hier eventuell den Teufel mit dem Beelzebub aus?

Kritiker dieser Ergebnisse geben zu bedenken, dass diese Patienten vielleicht ohnehin irgendwann Diabetes entwickelt hätten.

Klappt es mit Statinen nicht, greifen Ärzte auf Ezetimib zurück. Dieses Mittel hemmt die Aufnahme des Cholesterins aus der Nahrung im Dünndarm um etwa die Hälfte. Leider ist Ezetimib nicht so wirkungsvoll, wie es klingt: Gleichzeitig wird die körpereigene Produktion von Cholesterin in der Leber angeregt, sodass es nur eine effektive Senkung der Blutwerte um rund 15 Prozent gibt. Deswegen wird Ezetimib oft zusammen mit Statinen gegeben, um den LDL-Wert noch weiter zu senken.

Erst seit 2015 sind die PCSK9-Hemmer zugelassen. PCSK9 ist ein Enzym, das die LDL-Rezeptoren abbaut, wodurch mehr LDL im Blut bleibt. Diesen Vorgang behindern die beiden Medikamente, die aktuell auf dem Markt sind (Evolocumab und Alirocumab) und in die Haut gespritzt werden. Sie senken das LDL um 60 Prozent. Bei PCSK9-Hemmern kann es zu Gelenkschmerzen, Infektionen der oberen Atemwege, Müdigkeit oder starken Kopfschmerzen kommen. Da sie sehr kostspielig sind (mehr als 100-mal so teuer wie die Therapie mit Statinen), werden sie von den Krankenkassen nur bei Hochrisikopatienten übernommen und können ihnen die Blutwäsche ersparen.

Egal wie hoch Ihre Cholesterinwerte sind: Ihr Arzt wird Ihnen – auch wenn er Ihnen ein Medikament verschreibt – mit Sicherheit immer empfehlen, Ihren Lebensstil genau anzuschauen und ihn umzustellen. Knackpunkte sind gesündere Ernährung und mehr Bewegung. Genau das rate ich Ihnen auch, denn zum einen ist das gar nicht so schwierig und zum anderen ist das ein großer Benefit für Ihre Gesundheit. Mit einer mediterranen Ernährung (siehe Seite 250) und zwei bis drei Stunden körperlicher Aktivität pro Woche, die nachgewiesenermaßen das Herz schützen, tun Sie Ihren Gefäßen schon viel Gutes!

ROTER FERMENTIERTER REIS? BESSER NICHT!

Lange Zeit wurde roter fermentierter Reis – es gibt ihn in Kapselform zu kaufen – als natürlicher Cholesterinsenker beworben. Tatsächlich senkt das enthaltene Monakolin K den Cholesterinwert um etwa 20 Prozent und wirkt damit so gut wie manches Statin. Kein Wunder: Es entspricht in seiner chemischen Zusammensetzung dem Cholesterinsenker Lovostatin. Aber leider hat Red Rice auch Nebenwirkungen. An erster Stelle stehen Myopathien, also Muskelschmerzen, Leberschäden, Sodbrennen und allergische Reaktionen. Außerdem wird die körpereigene Produktion von Coenzym Q10 verringert, das an der Energiegewinnung, der Zellgesundheit und am Immunsystem beteiligt ist. Deshalb warnte das Bundesinstitut für Arzneimittel und Medizinprodukte (BfArM) 2016 vor der Einnahme, weil die Gefahr einer Überdosierung besteht und es zu Wechselwirkungen mit anderen Mitteln kommen kann. Dennoch lohnt es sich, vorsichtig dies einmal mit niedrigen Dosen auszuprobieren. Gefährlicher als Medikamente mit ihren Nebenwirkungen ist der rote Reis sicher nicht.

GUTE FETTE, SCHLECHTE FETTE

Die Zeiten, als Fett noch verteufelt wurde, sind endgültig vorbei. Inzwischen hat sich herumgesprochen, dass unser Organismus unbedingt Fett braucht, um zu funktionieren. Da er nicht nur eine Fettsorte braucht, sondern mehrere, dürfen Sie auch schon längst wieder die gute Butter ohne schlechtes Gewissen auf den Tisch stellen. Letztlich kommt es auf die Fettbilanz der Woche oder des Monats an: Das Fett sollte zum einen nicht mehr als 30 Prozent des Kaloriengehalts Ihrer Ernährung ausmachen und zum anderen sollten Sie Fette mit hoher Qualität bevorzugen.

Viel Cholesterin in der Nahrung wird nicht automatisch zu viel Cholesterin im Blut! Entscheidend ist die Qualität des Nahrungsfetts. Deswegen dürfen Sie cholesterinhaltige Eier auch täglich essen: Das Cholesterin landet nicht komplett im Blut.

Fett ist nämlich nicht gleich Fett: Nahrungsfette sind unterschiedlich chemisch zusammengesetzt und das beeinflusst ihre biochemischen Wirkungen im Körper, darunter auch die Konzentration von Cholesterol. Unterschieden werden gesättigte, einfach oder auch mehrfach ungesättigte Fettsäuren. Nur die gesättigten Fettsäuren, die wir vor allem mit tierischen Lebensmitteln aufnehmen, erhöhen den Cholesterinspiegel.

Doch wirklich schlimme Übeltäter sind die Transfettsäuren: Sie steigern das LDL und verringern das HDL. Chemisch gesehen gehören Transfettsäuren zu den ungesättigten Fettsäuren, aber ihre Struktur hat sich oder wurde verändert. Enthalten sind sie in vielen Fertigprodukten wie Pommes, preisgünstiger Margarine, Nuss-Nougat-Creme, Fertigsoßen und -menüs, Chips und Wurst und in allem, wo »gehärtete Fettsäuren« oder »hydrogeniert« draufsteht. Meiden Sie solche Nahrungsmittel am besten ganz, denn sie nähren Sie nicht, sondern schaden Ihnen vielmehr.

Ungesättigte Fettsäuren dagegen sind für unseren Organismus unverzichtbar und nicht alle kann er auch selber bilden, wenn sie ihm fehlen. Deswegen sollten Sie diese in Ihrem Speiseplan deutlich bevorzugen. Dabei haben vor allem die Omega-3-Fettsäuren und ihre Vorstufen einen positiven Einfluss, jedoch wirken sie weniger auf den Cholesterinspiegel als vielmehr auf die Triglyzeride. Seefisch, Lein-, Hanf-, Raps- und Walnussöl oder Chiasamen enthalten unterschiedliche Arten der essenziellen Omega-3-Fettsäuren. Dabei sind ganz besonders die

CHOLESTERIN: ZU UNRECHT AM PRANGER

Eicosapentaensäure (EPA) und die Docosahexaensäure (DHA) von Bedeutung. (Beide werden von der Deutschen Gesellschaft für Ernährung (DGE) auch bei Arthrose empfohlen (3 Gramm täglich), weil sie antientzündlich wirken. Viele pflanzliche Omega-3-Fettquellen wie zum Beispiel Leinöl enthalten fast nur Alpha-Linolensäure (ALA). Die kann unser Körper nur zu einem sehr geringen Bruchteil zu EPA oder DHA umwandeln. In welchen doch sehr unterschiedlichen Lebensmitteln Omega-3-Fette enthalten sind, zeigt Ihnen die Tabelle auf Seite 191.

Große Mengen an Omega-3-Fettsäuren in Form von Kapseln oder sonstigen Nahrungsergänzungen einzunehmen, bringt laut einer Cochrane-Studie von 2018 nichts für die Gesundheit.

Ich rate Ihnen: Kaufen Sie unterschiedliche Öle in kleinen Mengen, damit sie nicht ranzig werden, und wechseln Sie häufig das Öl bei der Zubereitung Ihres Essens. So versorgen Sie sich abwechslungsreich mit unterschiedlichen Fettsäuren.

DIE BUTTER DES BAUMES – AVOCADO

Sie schmecken vergleichsweise neutral, enthalten viel Fett und haben viele Kalorien – trotzdem sind Avocados bestens geeignet für eine gesunde und cholesterinfreundliche Ernährung. Ihre ungesättigten Fettsäuren und die vielen Ballaststoffe senken den Cholesterinspiegel. In einer Studie schlugen sie sogar mit ihrer Wirkung die guten Fette wie Olivenöl. Sie senken den Gesamtcholesterinwert, die Triglyzeride und das LDL. Nehmen Sie so oft wie möglich eine Avocado zu sich und bereiten Sie sie nach Geschmack zu, denn die Avocado macht alles mit und passt auch zu süßen Gerichten.

Die aktuelle Leitlinie zur Fettzufuhr der Deutschen Gesellschaft für Ernährung stellt aber auch fest, dass weniger Fett zu essen für das Risiko von koronarer Herzerkrankung, Herzinfarkt oder Schlaganfall nach neusten Forschungen nicht entscheidend zu sein scheint. Aber weniger Fett bildet eine gute Basis für einen insgesamt gesunden Lebensstil.

Unschlagbar: die Mittelmeerkost

Für den Alltag hat sich grundsätzlich die Mittelmeerkost bewährt: In vielen Studien hat sie gezeigt, dass sie die Cholesterinwerte nachhaltig senkt. Bringen Sie also viel Gemüse und Obst, wenig Fleisch, dafür viel Fisch und viele ungesättigte Öle auf den Teller. Damit kriegen Sie auch ohne viel Aufwand leichtes Übergewicht und den Blutdruck in den Griff.

Außerdem hat sich in den letzten Jahren eine Verringerung der Kohlenhydrate als sinnvolle Maßnahme für den Cholesterinspiegel erwiesen, ganz besonders bei Übergewicht: Abnehmen ist dann das Ziel Nummer eins der Ernährung und das am besten mit Low Carb.

Mit Low Carb weniger Gewicht und weniger Cholesterin

Wer Übergewicht hat, hat zwar nicht immer, aber oft hohe Cholesterinwerte: Mit steigendem Gewicht steigt auch das Cholesterin – und umgekehrt. Deswegen ist Abnehmen in dem Fall immer sinnvoll, wenn Sie Übergewicht haben, auch wenn es nur wenig ist. Damit tun Sie Ihren Gefäßen viel Gutes und senken Ihr Risiko für Herzerkrankungen deutlich.

Setzen Sie dabei nicht auf Low Fat, sondern nutzen Sie wie erwähnt die guten Fette und probieren Sie Low Carb. So verringern Sie den Anteil der Kohlenhydrate an der Ernährung deutlich. In den letzten Jahren wurde der positive gesundheitliche

LEBENSMITTEL ALS CHOLESTERINSENKER

Bei den folgenden Lebensmitteln hat die Wissenschaft positive Effekte auf die Blutfette nachgewiesen:

◇ Rund 40 g **Walnüsse** (etwa eine Handvoll) wirken positiv auf die Senkung der Triglyzeride und des LDL-Cholesterins, ermittelte 2017 eine Studie der Ludwig-Maximilians-Universität in München.

◇ **Äpfel** senken das Cholesterin, weil ihre Ballaststoffe, die Pektine, Gallensäure an sich binden. Deswegen muss die Leber neue Gallensäure bilden und bedient sich dazu aus dem Cholesterinpool des Körpers. Dadurch sinkt der Cholesterinwert im Blut deutlich. Besonders effektiv sind **getrocknete Apfelscheiben:** Laut einer Studie von »Experimental Biology« aus dem Jahre 2011 sollen 75 g getrocknete Apfelscheiben täglich den LDL-Cholesterinwert binnen eines halben Jahres um bis zu 23 Prozent absenken.

◇ Wissenschaftler der Universität Münster um die Pharmazeutin Anja Riyazi konnten erst kürzlich belegen, dass auch **Ingwer** durch seine enthaltenen Gingerole die Cholesterinwerte direkt positiv beeinflusst. Auch hier wird das Cholesterin verstärkt zu Gallensäure umgewandelt. Als Dosis empfehlen die Forscher 2 Gramm Ingwer pro Tag!

◇ Bei **Knoblauch** macht man den Wirkstoff Alliin für die positive Wirkung verantwortlich: Er hemmt wichtige Enzyme in der Synthese des Cholesterins. Dabei wird das Gesamtcholesterin gesenkt, ohne allerdings einen Anstieg des HDL zu erreichen, wie große Metaanalysen zeigen.

◇ **Leinsamen** und **Flohsamen** enthalten viele lösliche Ballaststoffe und binden ebenfalls die Gallensäure.

Effekt von Low-Carb-Diäten auf den Cholesterinspiegel mehrfach wissenschaftlich beschrieben. Die renommierte Zeitschrift »Nutrition Reviews« brachte 2018 eine entsprechende Metastudie mit insgesamt 1600 Teilnehmern heraus. Dabei wurden über einen Zeitraum von 12 bis 24 Monaten die langfristigen und mittelfristigen Änderungen des LDL-Cholesterins sowohl bei einer Fett- als auch bei einer Kohlenhydrat-Beschränkung beobachtet. Es stellte sich heraus, dass die Low-Carb-Diäten deutlich positiver auf die Cholesterinwerte wirken als fettreduzierte Diäten.

Doch wie stark sollten Sie Kohlenhydrate verringern? Die übliche Ernährung in Deutschland enthält etwa 50 bis 55 Prozent Kohlenhydrate. Bei den unterschiedlichen Low-Carb-Formen gibt es Abstufungen bis runter auf null. Das ist aber nicht zu empfehlen. Schließlich sind Kohlenhydrate wichtige Energielieferanten für unseren Körper, wie schon auf Seite 215 bei Diabetes dargestellt. Sie werden in Glukose umgewandelt und allein unser Gehirn benötigt davon schon 120 bis 150 Gramm täglich. Da die Leber aber pro Tag 180 bis 200 Gramm Glukose herstellen kann und auch in den Glykogenspeichern der Muskeln Glukose enthalten ist, kommen wir tatsächlich grundsätzlich ohne Kohlenhydrate in unserer Ernährung aus. Aber: Kohlenhydrate liefern uns nicht nur Energie, sondern auch Vitalstoffe wie Mineralstoffe und Vitamine sowie die wichtigen Ballaststoffe.

Durch eine Low-Carb-Diät entwickeln sich zusätzlich zum geringeren Gewicht auch Insulinsensitivität, Hyperinsulinämie, Blutdruck und Entzündungsparameter positiv – alles Risikofaktoren für Herz-Kreislauf-Erkrankungen, die oft zusammen mit erhöhten Cholesterinwerten auftreten.

Neben den gesunden Inhaltsstoffen komplexer (!) Kohlenhydrate (siehe Seite 210) gibt es noch einen zweiten wichtigen Grund, warum ich Ihnen nicht empfehle, die Kohlenhydrate zu stark zu verringern: Damit Ihre Cholesterinwerte und Ihr Gewicht langfristig unten bleiben, ist eine dauerhafte Ernährungsumstellung wichtig! Das klappt am besten, wenn schon die Ernährung während des Abnehmens in die richtige Richtung geht. Gehen Sie deswegen besser nicht unter 30 Prozent Kohlenhydrate! Kombiniert mit 30 Prozent gesunden Fetten und 40 Prozent gesundem Eiweiß fällt das Abnehmen leicht. Bei der Auswahl der Gerichte orientieren Sie sich an der Mittelmeerküche – Salat, Gemüse, Obst, Fisch im Fokus. Wenn Sie Ihr Zielgewicht erreicht haben, steigern Sie die gesunden Kohlenhydrate auf 40 bis 45 Prozent und senken das Eiweiß auf 25 bis 30 Prozent. Damit bekommt Ihr Stoffwechsel alles, was er braucht, um gut zu funktionieren.

VOM SOFA RUNTER = CHOLESTERIN RUNTER

Wenn Sie vielleicht eher zu den Couchpotatoes gehören, seufzen Sie vermutlich auf, wenn ich Ihnen auch im Zusammenhang mit Cholesterin Bewegung sehr, sehr ans Herz lege. Sorry, ich kann nicht anders, und zwar nicht nur weil ich immer wieder am eigenen Leib die wunderbaren Wirkungen von körperlicher Aktivität spüre, sondern vor allem weil auch die Wissenschaft sie immer wieder bestätigt. Klar: Sie können mit Tabletten Ihre Cholesterinwerte senken, aber die Investition in Fitness lohnt sich wirklich, wie der berühmte US-amerikanische Forscher und Kardiologe Professor Dr. William Blair aus Dallas herausfand. Er wollte wissen: Ist es günstiger, eine gute Fitness zu haben oder einfach nur normale Cholesterinwerte aufzuweisen – egal wie sie entstanden sind? Entsprechend ihren Leistungen auf einem Laufband wurden die Versuchsteilnehmer in fünf verschiedene Gruppen eingeteilt: Männer in der schwächsten Leistungsklasse, aber mit normalen Cholesterinwerten hatten ein etwa doppelt so hohes Risiko, an Herz-Kreislauf-Erkrankungen zu sterben, wie jene mit hohen Cholesterinwerten, aber einer sehr guten Fitness. Auch bei den Frauen zeigten sich diese Unterschiede, allerdings weniger ausgeprägt. Es geht also nicht nur darum, hohe Cholesterinwerte einfach zu senken: Der wichtigste Schutzfaktor für das Herz-Kreislauf-System ist auch bei hohen Cholesterinwerten der Fitnesszustand – und eine gute Fitness erreichen Sie nur durch körperliche Aktivität!

Am effektivsten ist dabei moderater Ausdauersport: Er aktiviert spezielle Enzyme, die die Fette spalten, die Triglyzeride im Blut senken und das HDL deutlich erhöhen. Kurze oder sehr anstrengende Belastungen sind dagegen nicht so geeignet, weil sie eher den Zuckerstoffwechsel aktivieren. Ausdauersportarten wie Radfahren, Walking, Laufen, Schwimmen sind also die Aktivitäten der Wahl und dann am besten mindestens 30 bis hin zu 60 Minuten, und zwar tatsächlich nach dem Motto: Je mehr und je häufiger, desto besser. Das haben Forscher des medizinischen Zentrums der Duke University in Durham (USA) 2003 herausgefunden. Dr. Mario Rosetto und sein Team von der Universität Basel stellten fest: Mit jedem Kilometer, den wir in moderatem Tempo joggen, steigt das gute HDL um 0,1 mg/dl an – 10 bis 15 Prozent Anstieg des HDL sind also leicht zu erreichen. Die Wissenschaftler fassen es noch genauer: Um dieses Ergebnis zu erreichen, muss man pro Woche 1500 bis 2000 Kilokalorien zusätzlich zur Alltagsaktivität, am besten durch Sport, verbrauchen. Da wir wissen, dass pro Kilometer ebene Distanz und pro Kilo Körpergewicht etwa 1 Kilokalorie verbraucht wird, ergibt dies für einen 80 Kilo schweren Menschen eine Distanz von 25 Kilometern, um auf einen Verbrauch von 2000 Kilokalorien zu kommen. Dies entspricht im Durchschnitt einer Häufigkeit von drei bis vier Trainingseinheiten pro Woche

Nüchtern bringt mehr

Forscher der Universität Birmingham fanden 2010 heraus, dass ein Training auf nüchternen Magen dazu führt, dass unser Organismus eher auf bereitstehende Fette als Energiequelle zurückgreift als auf Kohlenhydrate. Laut Professor Peter Hespel, Sportphysiologe von der belgischen Universität in Leuven, kann das Training mit leerem Magen auch deswegen so effektiv sein, weil der Adrenalinspiegel dann hoch und der Insulinspiegel äußerst niedrig ist. Das zwingt den Körper dazu, mehr Fettsäuren zu verbrennen, und wirkt sich positiv auf den Cholesterinspiegel aus (und auf das Gewicht, falls Sie abnehmen wollen). Aller-

Mein Tipp dazu: Trinken Sie vor dem Laufen ein großes Glas Wasser und falls Sie etwas länger laufen möchten, essen Sie eine halbe Banane, damit Sie unterwegs nicht vom »Hungerast« fallen.

dings ist das eher etwas für trainierte Menschen, die bereits ihre Fettverbrennung angekurbelt haben – für Untrainierte ist es nur eingeschränkt sinnvoll. Falls Sie noch nicht so im Training stehen, essen Sie besser ein halbes Brötchen oder eine Banane, bevor Sie in die Aktivität starten.

NACHWORT: MEINE ZEHN BESTEN TIPPS

Lang leben und dies mit hoher Lebensqualität ist sicher der größte Wunsch, den wir alle haben. Dabei aber allein auf die Medizin oder die Pharmakonzerne zu hoffen, greift viel zu kurz. Medikamente können in der Regel die Probleme nicht bekämpfen, die wir durch unseren ungesunden Lebensstil selbst verursacht haben. Sie können die Symptome unserer Krankheiten, ausgelöst durch unser Fehlverhalten, allenfalls verhindern oder reduzieren. Dabei ist ein gesunder Lebensstil ohne Medikamente doch gar nicht so schwierig! Hier noch einmal die wichtigsten Punkte zusammengefasst:

1. Treiben Sie mindestens dreimal pro Woche Sport und trainieren Sie sowohl Ihr Herz-Kreislauf-System als auch Ihre Muskeln.
2. Nutzen Sie im Alltag jede Möglichkeit, sich zu bewegen.
3. Gehen Sie etwa 40 Etagen pro Woche zu Fuß nach oben und Sie sind bald viele Herz-Kreislauf- und Stoffwechselprobleme los.
4. Essen Sie abwechslungsreich und vor allen Dingen versuchen Sie, auf industriell verarbeitete Nahrungsmittel zu verzichten. Essen Sie Lebensmittel, die bei Ihnen in der Nähe wachsen, und bereiten Sie diese möglichst frisch zu.
5. Essen Sie weniger ungesunde einfache Kohlenhydrate und verzichten Sie vor allem abends darauf. Essen Sie dagegen am Abend ausreichend Proteine.
6. Verzichten Sie auf Zwischenmahlzeiten und legen Sie zwischen den Hauptmahlzeiten etwa 4 bis 5 Stunden Esspause ein.
7. Achten Sie auf ausreichend Schlaf von 7 bis 8 Stunden.
8. Trinken Sie genug! Am besten versorgen Sie Ihren Körper mit Wasser: 30 Milliliter pro Kilo Körpergewicht pro Tag sollten es sein.

9. Geben Sie auf jeden Fall das Rauchen auf und beschränken Sie Ihren Alkoholkonsum auf zwei bis drei Tage pro Woche.

10. Tanken Sie regelmäßig Sonne! 10 bis 15 Minuten pro Tag unterstützen Ihr Immunsystem und Ihren Knochenstoffwechsel.

DANK

Mein ganz besonderer Dank gilt Ulrike Schöber, die seit vielen Jahren an meiner Seite ist und mich auch bei diesem Buch erneut vertrauensvoll und kompetent unterstützt hat. Durch ihre immer wieder kreative und innovative Art, Texte zu bearbeiten, und vor allen Dingen durch die richtigen Fragen an mich werden wichtige Themen aufgegriffen, wodurch jedes meiner Bücher mehr Profil und gleichzeitig eine leicht verständliche Darstellung oft komplexer Sachverhalte erfährt. Und auch meinen Kolleginnen Kira Lagmöller und Verena Monti, Daria Schoser und Ruth Schäfers danke ich für die wirklich sehr hilfreichen Arbeiten zu diesem Buch, die das Ganze nur besser gemacht haben. Die weltweit umfangreiche Suche nach guten und brauchbaren wissenschaftlichen Studien hat viel Sorgfalt, Ausdauer und Akribie erfordert, was aber letztlich die einzige Garantie dafür ist, dass wir dem Leser und der Leserin einigermaßen objektive und wissenschaftlich haltbare Erkenntnisse vermitteln können. Last but not least danke ich Daniela Weise, die mit ihrem sorgfältigen Lektorat dem Buch den letzten Schliff gegeben hat.

QUELLENVERZEICHNIS

Im Folgenden finden Sie eine Auswahl der wichtigsten Quellen, die der Arbeit an diesem Buch zugrunde liegen. Ein vollständiges Verzeichnis können Sie unter diesem Link abrufen:
www.gu.de/buch/raus-aus-der-tablettenfalle

Grundlagen/Theorie

Gimpel, H.; Lanzl, J.; Manner-Romberg, T.; Nüske, N. (2018): Digitaler Stress in Deutschland. Eine Befragung von Erwerbstätigen zu Belastung und Beanspruchung durch Arbeit mit digitalen Technologien. In: Working Paper Forschungsförderung, Nummer 101 (Hrsg.): Hans-Böckler-Stiftung.

Griswold, M. et al. (2018): Alcohol use and burden for 195 countries and territories, 1990–2016: a systematic analysis for the Global Burden of Disease Study 2016. In: The Lancet 392: 1015–35. DOI: 10.1016/S0140-6736(18)31310-2.

Lauz, M.; Daneault, J.-F.; Duval, Ch. (2016): The Effects of Physical Activity in Parkinson's Disease: A Review. In: Journal of Parkinson's Disease 6, S. 685-698. DOI: 10.3233/JPD-160790.

Leitzmann, Michael; Powers, Hilary; Anderson, Annie S. et al. (2015): European Code against Cancer 4th Edition: Physical activity and cancer. In: Cancer Epidemiology 39S, S. 46-55. DOI: 10.1016/j.canep.2015.03.009.

Lourenco, M. V. et al. (2019): Exercise-linked FNDC5/irisin rescues synaptic plasticity and memory defects in Alzheimer's models. In: Nature Medicine 25 (1), S. 165-175. DOI: 10.1038/s41591-018-0275-4.

Norton, S. et al (2014): Potential for Prevention of Alzheimer's Disease. The Lancet Neurology 13, S. 788-794.

Willett, W.; Rockström, J.; Loken, B. et al. (2016): Food in the Anthropocene: the EAT–Lancet Commission on healthy diets from sustainable food systems. In: The Lancet. DOI: 10.1016/S0140-6736(18)31788-4.

Therapie und Praxis

Schmerzen allgemein

Cuzzolin, L.; Bardanzellu, F.; Fanos, V. (2018): The dark side of ibuprofen in the treatment of patent ductus arteriosus: could paracetamol be the solution? In: Expert Opin Drug Metab Toxicol 14 (8), S. 855-868. DOI: 10.1080/17425255.2018.1492550.

Millard, Michael A.; Hernandez-Vila, Eduardo A. (2018): What Do the Guidelines Really Say About Aspirin? In: Texas Heart Institute Journal 45 (4), S. 228-230. DOI: 10.14503/THIJ-18-6673.

O'Gara, T.; Kemper, KJ.; Birkedal, J.; Curl, W.; Miller, N.; Abadie, B. (2016): Survey of Conventional and Complementary and Alternative Therapy in Patients With Low Back Pain. In: Journal of Surgical Orthopaedic Advances 25 (1), S. 27-33.

Rückenschmerzen

Diener, H.-C. (2017): So sollte man Rückenschmerzen behandeln. In: MMW Fortschritte der Medizin 14/159.

Schöps, Peter; Hildebrandt, Jan (2011): Seminar: Konservative Therapie von Rückenschmerzen, Teil 2, Was Medikamente bewirken. In: MMW-Fortschritte der Medizin Nr. 47 (153. Jg.)

Strumpf, M.; Linstedt, U.; Wiebalck, A.; Zenz, M. (2001): Medikamentöse Therapie bei Rückenschmerzen, Bedeutung, Prinzipien und Gefahren. In: Schmerz 15, S. 453-460.

Migräne

Gu, Tao; Lin, Lei; Jiang, Yun; Chen, Juan; D'Arcy, Ryan CN; Chen, Min; Song, Xiaowei (2018): Acupuncture therapy in treating migraine: results of a magnetic resonance spectroscopy imaging study. In: Journal of Pain Research 11, S. 889-900. DOI: 10.2147/JPR.S162696.

Niederberger, U.; Kropp, P. (2004): Die nichtmedikamentöse Behandlung von Migräne. In: Schmerz 18: 415. DOI: 10.1007/s00482-004-0358-7.

Gelenkschmerzen/Arthrose

Arzneimittelkommission der deutschen Ärzteschaft (AkdÄ) (2013): Nichtsteroidale Antirheumatika (NSAR) im Vergleich: Risiko von Komplikationen im oberen Gastrointestinaltrakt, Herzinfarkt und Schlaganfall. In: Deutsches Ärzteblatt Jg. 110, Heft 29-30.

Cameron, Melainie; Chrubasik, Sigrun (2007): Oral herbal therapies for treating osteoarthritis. In: Cochrane Database of Systematic Reviews 5, CD002947. DOI: 10.1002/14651858.CD002947.pub2.

Dragos, Dorin; Gilca, Marilena; Gaman, Laura; Vlad, Adelina; Iosif, Liviu; Stoian, Irina; Lupescu, Olivera (2017): Phytomedicine in Joint Disorders. In: Nutrients 9, 70. DOI: 10.3390/nu9010070.

Zhang, W.; Robertson, J.; Jones, A. C.; Dieppe, P. A.; Doherty, M. (2008): The placebo effect and its determinants in osteoarthritis: meta-analysis of randomised controlled trials. In: BMJ Journal DOI: 10.1136/ard.2008.092015.

Bluthochdruck

Aburto, Nancy J.; Hanson, Sara; Gutierrez, Hialy; Hooper, Lee; Elliott, Paul; Cappuccio, Francesco P. (2013): Effect of increased potassium intake on cardiovascular risk factors and disease: systematic review and meta-analyses. In: BMJ (Clinical research ed.) 346, f1378. DOI: 10.1136/bmj.f1378.

Briasoulis, Alexandros; Agarwal, Vikram; Messerli, Franz H. (2012): Alcohol consumption and the risk of hypertension in men and women: a systematic review and meta-analysis. In: Journal of clinical hypertension (Greenwich, Conn.) 14 (11), S. 792–798. DOI: 10.1111/jch.12008.

Cappuccio, F. P.; MacGregor, G. A. (1994): Non-pharmacological treatment of hypertension. In: The Lancet 344 (8926), S. 884.

Carlson, Debra J.; Dieberg, Gudrun; Hess, Nicole C.; Millar, Philip J.; Smart, Neil A. (2014): Isometric exercise training for blood pressure management: a systematic review and meta-analysis. In: Mayo Clinic proceedings 89 (3), S. 327–334. DOI: 10.1016/j.mayocp.2013.10.030.

Diabetes

Aberle, J. (2018): Adipositas aus Sicht der Diabetologie. In: Deutsche Diabetes Gesellschaft und diabetesDE (Hg.): Deutscher Gesundheitsbericht Diabetes 2019. Die Bestandsaufnahme. Unter Mitarbeit von D. Müller-Wieland und J. et al. Kröger. Berlin: Verlag Kirchheim + Co GmbH.

American Diabetes Association (ADA) (2018): 4. Lifestyle Management: Standards of Medical Care in Diabetes-2018. In: Diabetes care 41 (Suppl 1), S. 38-50. DOI: 10.2337/dc18-S004.

Aune, Dagfinn; Norat, Teresa; Leitzmann, Michael; Tonstad, Serena; Vatten, Lars Johan (2015): Physical activity and the risk of type 2 diabetes: a systematic review and dose-response meta-analysis. In: European journal of epidemiology 30 (7), S. 529-542. DOI: 10.1007/s10654-015-0056-z.

Aune, Dagfinn; Norat, Teresa; Romundstad, Pål; Vatten, Lars J. (2013): Whole grain and refined grain consumption and the risk of type 2 diabetes: a systematic review and dose-response meta-analysis of cohort studies. In: European journal of epidemiology 28 (11), S. 845–858. DOI: 10.1007/s10654-013-9852-5.

Cholesterin

Abdelhamid, Asmaa S.; Brown, Tracey J.; Brainard, Julii S.; Biswas, Priti et al. (2018): Omega-3 fatty acids for the primary and secondary prevention of cardiovascular disease. In: Cochrane Systematic Review. DOI: 10.1002/14651858.CD003177.pub3.

Bamberger, C.; Rossmeier, A.; Lechner, K.; Wu, L.; Waldmann, E.; Stark, R. G.; Altenhofer, J.; Henze, K.; Parhofer, K. G. (2017): A Walnut-Enriched Diet Reduces Lipids in Healthy Caucasian Subjects, Independent of Recommended Macronutrient Replacement and Time Point of Consumption: a Prospective, Randomized, Controlled Trial. In: Nutrients 9 (10). DOI: 10.3390/nu9101097.

Heart Protection Study Collaborative Group (2002): MRC/BHF Heart Protection Study of cholesterol lowering with simvastatin in 20536 high-risk individuals: a randomised placebo-controlled trial. In: The Lancet 360, S. 7-22.

Kathiresan, Sekar; Melander, Olle; Anevski, Dragi et al. (2008): Polymorphisms Associated with Cholesterol and Risk of Cardiovascular Events. In: The New England Journal of Medicine 358, S. 1240-1249. DOI: 10.1056/NEJMoa0706728.

Landmesser, Ulf et al. (2013): Myeloperoxidase, paraoxonase-1, and HDL form a functional ternary complex. In: The Journal of Clinical Investigation 123 (9), S. 3815–3828. DOI: 10.1172/JCI67478.

ANMERKUNGEN

1 Quelle: Statista, Erhebung durch IMS Health, Stand 2016
2 Quelle: Eurostat 2016
3 Quelle: OECD-Wirtschaftsbericht für Deutschland 2015
4 Quelle: International Diabetes Federation (IDF)
5 https://www.abda.de/fileadmin/assets/Praktische_Hilfen/Leitlinien/ Selbstmedikation/broschuere_wechselwirkungen_16_03_09.pdf
6 Quelle: Drogen- und Suchtbericht 2018
7 Laut IMS Health, ein US-amerikanisches Unternehmen, das vier Fünftel des Medikamentenumsatzes der USA analysiert
8 Auswertung der Daten der Barmer Krankenkasse von 2005 bis 2012
9 »Policy prescription: the firepower of the EU pharmaceutical lobby and implications for public health« (2015)
10 2014/2015, herausgegeben vom Robert-Koch-Institut
11 Quelle: AU-Daten der DAK-Gesundheit 1997–2017
12 Aus dem Jahr 2015
13 Quelle: Plass, D.; Vos, T.; Hornberg, C. et al. (2014): Trends in Disease Burden in Germany. Results, Implications and Limitations of the Global Burden of Disease study. Deutsches Ärzteblatt Int. 111(38):629–638
14 Quelle: H. Löllgen (2013): Deutsche Medizinische Wochenschrift 138:1–7
15 Quelle: Statista
16 Quelle: Liebscher & Bracht/Statista 2018. Deutschland: Juni 2017
17 Quelle: WHO Collaborating Center
18 Quelle: RKI 2017
19 Quelle: American Geriatrics Society
20 TU Dresden 2003

ZUM WEITERLESEN

Prof. Dr. Ingo Froböse im Internet:

Hier erfahren Sie, was mich umtreibt, und finden viele nützliche Informationen zu Gesundheit und Sport: www.ingo-froboese.de

Die meisten Probleme verursachen wir selbst durch unseren Lebensstil. Das Gute aber ist, genau das können wir alle leicht ändern – und genau aus diesem Grunde habe ich die Formel Froböse entwickelt. Dieser Wegweiser ist die Zusammenfassung meiner Forschungsergebnisse und Erkenntnisse aus 30 Jahren Wissenschaft, beruhend auf dem Dreiklang aus Bewegung, Ernährung und Regeneration: www.formel-froboese.de

Weiterlesen bei Prof. Dr. Ingo Froböse:

Zur Gesundheit allgemein

Die Beauty-Fitness-Formel. Tag für Tag besser aussehen mit dem Stoffwechsel-Programm. ZS Verlag

Mensch – Rundum fit! Biologie, Ernährung, Bewegung. Mic Agentur & Verlag

Das Fitness-Minimalprogramm. Kleiner Aufwand – große Wirkung. GRÄFE UND UNZER VERLAG

Zu Sport und Bewegung

Das neue Rücken-Akut-Training. So werden Sie schnell schmerzfrei. Goldmann Verlag

mit Schöber, Ulrike: *Das neue Psoas-Training.* Schmerzfrei, leistungsfähig und beweglich. Die besten Übungen für den großen Lendenmuskel. Südwest Verlag

Leistung messen & steigern. Die besten Methoden aus dem Profisport – für Ausdauer- und Krafttraining. GRÄFE UND UNZER VERLAG

mit Schöber, Ulrike: *Volkslaufbuch.* Gesünder, schlanker, besser drauf. Für Einsteiger und Freizeitläufer. Südwest Verlag

Das Muskel-Workout. Über 100 hocheffiziente Übungen ohne Geräte. GRÄFE UND UNZER VERLAG

mit Christiane Wilke (Hrsg.): *Training in der Therapie.* Grundlagen und Praxis. Urban & Fischer

Zu Entspannung und Regeneration

Power durch Pause. Stress stoppen, richtig abschalten, kraftvoll neu starten. GRÄFE UND UNZER VERLAG

mit Grossmann, Peter: *Das Leben kann so einfach sein.* Der leichte Weg für mehr Glück und Zufriedenheit. Lübbe Verlag

Zu Ernährung

Strongfood. Das Kochbuch. Wer Muskeln will, muss richtig essen. Wissenschaftlich entwickelte Rezepte für Muskelaufbau und Ausdauer. Becker Joest Volk Verlag

Das Turbo-Stoffwechsel-Prinzip. So stellen Sie den Körper dauerhaft auf »schlank« um. GRÄFE UND UNZER VERLAG

mit Gote, Helmut: *Ran an den Speck.* Die leckerste Diät der Welt. Becker Joest Volk Verlag

Weitere Bücher aus dem GRÄFE UND UNZER VERLAG

Bracht, Petra: *Intervallfasten.* Für ein langes Leben – schlank und gesund

Coy, Johannes: *Die neue Anti-Krebs-Ernährung.* Wie Sie das Krebs-Gen stoppen

Dahlke, Ruediger: *Das große Peace Food-Buch.* Wie wir uns menschen- und tierfreundlich ernähren

Frey, Hannah: *Zuckerfrei für Berufstätige.* Schnelle Feierabendküche und easy To-go-Rezepte

Froböse, Ingo, Riedl, Matthias, Pantel, Johannes, Cavelius, Anna: *Fit im Alter.* Den Körper fit halten, geistig frisch bleiben, das Leben genießen

Hainbuch, Dr. Friedrich: *Progressive Muskelentspannung* (Buch mit CD)

Lange, Elisabeth: *Genuss-Fasten.* Natürlich schlank mit individuellen Fasten-Intervallen

Lind, Ekard: *Fitness für Vielsitzer.* Mit speziellen Übungen für Schreibtisch, Reise und zu Hause

Marianowicz, Dr. med. Martin: *Den Rücken selbst heilen.* Schmerzfrei werden und bleiben. Das ganzheitliche Programm

Mertens, Wilhelm; Oberlack, Helmut: *Qigong* (Buch mit CD)

Rieth, Stefan: *Faszientraining für Rücken und Nacken* (Buch mit DVD)

Schneider, Maren: *Heilende Meditationen.* Hilfe bei Erschöpfung, Schmerzen und chronischen Erkrankungen

Sperlich, Franz J., Eder, Ursula: *Das Parasympathikus-Prinzip.* Wie wir mit wenigen Atemzügen unseren inneren Arzt fit machen

Trökes, Anna: *Das große Buch vom Yoga*

Trökes, Anna: *Yoga. Mehr Energie und Ruhe* (Buch mit CD)

Tschirner, Thorsten: *Muskeltraining für Späteinsteiger* (mit DVD)

Wacker, Sabine, Näser, Brita: *Basenfasten für die Gelenke.* Hilfe bei Arthrose, Rheuma, Gicht & Co.

Wenzel, Melanie: *Natürlich und gesund entgiften*

Weuthen, Simone & Marc: *Keto-Power.* Das geniale 4-Wochen-Abnehmprogramm mit Low Carb und Kurzzeitfasten

REGISTER

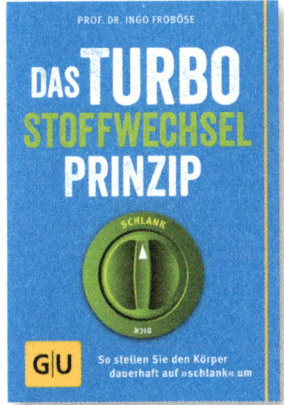
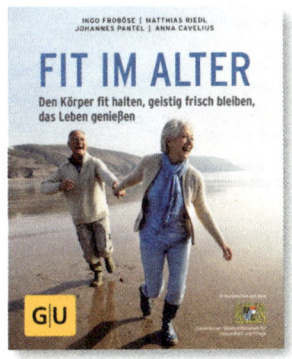
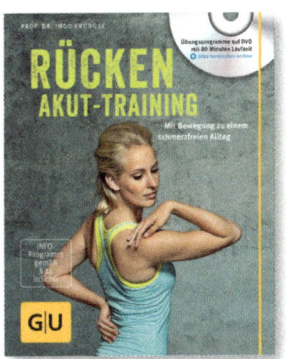
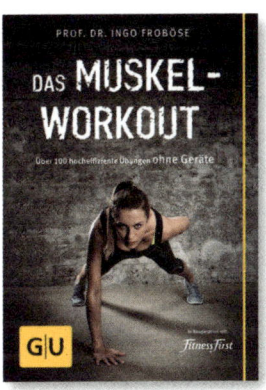
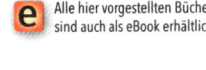
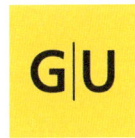

IMPRESSUM

© 2019 GRÄFE UND UNZER VERLAG GmbH, München

Projektleitung: Reinhard Brendli

Mitarbeit am Text: Ulrike Schöber, Dortmund

Lektorat: Daniela Weise

Umschlaggestaltung, Layout und Coverfoto: independent Medien-Design, Horst Moser, München

Illustrationen: Claudia Lieb

Autorenfoto: Sebastian Bahr

Syndication: www.seasons.agency

Herstellung: Markus Plötz

Satz: Uhl + Massopust, Aalen

Lithos: Repro Ludwig, Zell am See

Druck und Bindung: Dimograf

ISBN 978-3-8338-6960-0

1. Auflage 2019

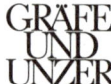 www.facebook.com/gu.verlag

GRÄFE UND UNZER

Ein Unternehmen der
GANSKE VERLAGSGRUPPE

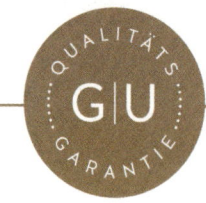

LIEBE LESERINNEN UND LESER,
wir wollen Ihnen mit diesem Buch Informationen und Anregungen geben, um Ihnen das Leben zu erleichtern oder Sie zu inspirieren, Neues auszuprobieren. Wir achten bei der Erstellung unserer Bücher auf Aktualität und stellen höchste Ansprüche an Inhalt und Gestaltung. Alle Anleitungen und Rezepte werden von unseren Autoren, jeweils Experten auf ihren Gebieten, gewissenhaft erstellt und von unseren Redakteuren/innen mit größter Sorgfalt ausgewählt und geprüft.
Haben wir Ihre Erwartungen erfüllt? Sind Sie mit diesem Buch und seinen Inhalten zufrieden? Haben Sie weitere Fragen zu diesem Thema? Wir freuen uns auf Ihre Rückmeldung, auf Lob, Kritik und Anregungen, damit wir für Sie immer besser werden können. Und wir freuen uns, wenn Sie diesen Titel weiterempfehlen, in Ihrem Freundeskreis oder bei Ihrem online-Kauf.
Sollten wir Ihre Erwartungen so gar nicht erfüllt haben, tauschen wir Ihnen Ihr Buch jederzeit gegen ein gleichwertiges zum gleichen oder ähnlichen Thema um.

KONTAKT
GRÄFE UND UNZER VERLAG
Leserservice
Postfach 86 03 13
81630 München
E-Mail: leserservice@graefe-und-unzer.de
Telefon: 00800 / 72 37 33 33*
Telefax: 00800 / 50 12 05 44*
Mo–Do: 9.00–17.00 Uhr
Fr: 9.00–16.00 Uhr (*gebührenfrei in D,A,CH)

Wichtiger Hinweis

Alle Ratschläge und Anwendungen in diesem Buch wurden vom Autor sorgfältig recherchiert und in der Praxis erprobt. Dennoch können nur Sie selbst entscheiden, ob und inwieweit Sie diese Vorschläge umsetzen können und möchten. Lassen Sie sich in allen Zweifelsfällen zuvor durch einen Arzt oder Therapeuten beraten.
Weder Autor noch Verlag können für eventuelle Nachteile oder Schäden, die aus den im Buch gegebenen praktischen Hinweisen resultieren, eine Haftung übernehmen.